常宇　高斌　李澍——主编

生命支持装置前沿理论与技术

血流动力学

中国科学技术出版社
·北　京·

图书在版编目（CIP）数据

生命支持装置前沿理论与技术：血流动力学 / 常宇，高斌，李澍主编．— 北京：中国科学技术出版社，2023.6

ISBN 978-7-5236-0020-7

Ⅰ.①生… Ⅱ.①常… ②高… ③李… Ⅲ.①人工心脏—研究 Ⅳ.① R318.11

中国国家版本馆 CIP 数据核字 (2023) 第 035987 号

策划编辑 孙 超 焦健姿
责任编辑 孙 超
文字编辑 弥子雯
装帧设计 佳木水轩
责任印制 徐 飞

出　　版 中国科学技术出版社
发　　行 中国科学技术出版社有限公司发行部
地　　址 北京市海淀区中关村南大街 16 号
邮　　编 100081
发行电话 010-62173865
传　　真 010-62179148
网　　址 http://www.cspbooks.com.cn

开　　本 889mm × 1194mm　1/16
字　　数 444 千字
印　　张 18.5
版　　次 2023 年 6 月第 1 版
印　　次 2023 年 6 月第 1 次印刷
印　　刷 北京盛通印刷股份有限公司
书　　号 ISBN 978-7-5236-0020-7/R · 3006
定　　价 135.00 元

编著者名单

主　编　常　宇　高　斌　李　澍

副主编　舒　强　刘日东

编　者　（以姓氏笔画为序）

轩艳娇　张　娅　张　琪

张亚歌　林　茹　薛清心

内容提要

本书是一部系统介绍生命支持装置对人体心血管系统血流动力学影响机制的学术专著，由常宇教授、高斌博士、李澍研究员团队联袂主编，整理总结了研究团队在人工心脏领域近 20 年的研究成果。全书共四篇 18 章。第一篇重点关注人工心脏产生的特殊血流状态，即“旋动流”的生物力学特性及其对血管的力学－生物学影响；第二篇则聚焦于人工心脏的血流模式与辅助状态对血液中红细胞的生物力学影响，特别关注在人工心脏作用下的红细胞功能变化及这种变化对脑部供血状态的影响规律；第三篇主要针对人工心脏辅助过程中对主动脉系统血流动力学状态的影响规律开展研究，采用多物理场耦合算法研究真实血管弹性条件下人工心脏对主动脉结构与功能的生物力学影响规律；第四篇则将人工心脏的血栓并发症作为关注点，通过数值模拟方法研究人工心脏辅助条件下血栓的产生、运动与沉积规律，并据此针对人工心脏的设计提出建议。本书行文条理清晰、逻辑严谨，研究内容与研究方法详细准确，非常适合人工心脏研究、设计与临床应用领域的科研人员、医生，以及高校相关学科的研究生、教师参考阅读。

主编简介

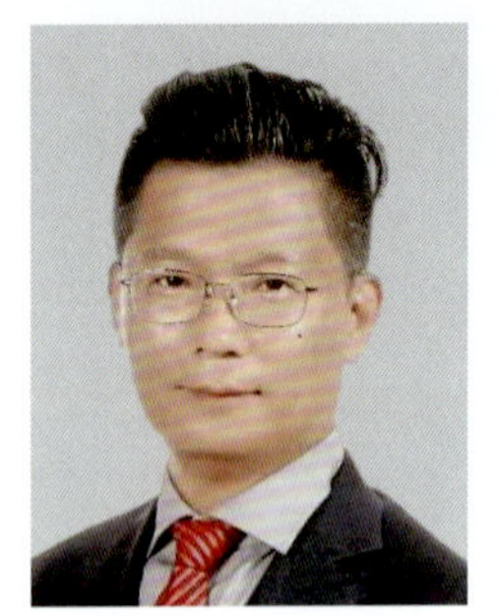

常　宇

博士研究生导师，浙江大学医学院附属儿童医院特聘研究员、教授，利为惠德集团创始人，中国生物医学工程学会机械循环支持分会副主任委员，中国心胸血管麻醉学会体外生命支持分会副主任委员。从事生命与医疗领域的科学研究与成果转化工作。在生命与医疗领域的科学研究中，探索了心室辅助卸载的生理学机制，为人工心脏在临床上的应用提供了理论参考，其中包括人工心脏与自然心脏的相互作用机制、心衰患者血流模式的纠正与重要脏器灌注、血泵对主动脉血管内血流动力学特征的影响等。在成果转化方面，致力于人工心脏的设计方法与优化，提出并建立了人工心脏生理控制理论与系统。

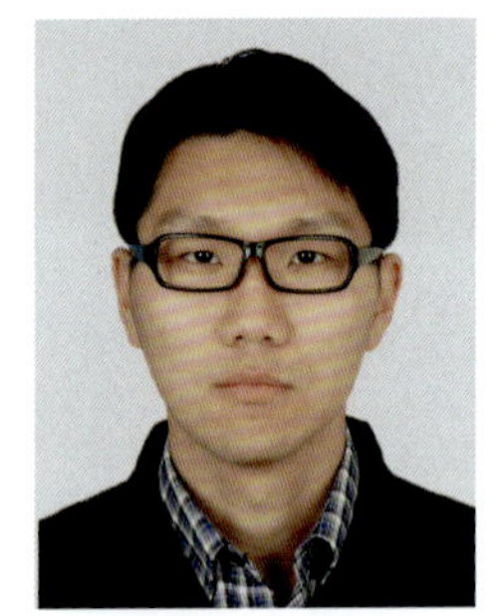

高　斌

硕士研究生导师，北京工业大学环境与生命学部副教授，中国生物医学工程学会会员，北京生物医学工程学会生物力学委员会青年委员，中国生物医学工程学会人工心脏分会会员。2014 年获得北京市优秀人才项目资助，2019 年获得北京市教委青年拔尖人才培育计划资助。研究方向为心脑血管血流动力学与生物力学。主持及参与国家重点研发计划、国家自然科学金及其他省部级科研项目 10 余项。以第一或通讯作者身份发表相关 SCI 期刊收载论文 40 余篇，出版学术专著 2 部，申领国家发明专利 10 余项。

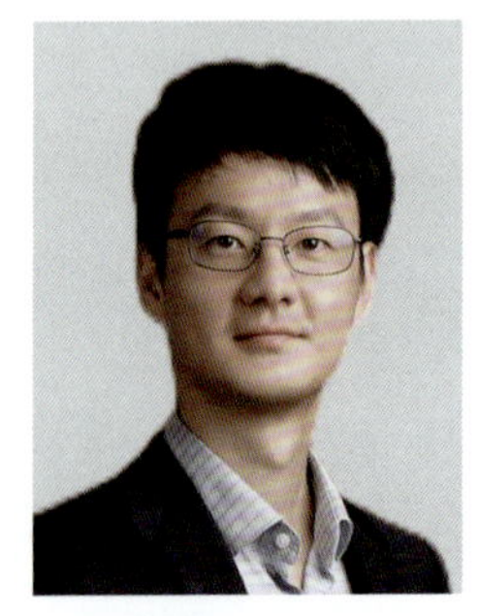

李　澍

硕士研究生导师，中国科学院物理电子学博士、研究员，国家药监局重点实验室学术带头人，国家医疗器械质量管理体系（GMP）检查员，中国合格评定国家认可委员会（CNAS）审核员，全国外科植入物和矫形器械标准化技术委员会有源植入物分技术委员会委员，中国医学装备协会核医学装备与技术专业委员会委员。现于中国食品药品检定研究院工作，主要研究方向为有源植入医疗器械质量评价，多次承担人工心脏、ECMO 等创新医疗器械的应急检验及国家抽验工作。作为项目首席科学家，承担国家“十三五”重点研发计划项目 1 项、课题 2 项，中国红十字会基金项目 1 项，省部级科研项目 2 项。以第一或通讯作者身份发表学术论文 40 余篇。

副主编简介

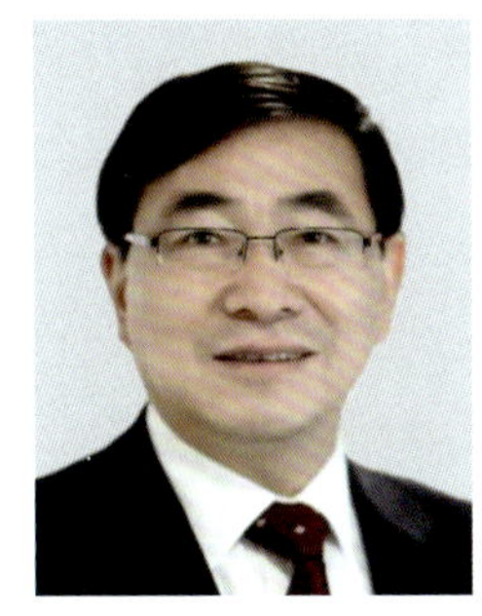

舒　强

主任医师，教授，博士研究生导师，浙江大学医学院附属儿童医院党委书记，浙江大学医学院儿科学院院长，国家儿童健康与疾病临床医学研究中心主任，国家儿童区域医疗中心主任，浙江大学求是特聘医师，享受国务院政府特殊津贴，卫健委有突出贡献的中青年专家。中华医学会小儿外科学分会副主任委员，教育部儿科学专业教学指导分委员会副主任委员，浙江省医学会小儿外科学分会主任委员。*World Journal of Pediatrics* 主编，*World Journal of Pediatric Surgery* 主编，《中华小儿外科杂志》副总编,《临床小儿外科杂志》副主编。作为负责人承担国家重点项目 1 项，国家科技支撑项目 1 项，国家自然科学基金项目 4 项，省部共建重大项目 2 项，浙江省重点研发计划项目 2 项。申领发明专利 10 项。以第一完成人获浙江省科学技术一等奖（2012 和 2016），中国出生缺陷干预救助基金会科技成果奖（2016），浙江省标准创新重大贡献奖（2018）；以第二完成人获国家科技进步二等奖（2019），浙江省科学技术二等奖（2017）。以第一作者或通讯作者发表身份发表 SCI 期刊论文 200 余篇，主编学术专著 10 部。

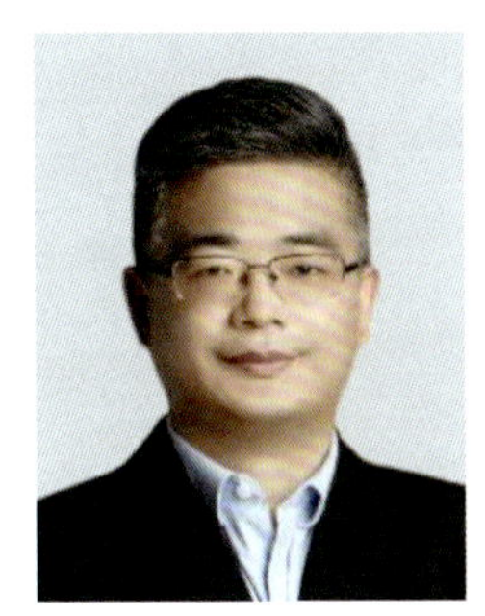

刘日东

医学学士，资深医疗器械转化专家，中国生物医药工程学会机械辅助分会全国委员。拥有多项发明专利，参与创立及管理过多家医疗器械公司，对体外循环产品和机械辅助产品有深入研究，牵头组织及参与过多项国家级和省部级科研课题及产业化项目。

序

在对生活质量与健康状态日益关注的当代，生命支持装置在临床中的作用与地位变得愈发重要。在肆虐全球的COVID-19救治过程中，生命支持装置发挥了不可替代的重要作用。对于肝衰竭、肾衰竭及心力衰竭患者，目前临床应用的人工肝脏、人工肾脏及人工心脏等生命支持装置已成为延长患者生存时间与提高患者生活质量的关键设备。

生命支持设备种类多样，原理复杂。目前国内外有很多团队在此领域发奋努力，做出了大量且重要的贡献。虽然研究方面成果丰硕，但是以生命支持设备相关研究为主要内容的学术专著却非常稀少。血流动力学特性是影响生命支持装置，特别是心肺支持装置临床效果的关键因素。传统的生命支持装置研究者大多将研究重点聚焦于如何改善与提升生命支持装置内部血流动力学特性，也就是改善生命支持装置与血细胞的相互作用上。然而，随着临床应用的广泛开展，越来越多的并发症都提示我们，生命支持装置与人体循环系统的相互作用同样值得关注。

《生命支持装置前沿理论与技术：血流动力学》一书是常宇教授及其团队近年来在生命支持装置与人体系统血流动力学领域深耕细作所取得研究成果的总结，其中关于生命支持装置与人体系统血流动力学方面的研究成果令人耳目一新，其中有关生命支持装置血流动力学方面的研究成果非常值得学习。

本书在国内疫情稳步向好的初夏时节新鲜出炉，期待其能够对相关领域的基础研究、临床研究和产业发展有所帮助和指导。

中国工程院院士 李兰娟

李兰娟

前 言

近年来，中国心血管病患病率呈持续上升趋势。有数据显示，心血管病患病人数约3.3亿人。心力衰竭作为各类心血管疾病的终末期疾病，在我国属于一种高发且严重的疾病。目前我国心力衰竭患者超过1200万，并且近几年每年新增患者约200万。心力衰竭患者预后较差，5年的全因死亡率约60%。每年我国用于心力衰竭治疗与相关护理投入的医疗成本约362.87亿元（约54.16亿美元）。

心脏移植是目前临床治疗心力衰竭最有效的方法，但供体心脏的数量远远无法满足实际需求。生命支持装置，特别是人工心脏已成为中晚期心力衰竭患者改善心脏功能、等待心脏移植，乃至维持生命的最有效手段。因此，对于生命支持装置的研究始终是国内外相关领域的研究前沿与热点。基于我国对高性能医疗装备研发持续性扶持与投入的大环境下，生命支持装置的研究在近十年达到了高峰，多个研究团队的人工心脏设备已进入动物实验、临床试验阶段，甚至有些已取得临床应用资格。

从人工心脏研究伊始，血流动力学的特性就是决定人工心脏临床应用效果的关键因素，因此其备受国内外学者关注。传统的研究将关注点集中在人工心脏内部的血流动力学结构设计与优化及人工心脏设备与血液组织的相互作用方面，通过改进人工心脏内部流体力学结构达到减小血液损伤与血栓形成的目的。但是，随着人工心脏在临床应用的使用数量与使用时间的不断发展，其导致的一系列新型并发症，如主动脉血管病变、瓣膜病变、卒中与神经损伤等，已引起学界及临床专家的高度重视。究其原因，就是产生上述并发症的关键因素，即人工心脏的介入改变了人体原有的血流动力学环境。显然，传统以人工心脏与血液为对象的血流动力学研究并不能有效解决这一矛盾。因此，将人体循环系统与人工心脏作为统一的研究整体，探究人工心脏对人体心血管系统的血流动力学影响机制正成为人工心脏领域的下一个研究前沿，其为进一步提升人工心脏的临床效果、改善患者预后、降低并发症的风险提供了可能。

本书围绕人工心脏如何改变人体心血管系统的血流动力学环境这一前沿问题开展系统研究。基于作者团队近20年在人工心脏的设计、优化与临床应用等方面的研究成果，针对人工心脏产生的特殊血流状态及其力学－生物学作用，以及人工心脏的血流模式与辅助状态对主动脉、脑部灌注和血栓运动与分布的影响机制开展研究。本书作者团队曾承担多项国家重点研发计划、国家自然科学基金及各类省部级科研课题，书中的部分研究成果已成功应用于临床人工心脏应用及新型人工心脏的设计中，并取得了良好效果。相信本书的出版能够为我国生命支持装置的发展与改良提供新的思路和有价值的参考依据。

常宇　高斌　李澍

第四篇　生命支持装置血流对主动脉内血栓分布的影响

第一篇
生命支持装置中的旋动血流

张 琪 高 斌 常 宇 **著**

第 1 章　旋动血流的研究概述

一、研究背景及意义

心力衰竭（心衰）是一种全球性疾病，是各种心血管疾病的终末期阶段[1]，严重地威胁着人类的健康[2]。目前，我国心衰患者已超过 1200 万，发病率达到 0.9%[3]，5 年的病死率约 60%[4]。治疗心衰的最有效方法是心脏移植，但由于供体心脏数量无法满足实际需求[5]，心室辅助逐渐成为心衰的主要治疗手段[6]，即利用生物与机械手段部分或全部替代心脏的泵血功能。

目前，临床上的心室辅助装置分为脉动流（pulsatile flow）心室辅助装置与持续流（continuous flow）心室辅助装置两类。其中脉动流心室辅助装置由于噪音大与体积大等问题难以解决，已经逐步被持续流心室辅助装置所替代。持续流心室辅助装置由于具有体积小、血液相容性好及故障率低等优势，目前已经成为临床上主要使用的心室辅助装置[7]，因而与心室辅助装置相关的研究已经成为国内外学者研究的热点[8]。在国外，研究人员针对 DeBakey[9]、HeartMate[10]、HeartWare[11] 与 Impella[12] 等心室辅助装置，在心室辅助装置的结构设计[13, 14]、手术方案规划[15, 16]、患者筛选标准确定[17, 18] 及术后治疗策略制定[19–21] 等方面展开了系统的研究，并且逐步将心室辅助推广到心衰的临床治疗中。在国内，人工心脏的研究已经进入快速发展阶段。多个团队积极开展心室辅助治疗心衰的研究。中国医学科学院阜外医院胡盛寿团队研发的 FW-Ⅱ型心室辅助装置于 2011 年获得临床试验许可，成为国内第一个获得临床试验资格的心室辅助装置。苏州同心医疗器械有限公司的磁悬浮人工心脏已经提交创新医疗器械特别审批程序[22]、重庆永仁心医疗器械有限公司的 EVAHEART 也已经提交创新医疗器械特别审批程序、首都医科大学附属安贞医院微型轴流血泵[23]、泰达国际心血管病医院磁液悬浮血泵[24]、中科院磁悬浮血泵[25]、清华大学中空式轴流血泵[26]、浙江大学液力悬浮式人工血泵[27] 及北京工业大学 BJUT-Ⅱ型人工心脏泵[28] 等大多在动物实验阶段取得了良好的试验结果。此外，作者所在的北京工业大学常宇团队、江苏大学徐博翎团队及中国人民解放军空军军医大学魏旭峰团队等在心室辅助改善左心室功能、避免右侧心衰发生及防止心肌重构等方面也已经开展系统的研究。总之，目前国内外研究者在心室辅助满足器官灌注、维持患者生命及改善心脏功能等方面已经取得良好结果，而由心室辅助引起的主动脉结构与功能变化正在成为研究热点。

随着心室辅助在临床的广泛应用，其导致的主动脉结构与功能改变受到了越来越多的关注[29]。针对这一问题，国内外学者在生物力学与生物学两方面开展了大量有益的研究，并得到了一些重要的研究成果。在生物力学方面，Ambardekar[30] 通过对比心室辅助前后患者的主动脉血管的力学性质，证明心室辅助会增加主动脉血管壁的僵硬度。类似的，Witman[31] 研究发现心室辅助后患者的主动脉扩张功能会受到明显损伤。Estep[32] 指出心室辅助会显著降低主动脉血管的顺应性。Dengel[33] 利用血管内超声发现心室辅助装置会显著降低吻合口处的主动脉顺应性。Templeton[34] 通过临床试验证明心室辅助能够显著增加主动脉处的血管阻力。同样，Boilson [35] 对比心室辅助前后患者血流动力学参数，发现心室辅助能够显著增加主动脉血管阻力。Klotz [36] 研究指出心室辅助引起的主动脉僵硬度增加是导致血管阻力增加的主要原因。在生物学方面，John [37] 研究表明心室辅助能够激活患者主动脉血管中的内皮细胞，进而引起内皮功能异常。Hasin [38] 指出心室辅助会持续性地损伤血管中内皮细胞的功能，引起血管的扩张功能损伤。Ivak [39] 发现心室辅助会引起主动脉部分循环内皮微粒（circulating endothelial microparticle）浓度显著增加，表征内皮细胞功能损伤。Sansone [40] 发现心室辅助会引起内皮细胞功能异常，进而减少一氧化氮分泌水平。Drakos [41] 指出心室辅助能够显著增加主动脉血管壁纤维化程度。Segura [42] 通过临床研究发现心室辅助后主动脉血管壁平滑肌细胞增生，血管弹性降低。总之，目前国内外的研究人员认同心室辅助能够显著改变主动脉的结构与功能，而心室辅助对主动脉内旋动流特性的改变被认为是引起主动脉结构与功能改变的重要原因。

旋动流特性是主动脉的重要血流动力学特征。临床研究发现主动脉内的血流具有明显的旋动流特性 [43]，并且表现出积极的生理效应。Stonebridge [44] 研究指出与普通血流相比，血管内的旋动流能够更加高效地进行血液运输。Morbiducci [45] 发现旋动流能够显著减少血液运输过程中的能量损失。Javadzadegan [46] 指出旋动流能够显著降低血管壁压力防止主动脉的结构与功能发生病理性变化。樊瑜波 [47] 研究发现旋动流能够减小血液低速区面积，加强血液对主动脉的冲刷作用，而随着旋动流强度降低，主动脉血流低速度区域面积显著增大。此外，Morbiducci [48] 研究发现旋动流增加的血管壁面切应力分量会显著影响血管内皮细胞功能与排列。Houston [49] 指出主动脉内的旋动流能够显著降低主动脉血管疾病的发生率。占帆 [50] 研究发现旋动流会提高壁面切应力，从而降低血小板在壁面的沉积，进而减小可能发生血栓的风险。刘肖 [51] 研究表明旋动流对氧的传递具有直接的影响，进而影响动脉粥样硬化的形成和发展。邓小燕 [52] 指出主动脉内的旋动流是抑制血管内皮细胞增生与平滑肌细胞凋亡的重要血流动力学因素。樊瑜波 [53] 发现旋动流能够显著减少主动脉血管壁上的低密度脂蛋白（low density lipoprotein，LDL）浓度，降低低密度脂蛋白浓度的极化程度。刘肖 [54] 通过体外实验指出，提高旋动流强度是抑制动脉粥样硬化斑块形成的重要力学手段；反之降低旋动流强度会导致主动脉血管内膜增生与低密度脂蛋白浓度极化 [55]。Alin [56] 研究表明，螺旋人造血管在移植物的出口部分诱导旋动流模式，可以减少人造血管吻合处内膜增生和再狭窄所致移植失败的影响。同样，张治国 [57] 也发现采用旋动流引导器的新型小口径人造血管，可以改变壁面附近的血流速度和壁面剪切速率，抑制急性血栓形成和内膜增生的发生，提高人造血管的通畅率。刘肖 [58] 研究发现，旋动流能够改善动脉移植管、支架等血管装置的血流动力学性能，克服流动诱发的血栓生成和内膜增生。

虽然前期研究表明旋动流是保持主动脉正常结构与功能的关键血流动力学因素，但是心室辅助装置对主动脉旋动流特性的影响规律尚不明确。因此通过调节心室辅助装置的辅助水平产生适当的主动脉旋动流进而防止主动脉血管并发症的发生具有重要的临床意义与科研价值。

二、研究现状

（一）心室辅助装置对心血管系统血流动力学环境影响的研究

目前心室辅助主要分成并联型心室辅助装置（pLVAD）与串联型心室辅助装置（sLVAD）。

pLVAD 采用从心尖到主动脉旁路（bypass）的方式与心脏并联，血液分别被心脏与心室辅助装置泵入主动脉。与此相对，sLVAD 被植入到升主动脉内与心脏形成串联（图 1-1）。针对上述两类心室辅助装置对心血管系统的血流动力学影响规律，国内外研究者开展了系统的研究。Karmonik 等采用计算流体力学方法表明 pLVAD 对升主动脉吻合口附近的血流动力学特性会产生显著影响[16]。Inci 等[59]采用 CFD 方法研究心室辅助装置出口管道与主动脉的吻合角度与血流动力学状态直接相关，随着吻合角度减小，主动脉内血液的湍流能量耗散增加及最大壁面切应力数值增加。张琪等[60]采用计算流体力学方法确定了心室辅助装置的辅助模式会显著改变冠状动脉血液灌注状态。Mccormick 等[61]利用流固耦合（fluid-structure interaction）算法发现植入心室辅助装置后，左心室内血液更新速率降低，增加血栓形成风险。作者前期研究也发现[62]，心室辅助装置的辅助水平会改变左心室内的涡流强度及血液的运动方向。类似地，Wong 等[63]采用粒子图像测速（particle image velocimetry，PIV）方法确定左心室辅助装置会增加左心室流出道附近的血流停滞区范围。Reider 等[64]采用 PIV 方法研究心室辅助下左心室内血栓对内部流场的影响规律。研究表明心室内部的血栓会改变局部流场，导致血栓生长。此外，针对心室辅助装置辅助水平的量化，团队前期开展了卓有成效的工作，在能量分配与血流搏动性等方面提出血流辅助指数（blood assist indes，BAI）[65]及搏动率（pulsatile index，PI）[66]等指标，并且将其应用于心室辅助装置辅助模式设计[67]、血流动力学特性[68]及手术方案规划[69]等方面，取得令人满意的结果。

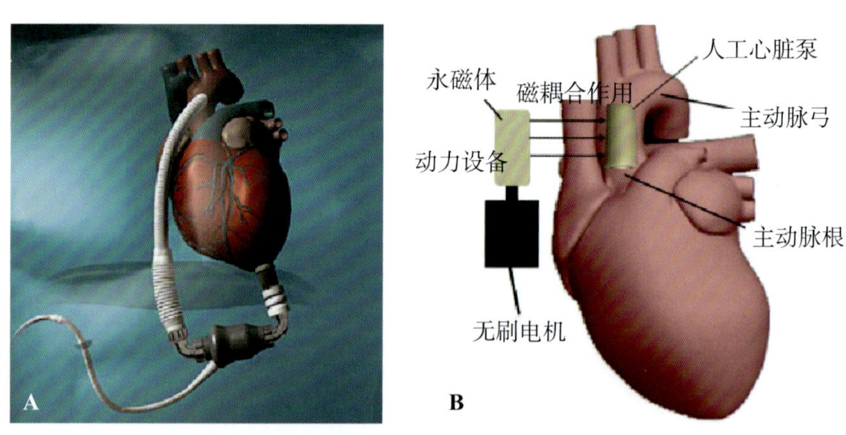

▲ 图 1-1　心室辅助装置连接方式示意

A. 并联手术方式示意；B. 串联手术方式示意

虽然前人在心室辅助装置对心血管系统的血流动力学影响机制方面已经做出了大量有益的工作，但是这些研究中心室辅助装置输出的血流均被假设为平流，而其产生的特有的旋动流特性并未被纳入研究。因此，它与主动脉自身的旋动流的相互影响机制也尚不明确。这也是本篇的出发点与创新点。

（二）旋动流的血流动力学研究

在旋动流的血流动力学机制方面，邓小燕与刘肖[70]进行了非常详细的综述。目前，这方面研究主要关注在旋动流对血管组织血流动力学环境的影响机制。Singh[71]通过数值模拟研究马方综合征患者治疗前后主动脉内的血流动力学环境的变化，研究结果表明虽然治疗后患者主动脉血流流场与正常流场接近，但是主动脉内的旋动流分布依旧存在明显差别。Li [72] 将数值模拟与临床磁共振相结合研究颈动脉狭窄程度对颈动脉内血流动力学环境的影响机制，研究发现随着颈动脉狭窄程度的增加，颈动脉内血流旋动程度降低，从而引起湍流程度增加，狭窄处下游壁面切应力增加。Cheng [73] 通过数值模拟研究证明主动脉瓣置换后引起的升主动脉内旋动流的变化会显著改变升主动脉内壁面切应力与湍流分布，这可能是造成后续血管并发症的重要原因。Karmonik [16] 采用计算流体力学方法研究心室辅助装置的吻合口位置对主动脉内血流动力学环境的影响。研究表明吻合口位置能够显著影响主动脉壁面切应力分布。Filipovic [74] 采用数值模拟方法研究心室辅助对主动脉弓处的血流动力学影响，研究表明心室辅助后主动脉弓处存在明显的血流震荡区域。Karmonik [15] 研究证明人工心脏输出血流会扰乱主动脉内正常的旋动流，并产生明显的湍流流场，进而造成主动脉内壁面切应力集中现象。Gallo [75] 通过分析颈动脉处的血流流场发现旋动流能够有效降低颈动脉分叉处的湍流强度与范围。Nisco [76] 通过计算流体力学方法分析颈动脉内旋动流的分布，确定旋动流的强度与异常剪切应力负相关。除了血流动力学特性，研究者还针对旋动流对物质运输的影响开展了研究。刘肖 [54] 通过数值模拟方法证明旋动流能改善血液中低密度脂蛋白的运输状态防止血管壁病变的发生。有学者 [77] 发现通过增加血液旋动流强度能够有效避免血管壁面低密度脂蛋白的浓度极化现象，从而防止血管病变发生。Iasiello [78] 采用多孔介质材质描述血管壁力学特性，研究低密度脂蛋白在血管壁中的沉积规律，以此为基础，邓小燕教授团队 [79] 提出了主动产生旋动的血管内支架，并采用数值模拟方法证明主动引入的旋动流能显著降低血管分叉处的血流扰动程度及降低壁面切应力。随后，Zheng [80] 研制螺旋状冠状动脉旁路移植血管，主动增加桥血管内血流的旋动流强度从而有效防止桥血管内血栓形成。上述两项研究表明，通过增加血流的旋动强度有利于保持血管正常的血流动力学状态。这也为该研究指明了方向，即如何利用心室辅助装置输出的具有旋动特性的血流改善辅助后的主动脉内血流动力学环境与大分子（LDL）的分布。

为了能够量化血流的旋动程度，多个研究团队提出了旋动流的量化指标。其中有代表性的为，Morbiducci [45] 率先根据旋动流的流动特性提出螺旋密度（helicity density，Hd）与归一化螺旋密度（local normalized helicity，LNH），两个指标分别量化旋动流的局部强度与螺旋方向。在此基础上，邓小燕 [54] 针对血管中量化旋动流强度的实际需求提出面平均螺旋密度（area-weighted average of helicity density，Ha），为评价血管截面上旋动流强度提供可行的方法。这些指标在本研究中能够用于量化 LVAD 对主动脉旋动流特性的影响机制。

（三）旋动流血流动力学特性的实验

除了数值研究之外，体外实验研究也被广泛应用于旋动流特性的研究中。Partovi [81] 将 PIV 体外试验与临床磁共振成像（MRI）数据相结合指出心室辅助能够显著改变主动脉内血流流场特性，尤其在主动脉弓处会产生明显的湍流流场。Ha [82] 采用二维 PIV 研究旋动流强度对吻合口下游血流流场环境的影响规律，发现螺旋形的桥血管产生的旋动流能够降低吻合口下游壁面切应力。随后，他 [83] 利用三维 PIV 发现旋动流能够减小狭窄血管下游回流区域的面积，提早促使湍流破碎，从而防止下游血栓形成。Chen [84] 采用高速摄像机研究血管旋动流的瞬时流场变化，研究表明旋动流能够显著增加血管壁的冲刷。Büsen [85] 制作透明弹性主动脉模型，采用 PIV 方法研究主动脉内血流动力学特性。Ding [53] 采用离体的兔子主动脉血管研究旋动流对血管壁 LDL 分布的影响机制，研究发现旋动流能够显著降低血管壁面 LDL 浓度极化程度，防止血管壁脂质沉积。

三、研究目的与实验设计

本篇的研究目的是阐明并联心室辅助装置（pLAVD）与串联心室辅助装置（sLAVD）对主动脉内旋动流特性的影响规律，揭示心室辅助装置辅助对主动脉低密度脂蛋白（LDL）分布的影响规律。充分发挥旋动流对主动脉血管的保护作用，降低心室辅助对血管的不良影响，为改善心室辅助的临床治疗效果提供理论指导。为了解决上述问题，本文在以下四个方面进行研究。

第一，采用计算流体力学方法研究 pLVAD 辅助对主动脉血流动力学环境的影响规律。首先，研究正常主动脉与 pLVAD 辅助下主动脉血流动力学环境的差异，明确研究 pLVAD 对主动脉血流动力学影响的必要性；其次，研究 pLVAD 辅助水平对主动脉血流动力学的影响规律；最后，阐明 pLVAD 辅助对主动脉壁面 LDL 浓度分布的影响机制。

第二，采用计算流体力学方法研究 sLVAD 辅助对主动脉血流动力学环境的影响规律。首先，研究 sLVAD 辅助下主动脉血流动力学状态的变化，为后续系统研究奠定基础；其次，研究 sLVAD 辅助水平对主动脉血流动力学的影响机制；再次，明确 sLVAD 旋动强度对主动脉血流动力学特性的影响规律；之后，探讨 sLVAD 转动方向能够对主动脉血流动力学特性产生何种影响；最后探究 sLAVD 辅助对主动脉 LDL 浓度分布的影响规律。

第三，采用 PIV 实验方法研究心室辅助装置对主动脉的血流动力学影响特点，验证数值研究结果的准确性。先采用新工艺制作真实的几何 PIV 实验模型；后采用 PIV 方法研究两类 LVAD 的辅助水平对主动脉血流动力学的影响机制，并验证数值研究结果的准确性。

第四，研究静脉－动脉体外膜肺氧合（VA-ECMO）辅助对主动脉的血流动力学影响机制。先提出新的评估方法，研究 VA-ECMO 辅助水平对主动脉内血氧分布状态的影响规律；后研究 VA-ECMO 辅助模式对主动脉血流动力学影响规律。

第2章　并联型心室辅助装置对主动脉旋动流的血流动力学影响

左心室辅助装置（left ventricular assist device，LVAD）已经逐步成为晚期心力衰竭患者的有效治疗手段[7]。临床研究表明，LVAD 能够为患者提供足够的血液灌注，满足人体的新陈代谢需求[86]，进而降低患者死亡率，提高生活质量[87]。目前临床中的 LVAD 均采用并联方式与患者心脏连接，即 LVAD 的入口管道与左心室吻合，出口管道与升主动脉吻合。随着这类并联型心室辅助装置（pLVAD）在临床应用的增加，其对患者心血管系统的血流动力学影响成了研究热点。目前，研究者已经针对 pLVAD 的入口管道[88]、出口管道[89]与血流搏动性[82]等因素对主动脉内血流动力学特性的影响规律开展了研究。虽然这些研究在阐明 pLVAD 对主动脉血流动力学环境影响方面取得了有益的成果，但是研究中 pLVAD 的输出血流的真实流场特性都被理想的平行流场条件所替代，因此无法获得真实的血流动力学影响机制。

因此本文针对这一问题，进行以下三部分研究。第一部分采用计算流体力学方法比较真实流场与平行流场条件下，pLVAD 对主动脉内血流动力学影响的差异；第二部分面阐明了 pLVAD 心室辅助装置的辅助水平对主动脉血流动力学特性的影响机制；第三部分研究 pLAVD 心室辅助水平对低密度脂蛋白（low density lipoprotein，LDL）分布及极化的影响规律。

一、并联型心室辅助装置真实流场对主动脉旋动流特性的影响

旋动流现象是主动脉中的重要血流动力学特性[90]，引起旋动流的主要原因是左心室收缩的扭曲运动[91]，主动脉弓弯曲并扭曲的三维几何构型[92]，血流通过主动脉瓣时的旋转运动[93]等。根据相关研究表明，旋动流对人体具有积极的生理意义[91]。

目前在心室辅助装置对主动脉血流动力学的研究中，心室辅助装置的输出血流流场都被假设为平行流场，即假设心室辅助装置输出的血流速度方向与血管轴向平行。然而，随着心室辅助装置研究的深入，研究者发现心室辅助装置输出的血流具有明显的旋动成分[94]，而目前心室辅助装置输出血流的旋动成分对于主动脉的血流动力学环境的影响规律尚不明确。我们将通过比较相同几何模型与边界条件下，正常血流、平行血流流场及心室辅助装置输出的真实血流流场对主动脉血流动力学特性产生的差异，明确考虑心室辅助装置真实流场特性的必要性。

（一）研究方法

1. 模型的建立

在我们研究中，根据心衰患者的主动脉 CTA 影像数据，利用商业软件 MIMICS（Materialize，Belgium）对主动脉进行三维重建，初步完成三维主动脉模型的建立（STL 格式），其中包括升主动

脉、主动脉弓、头臂干动脉、左颈总动脉、左锁骨下动脉和降主动脉六部分，随后使用 Geomagic（Geomagic，USA）创建模型的面片，生成可计算的主动脉模型（图 2–1A），具体尺寸和功能见表 2–1。在我们的研究中将其命名为正常情况。根据临床中实际应用的 pLVAD 出口几何尺寸（直径 12mm），将插管的直径设定为 12mm 并且假定为刚性管道，然后通过使用商业软件包 FreeForm（Geomagic，USA）将管道吻合到升主动脉前壁（图 2–2B），并在我们研究中将其命名为平行流动情况，简称平流情况（即忽略 pLVAD 的结构，直接将辅助流量以平行流场方式施加在管道的入口平面上）。第三种情况被命名为 pLVAD 的真实流动情况，简称真实情况（即将 pLVAD 真实的植入管道内，考虑 pLVAD 工作产生的旋动分量）。其中的 pLVAD 模型是根据我们团队自主研制的 BJUT-Ⅰ型心室辅助装置建立[28]，它由外壳、导头、叶轮和导尾组成（图 2–1D），其外壳直径 12mm，长度 78mm，叶轮和壳体之间的间隙为 0.1mm。pLVAD 模型采用 CAD 软件 solidworks 建立，并使用 FreeForm 软件（Geomagic，USA）将其通过出口管道与升主动脉前壁进行吻合（图 2–1C）（管道与主动脉的连接位置与第二种平行流动情况相同）。

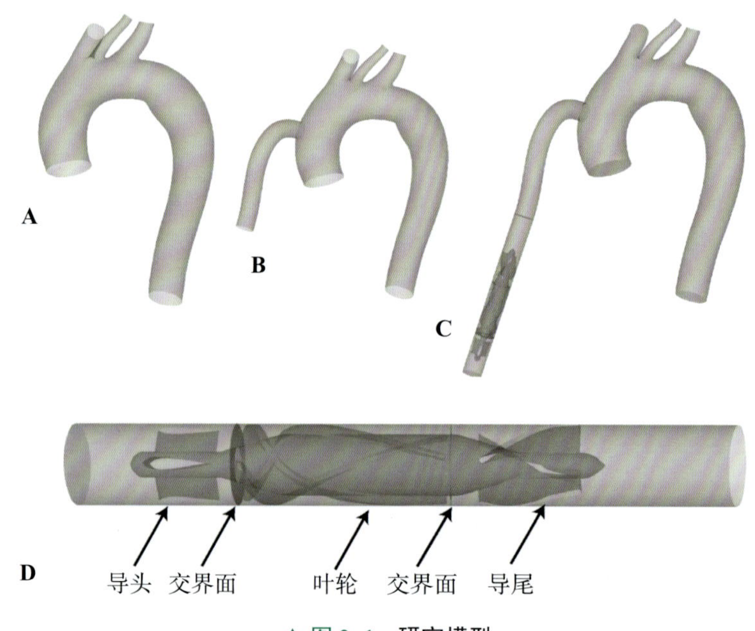

▲ 图 2–1 研究模型

A. 正常主动脉模型；B. 平流辅助模型；C. pLAVD 真实辅助模型；D. 根据我们团队自主研制的 BJUT-Ⅰ型心室辅助装置建立的 pLVAD 模型

表 2–1 主动脉模型尺寸和功能

部 位	直径（mm）	功 能
主动脉根	29.9	入口 1
头臂干动脉	12.1	出口 1
左颈总动脉	6.0	出口 2
左锁骨下动脉	9.2	出口 3
降主动脉	22.5	出口 4

2. 网格的划分

有限元网格的质量是决定数值计算结果准确性的关键指标。由于我们使用的 pLVAD 叶轮与导尾的叶形和主动脉几何形状都比较复杂，所以为了获取高质量的有限元网格，我们采用专业的六面体网格生成软件 Hexpress（Numeca，Belgium）生成非结构化六面体网格。为了确定合适的网格尺寸，本研究进行了网格无关性检验，最终确定本研究的网格数量为 2300 万，网格的最小尺寸为 $3.232 \times 10^{-12} m^3$（图 2-2A 和 B）。此外，为了更加准确地计算主动脉血管近壁面处的血液流动、物质运输及血管壁受力情况，在主动脉血管壁面加入边界层。为了保证 $Y^+ < 5$，边界层的层数确定为 8（图 2-2C）。pLVAD 内部的网格见图 2-2D 和 E。

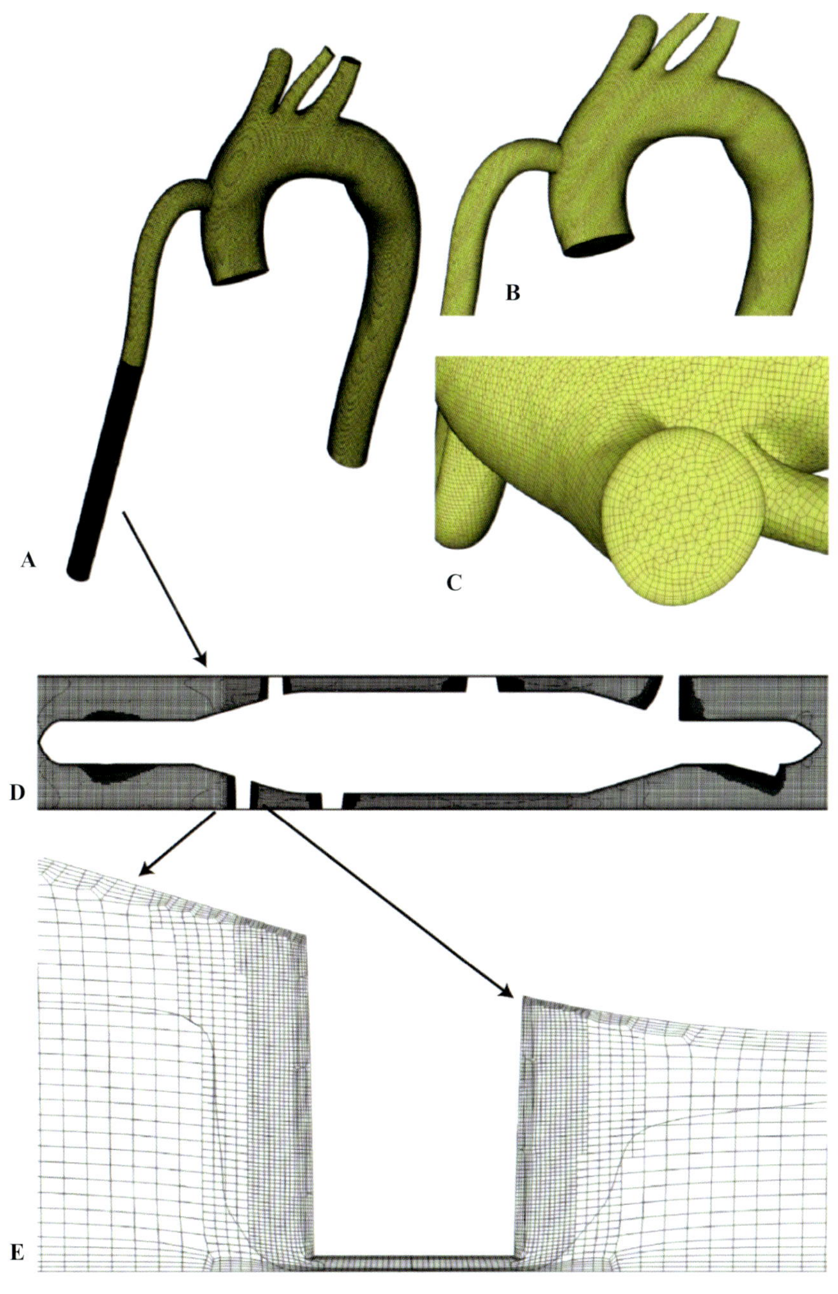

▲ 图 2-2　模型网格

3. 数值计算方法

根据流体力学理论对于不可压缩流体可以采用 Navier-Stokes 方程[95]描述流体的流动状态，见公式 2–1 和公式 2–2。

$$\nabla \cdot u = 0 \qquad \text{（公式 2–1）}$$

$$\rho \frac{\partial u}{\partial t} + (u \cdot \nabla)\, u = -\nabla p + \mu \nabla^2 u \qquad \text{（公式 2–2）}$$

式中，u 为血流速度矢量；t 为时间；p 为血液压力；ρ 为血液密度；μ 为血流动力学黏度。

在我们研究中，pLVAD 与主动脉的耦合有限元模型采用商业软件 NUMECA FINE/OPEN 6.1（Numeca，Belgium）进行求解，采用“Frozen Rotor”方法实现 pLVAD 中叶轮的转动及叶轮与血液的耦合，从而产生 pLVAD 真实的旋动流流场。

由于我们研究的有限元模型同时包含 pLVAD 与主动脉两部分，其中 pLVAD 模型具有内部流道狭窄与血流速度高的特点，而主动脉模型具有流体域空间形态复杂的特点。因此在研究上述模型的流动问题时，需要考虑内部是否存在湍流流场的问题。根据流体力学理论，我们采用雷诺数（Reynolds number）作为判断流体中是否存在湍流的指标，其中当流体域内雷诺数＞2300 时表示存在湍流，反之则表示流体域内血流为层流流场。根据模型的几何尺寸、血液密度与血流速度，分别计算 pLVAD 内部及主动脉内部血液雷诺数结果为：pLVAD 内部血流雷诺数＞5000，而主动脉中的雷诺数＜900。因此，将湍流模型用于描述 pLVAD 内部的流动模式，而在主动脉内采用层流描述流动状态。根据文献，我们采用 k-ω SST 湍流模型描述 pLVAD 内血流的湍流特性[96]。

k-ω SST 湍流模型表示见公式 2–3 至公式 2–5[96]。这个模型假定湍流黏度与湍流动能 k 与湍流频率 ω 有关。

$$\mu_t = \rho \frac{k}{\omega} \qquad \text{（公式 2–3）}$$

式中，μ_t 为湍流黏度；k 为湍流动能；ω 为湍流频率。

这个公式求解了两个运输方程，一个是 k，另外一个是 ω，关于 k 的公式见公式 2–4。

$$\rho \frac{\partial k}{\partial t} + \rho U_j \frac{\partial k}{\partial x_j} = \tau_{ij} \frac{\partial u_i}{\partial x_j} - \beta \times \rho k \omega + \frac{\partial}{\partial x_j}\left[(\mu + \sigma \times \mu_t) \frac{\partial k}{\partial x_j}\right] \qquad \text{（公式 2–4）}$$

另外一个特定的耗散率 ω 的公式为公式 2–5。

$$\rho \frac{\partial \omega}{\partial t} + \rho U_j \frac{\partial \omega}{\partial x_j} = \alpha \frac{\omega}{k} \tau_{ij} \frac{\partial u_i}{\partial x_j} - \beta \rho \omega^2 + \frac{\partial}{\partial x_j}\left[(\mu + \sigma_\omega \mu_t) \frac{\partial \omega}{\partial x_j}\right] + 2(1 - F_1)\rho \sigma_\omega \frac{\partial k \partial \omega}{\omega \partial x_j \partial x_j} \qquad \text{（公式 2–5）}$$

4. 计算设置

在我们的研究中，忽略血液黏度与切变率之间的关系，将血液假设为各项均质的、不可压缩的牛顿流体。血液的密度和动力学黏度分别设定为 $1050kg/m^3$ 和 0.003 5Pa・s。假定主动脉壁面是无滑移的刚性壁。为了降低计算量，我们研究采用稳态计算。根据心室辅助装置体外实验数据，我们研究的边界条件见表 2–2，我们研究中的收敛标准设定为 10^{-6}。

5. 血流动力学指标

为了对比三种情况下主动脉血流动力学变化差异，计算三种情况下的血流动力学指标，主要包括血流速度流线、壁面切应力（wall shear stress，WSS）、面平均螺旋强度和局部归一化螺旋密度（localized normalized helicity，LNH）。

(1) 壁面切应力（WSS）：WSS 定义的关系式[97]见公式 2–6。

表 2-2　边界条件

情　况	入口 1（L/min）	入口 2（L/min）	出口 1（L/min）	出口 2（L/min）	出口 3（L/min）	出口 4（mmHg）
正常情况	5		0.6	0.25	0.4	90
平流情况	1	4	0.6	0.25	0.4	90
真实情况	1	4	0.6	0.25	0.4	90

$$\overrightarrow{\tau_{\omega}} = \mu \frac{\Delta \vec{v}}{\Delta \vec{r}} \quad （公式 2-6）$$

式中，$\overrightarrow{\tau_{\omega}}$为壁面切应力；$\vec{v}$为血流速度；$\vec{r}$为距离壁面的径向距离。

(2) 螺旋密度（H_d）：螺旋密度是量化旋动流的重要指标[54]，它表示为流场中速度和涡量的标量积（公式 2-7）。

$$H_d = \vec{V} \cdot (\nabla \times \vec{V}) \quad （公式 2-7）$$

式中，$\vec{v}$为速度矢量；$\nabla \times \vec{v}$为涡量。

在本研究中，螺旋密度主要是量化主动脉旋动强度，因此将公式 2-7 化简为螺旋强度（helicity intensity）见公式 2-8。

$$H_i = |H_d| = \left|\vec{V} \cdot (\nabla \times \vec{V})\right| \quad （公式 2-8）$$

(3) 面平均螺旋强度（H_{ia}）：为了更好地表征主动脉旋动流的强度，螺旋强度（H_{ia}）的面积加权平均值计算公式见公式 2-9。

$$H_{ia} = \frac{1}{S}\int Hd\,S \quad （公式 2-9）$$

式中，S 为截面面积。

(4) 归一化螺旋密度（LNH）：研究证实血流旋转方向与血管疾病的发生密切相关[98]，局部归一化螺旋密度（LNH）[99] 被提出来评估血液旋转特性，见公式 2-10。

$$LNH(s;t) = \frac{V(s;t)\cdot\omega(s;t)}{|V(s;t)||\omega(s;t)|},\ -1 \leqslant LNH \leqslant 1 \quad （公式 2-10）$$

式中，ω 为涡量矢量；s 为位置。

LNH 的范围是从 -1 到 1 之间，<0 血流的旋动方向为逆时针；>0 代表血液的旋动方向为顺时针。

（二）研究结果

为了评估三种情况下主动脉血流动力学环境的差异，提取主动脉血流速度流线、壁面切应力（WSS）分布和特征截面螺旋强度和归一化螺旋密度（LNH）分布，见图 2-3 至图 2-10。

1. 主动脉血流流线分布

图 2-3 是主动脉在三种情况下的血流速度流线图。从图 2-3C 可知，pLAVD 输出的血流具有明显的旋动成分，并且这种旋动血流能传递进入升主动脉内部。与之相对的，平行血流条件下，管道中的血流不存在旋动流，这与我们以前的研究一致[15]。该结果部分证明了我们的假设：pLAVD 输出血流的旋动成分能够影响主动脉内血流动力学特性。此外，与正常情况相比，在平行流动辅助情

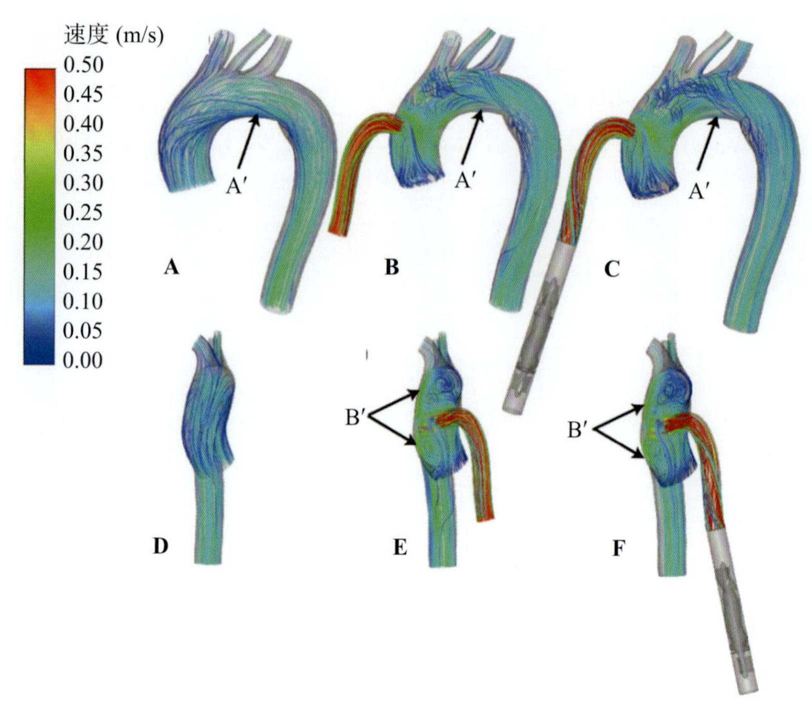

◀ 图 2-3　不同情况下主动脉速度流线

A 和 D. 正常情况下主动脉两个不同角度血流速度流线；B 和 E. 平行流动辅助情况下主动脉两个不同角度的血流速度流线；C 和 F. 真实辅助情况下主动脉两种角度的速度流线

况和真实流动辅助情况（箭指示区域 B′）下均可见明显的湍流。

2. 平面速度矢量

为了进一步说明三种情况下的血流差异，提取主动脉轴切面的血流速度矢量分布见图 2-4。从图 2-4A 中可以看出，在正常情况下，主动脉血流中没有观察到涡流，血液流场顺畅有序。然而，在平行流场情况和真实流场情况下，升主动脉的血流流场明显受到管道流出血流的影响。在平行流场辅助情况和真实流动辅助情况下均可见血流低速区（箭指示 A′ 位置，正常情况下：0.30m/s，平流辅助情况下：0.05m/s，真实流动辅助：0.08m/s）。此外，在平流和真实流动辅助的情况下，在升主动脉的内壁附近（区域 B′）发现明显的血液涡流，而在健康情况下，该位置并未发现血液涡流。

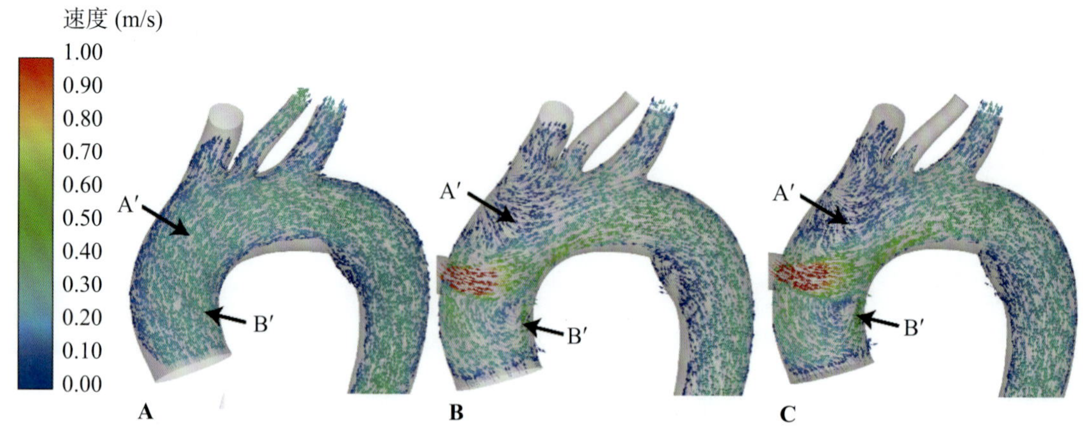

▲ 图 2-4　不同情况下主动脉轴切面速度矢量分布

A. 正常情况下主动脉速度矢量；B. 平流辅助情况下主动脉速度矢量；C. 真实辅助情况下主动脉速度矢量

3. 壁面切应力

图 2-5 显示的是三种情况下 WSS 正反两个角度的分布情况。由图可知，在平行流动和真实流动情况下，在 pLVAD 移植管附近和对侧（区域 A′、B′）存在高 WSS 区域。其中在平行流动辅助情况下该区域中 WSS 的幅值明显高于正常情况和真实流动辅助情况（区域 B′，正常情况：0.92Pa；平流辅助：7.39Pa；真实流动辅助：5.2Pa）。并且在真实流动辅助情况下高 WSS 区域（区域 B′ 红色）的面积小于平流辅助情况下的面积。

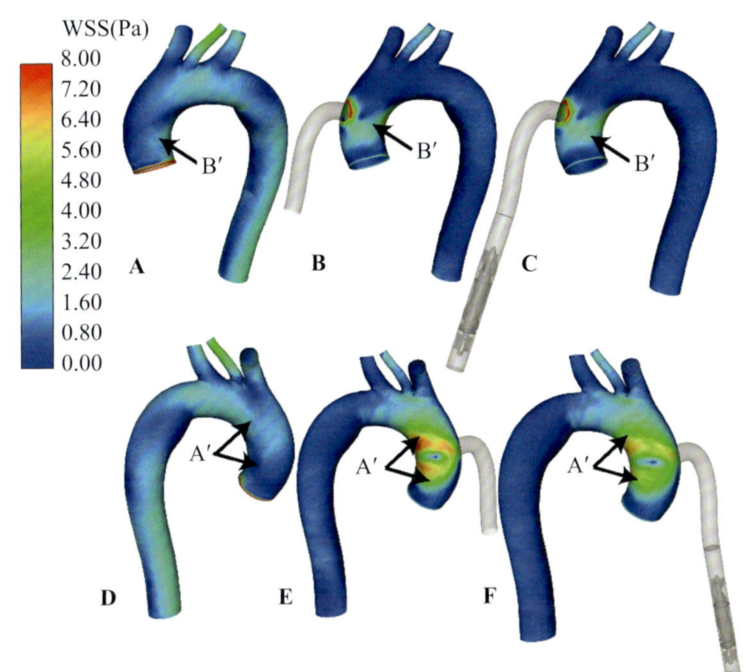

◀ 图 2-5　不同辅助情况下主动脉壁面切应力云图分布

A 和 D. 正常主动脉壁面切应力；B 和 E. 在平流辅助情况下主动脉壁面切应力；C 和 F. 在真实辅助情况下主动脉壁面切应力

4. 壁面切应力矢量图

除了 WSS 的大小，WSS 的方向也是一个重要的血流动力学因素。图 2-6 显示了三个不同情况下获得的 WSS 方向矢量图。由图可以看出，在正常情况下，WSS 的方向比其他两种情况更有序，没有观察到 WSS 方向的紊乱。然而，在 pLVAD 辅助下，在升主动脉处的 WSS 矢量方向明显受到管道流出血流的影响（区域 A′），特别是在吻合口对侧的区域（区域 B′）。此外，在降主动脉处，平流辅助情况下的 WSS 方向明显受到干扰（区域 C′）。而真实流动辅助情况下降主动脉的 WSS 相对于平流辅助情况更为有序（图 2-6C，区域 C′）。

5. 血流旋动特性

为了量化三种情况下主动脉内的血流旋动特性变化，分别计算主动脉内 8 个特征截面的面平均螺旋强度及主动脉轴截面的归一化螺旋密度，8 个截面的示意图见图 2-7，面平均螺旋密度与归一化螺旋密度见图 2-8 与图 2-9。

图 2-8 展示了主动脉轴线方向 8 个特征平面上的面平均螺旋强度，以此量化不同截面上的血流螺旋强度。

(1) 面平均螺旋强度（H_{ia}）：由图 2-8 可知，健康状态下随着血流的流动，血流旋动强度呈现先

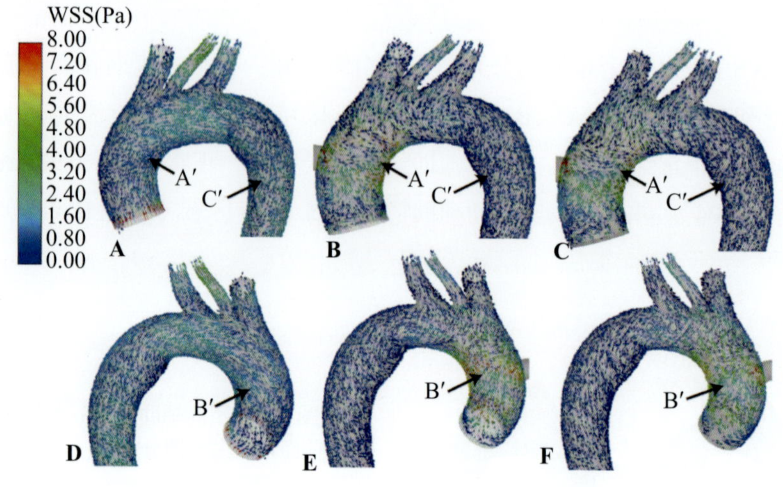

◀ 图 2-6　不同辅助情况下主动脉壁面切应力矢量

A 和 D. 正常主动脉情况下壁面切应力矢量；B 和 E. 平流辅助情况下壁面切应力矢量；C 和 F. 在真实辅助情况下壁面切应力矢量

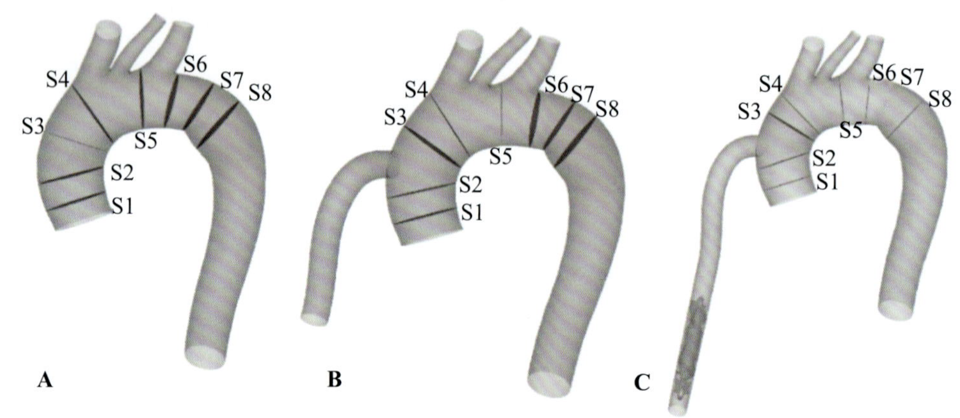

▲ 图 2-7　三种不同情况下主动脉 8 个典型截面示意

A. 正常主动脉内 8 个典型截面；B. 平流辅助情况下主动脉内 8 个典型截面；C. 真实辅助情况下主动脉内 8 个典型截面

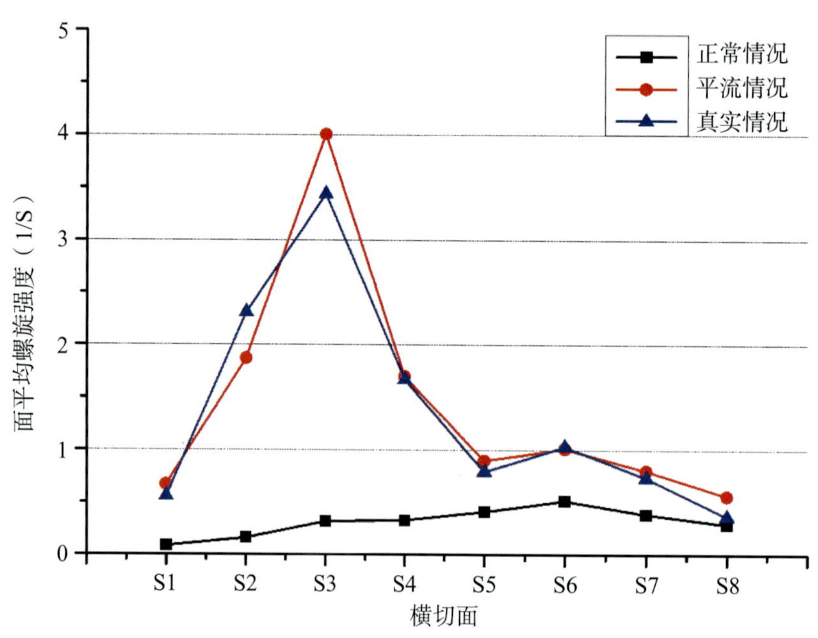

▲ 图 2-8　不同情况下截面面平均螺旋强度

增加后降低的变化规律。在降主动脉 S6 处血流螺旋强度达到最大值，随后旋动强度逐渐降低。平流情况下主动脉内血液旋动强度的变化规律与正常情况具有很大差异，在 S3 处其旋动强度达到最大值，随后旋动强度逐渐降低。此外，在 S6 处存在血液旋动强度的极大值。与正常情况不同的是，平流情况下主动脉内旋动强度明显加强（最大值，正常情况：0.5；平流情况：4.0）。此外，与平流情况相比真实情况下主动脉内血流旋动强度与平流情况下血流强度分布相似。但是对应截面的旋动流强度上，真实情况下血流旋动强度略低于平流情况（最大值，平流情况：4.0；真实情况：3.5）。此外，当血液流动到 S8 位置时，正常情况与真实情况下的血液旋动强度达到一致，而平流情况下相应位置的血液旋动强度明显高于另外两种情况（正常情况：0.3；真实情况：0.31；平流情况：0.5）。上述结果表明，相比于平流情况，在 pLVAD 输出血流中增加适量的旋动成分有利于保持主动脉内血流动力学环境。

(2) 主动脉截面归一化螺旋密度（LNH）：图 2–9 显示了不同情况下主动脉轴截面的 LNH 的分布。从图 2–9 可以看出，在正常情况下，升主动脉处血流以顺时针旋转方向（LNH>0）为主。相反，在平行流动和真实流动情况下，在升主动脉以逆时针旋转血流为主（区域 A′），到主动脉弓的位置血流变为顺时针旋转（区域 B′）。其中，真实血流辅助情况下的逆时针旋转血流的面积大于平行流动辅助情况下的逆时针旋转血流区域面积（升主动脉）。而且主动脉弓处的顺时针旋转血流的面积也大于平行流动辅助情况。

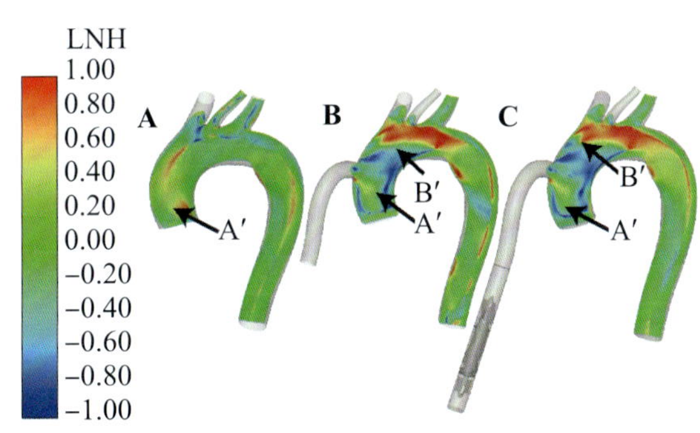

▲ 图 2–9　不同情况下主动脉轴截面 LNH 分布

A. 正常情况下主动脉轴截面 LNH 分布；B. 平流辅助下主动脉截面 LNH 分布；C. 真实辅助情况下主动脉截面 LNH 分布

(3) 主动脉不同旋动方向的血流的比例分布：图 2–10 展示了主动脉内不同旋动方向的血流的比例分布情况。由图可知，相比于正常状态，其他两种状态下轻微顺时针旋动血流（0<LNH<0.2）比例明显降低。真实流动辅助和平行流动辅助情况下，逆时针方向血液（LNH<–0.6）和顺时针方向血液（LNH>0.6）的百分比与正常情况下相比有所增加。在真实血流辅助情况下，轻微逆时针血液（–0.2<LNH<0）的百分比显著增加。

（三）研究结论

为了评估 pLVAD 流出血流的旋动流成分对主动脉血流动力学的影响，我们采用计算流体力学方法研究了正常情况、平流辅助情况和真实流动辅助情况下三种情况下主动脉血流动力学差异。结

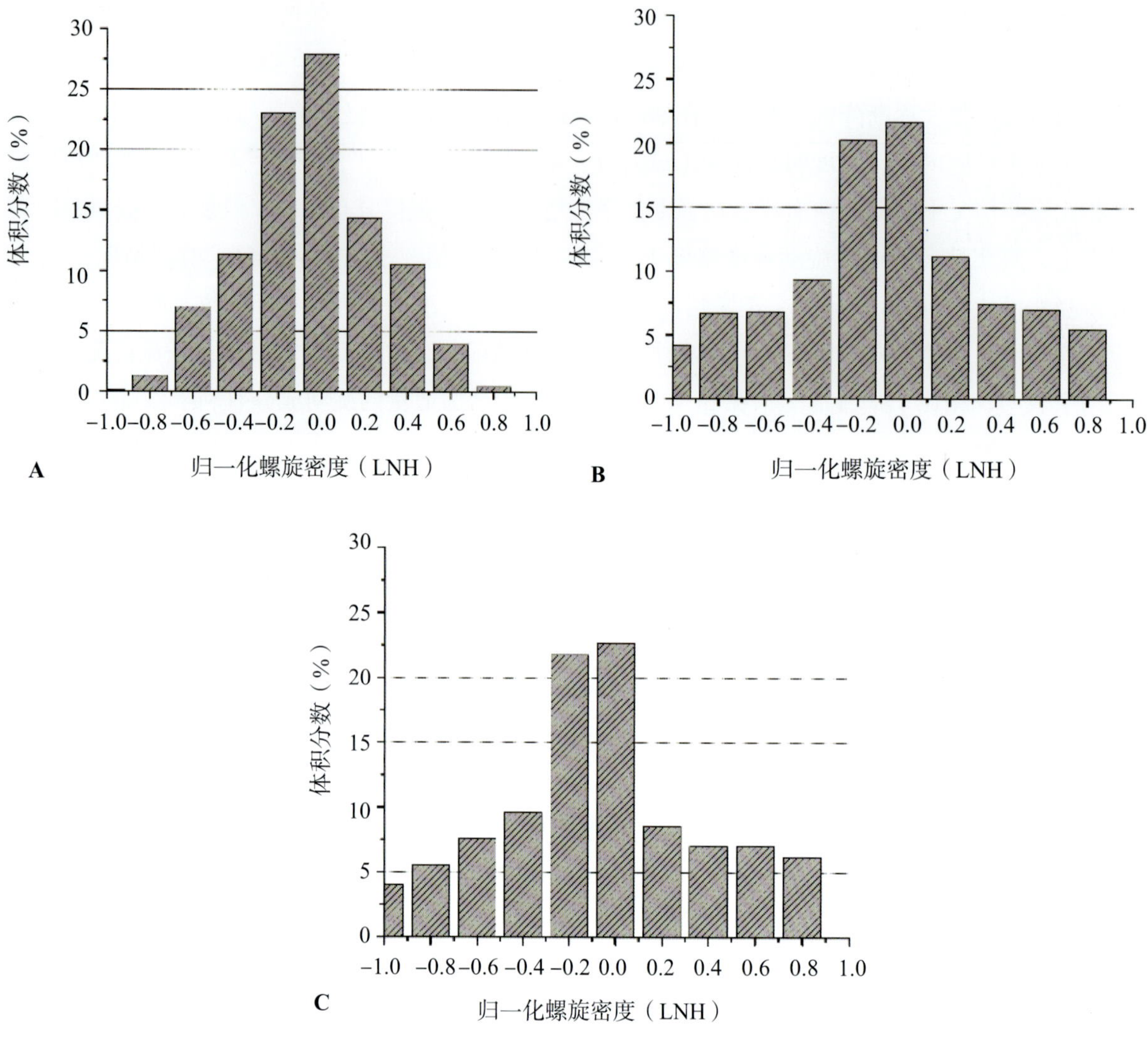

▲ 图 2-10 主动脉血流归一化螺旋密度百分比分布

A. 在正常情况下主动脉内归一化螺旋密度百分比分布；B. 在平流辅助情况下主动脉内归一化螺旋密度百分比分布；C. 在真实情况下主动脉内归一化螺旋密度百分比分布

果表明，pLVAD 的植入会显著改变主动脉血流动力学环境，其中以增加吻合口对侧血管壁面切应力与扰动吻合口附近正常的血流流场最为明显。通过对比平流情况与真实情况下主动脉血流动力学环境可以发现，相比于平流情况，真实情况下吻合口对侧的壁面切应力水平明显降低（正常情况：0.92Pa；平流辅助：7.39Pa；真实流动辅助：5.2Pa），切应力分布更均匀；此外，主动脉内血液旋动特性也更加接近正常情况。总之，pLVAD 流出的旋动流成分对于改善主动脉血流动力学稳定性具有显著的优势。目前的研究为 pLVAD 研究者提供了优化的新目标。

二、并联型心室辅助装置辅助水平对主动脉旋动流特性的影响

由本章第一部分研究可知，pLVAD 输出血流的旋动成分对主动脉内血流动力学环境具有显著的影响。辅助水平是心室辅助装置临床应用中最关键的指标之一，也是引起血液旋动成分变化的重要因素，但是辅助水平对主动脉旋动流特性影响规律尚不明确，因此我们将研究 pLVAD 的辅助水

平对主动脉的影响规律。

（一）研究方法

1. 模型网格及计算方法

我们研究使用与本章第一部分研究一致的 pLVAD 研究模型、网格及研究方法，其中入出口位置、网格类型与尺寸、计算方法均保持不变。

2. 计算边界条件设置

在我们的研究中，根据前期体外流体实验结果，选择 pLVAD 五种辅助水平作为我们研究的边界条件，具体边界条件见表 2-3。

表 2-3　边界条件

转速（rpm）	入口 1（L/min）	入口 2（L/min）	出口 1（L/min）	出口 2（L/min）	出口 3（L/min）	出口 4（mmHg）
5600	0.306	4.332	0.556 56	0.231 9	0.371 04	87.2
6400	0	4.352	0.642 24	0.267 6	0.428 16	99.6
7200	0	6.21	0.745 2	0.310 5	0.496 8	114.2
8000	0	7.116	0.853 92	0.355 8	0.569 28	129.8
8800	0	8.076	0.969 12	0.403 8	0.011 306	146.3

rpm. 转 / 分

（二）研究结果

1. 主动脉速度流线图

图 2-11 展示不同辅助水平下 pLVAD 与主动脉内的血流流线，其中分别展示了 pLVAD 转速 5600～8800rpm 条件下主动脉内血流流场。从图中可以看出：第一，在不同辅助水平下，pLVAD 输出血流均存在明显的旋动流成分，并且随着辅助水平的增加，输出血流的轴向速度与旋动成分均逐渐增加。这表明 pLVAD 的辅助水平是影响主动脉内血流动力学环境的重要因素，并且 pLVAD 辅助水平的改变同时影响输出血流的轴向速度与旋动强度两个指标。第二，随着辅助水平的增加，主动

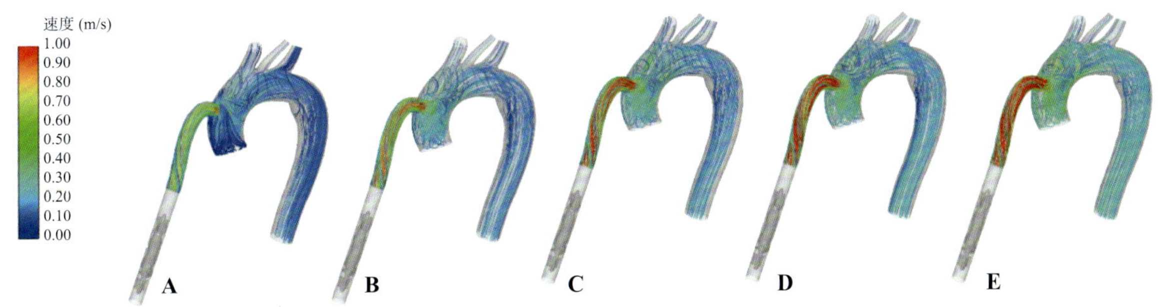

▲ 图 2-11　不同辅助水平下主动脉速度流线

A. 5600rpm 情况下速度流线；B. 6400rpm 情况下速度流线；C. 7200rpm 情况下速度流线；D. 8000rpm 情况下速度流线；E. 8800rpm 情况下速度流线。rpm. 转 / 分

脉根部血流速度与湍流程度明显增加，表明随着辅助水平的增加，pLVAD 输出血流对主动脉瓣处的冲击逐渐加强，从而导致主动脉瓣处于异常的血流动力学环境中，这可能是 pLVAD 辅助增加主动脉瓣疾病患病风险的原因之一。第三，在不同的辅助水平下，升主动脉与主动脉弓处均存在明显的旋动流与湍流流场，并且随着辅助水平的增加，升主动脉与主动脉弓处的血流流速与湍流强度明显增加，这会进一步影响上肢与脑部供血情况。

2. 主动脉速度矢量图

图 2-12 是速度矢量图，其中分别展示了 pLVAD 转速 5600～8800rpm，以 800rpm 为步长条件下，主动脉内血流速度矢量图。从图可以发现：第一，在所有条件下，高速血流均从 pLVAD 出口射入升主动脉，并且直接冲击吻合口对侧血管壁；第二，在所有条件下，吻合口下游均存在低速区域与涡流区域，并且随着辅助水平的增加，低速区域的面积逐渐降低；第三，随着辅助水平的增加，头臂干动脉、左颈总动脉、左锁骨下动脉与降主动脉的血流速度逐渐增加，但是其中头臂干动脉血流量增加不明显。

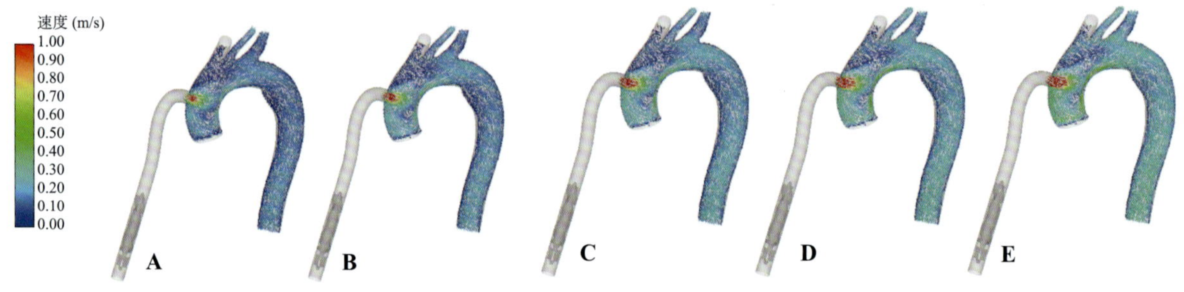

▲ 图 2-12　不同辅助水平下主动脉轴切面速度矢量

A. 5600rpm 情况下主动脉轴切面速度矢量；B. 6400rpm 情况下主动脉轴切面速度矢量；C. 7200rpm 情况下主动脉轴切面速度矢量；D. 8000rpm 情况下主动脉轴切面速度矢量；E. 8800rpm 情况下主动脉轴切面速度矢量。rpm. 转 / 分

3. 壁面切应力分布

图 2-13 展示了不同辅助水平下，主动脉处壁面切应力分布。由图可知：第一，由于受到 pLVAD 输出高速血流的冲击，在吻合口对侧的血管壁处产生了高壁面切应力区域（图中箭 A′ 所指位置），其剪切应力＞12Pa；并且随着辅助水平的增加，高壁面切应力区域从 pLVAD 吻合口对侧逐渐向下游扩展，直到主动脉弓处；第二，随着辅助水平的增加，主动脉弓与降主动脉处的壁面切应力逐渐增加（图 2-13A 至 E）最大值增加到 3.2Pa。

4. 血流旋动特性

为了明确 pLVAD 辅助水平对主动脉内血流旋动特性的影响，提取主动脉面平均螺旋密度与旋动方向，如公式 2-7 至公式 2-9。相关结果见图 2-14 至图 2-16。

(1) 面平均螺旋强度（H_{ia}）：为了量化辅助水平对主动脉血流旋动性的影响，截取主动脉内 8 个特征截面，图 2-10A 分别计算不同辅助水平下主动脉内截面的血流旋动强度，结果见图 2-14B。由图可知：第一，随着 pLVAD 辅助水平的增加，主动脉内血流旋动强度逐渐增加。第二，在每个辅助水平上，截面的血流旋动强度均存在先增大后减小的变化规律；其中在升主动脉内旋动强度逐渐

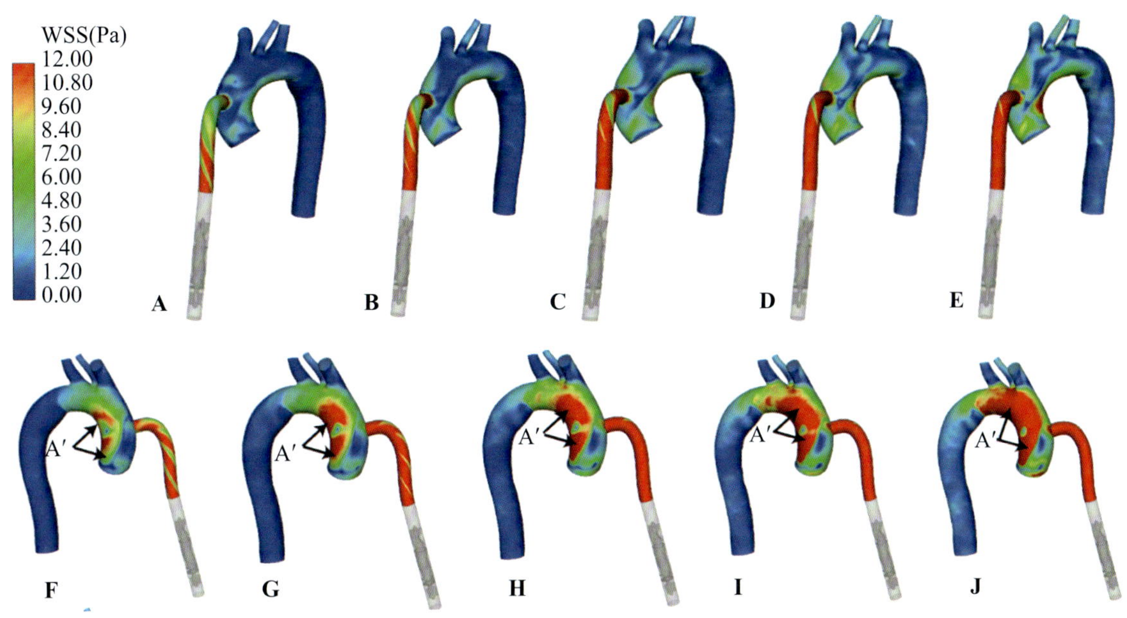

▲ 图 2-13　不同辅助水平下主动脉壁面切应力云图

A 和 F. 5600rpm 情况下主动脉壁面切应力云图；B 和 G. 6400rpm 情况下主动脉壁面切应力云图；C 和 H. 7200rpm 情况下主动脉壁面切应力云图；D 和 I. 8000rpm 情况下主动脉壁面切应力云图；E 和 J. 8800rpm 情况下主动脉壁面切应力云图。rpm. 转 / 分

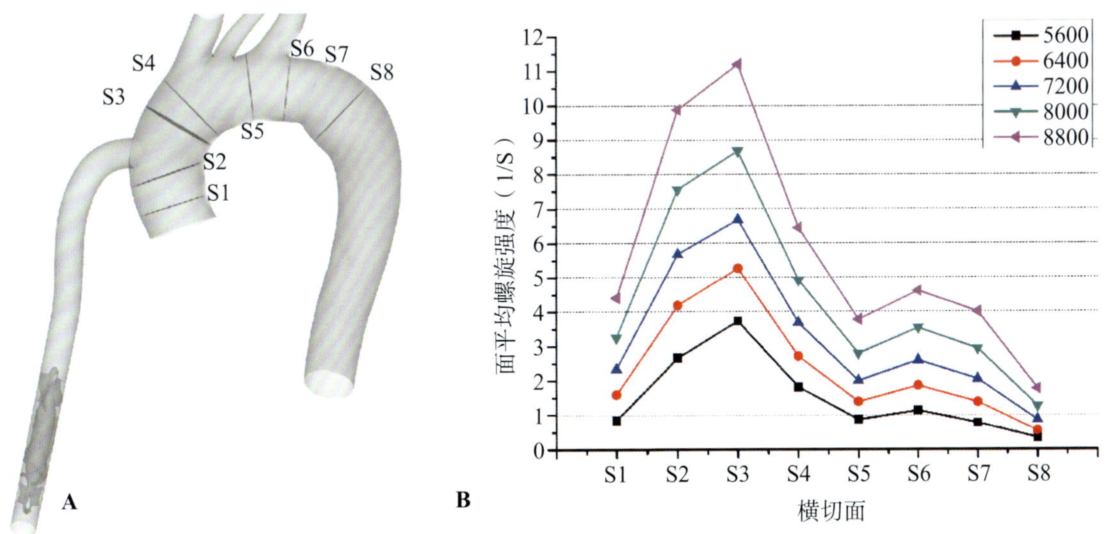

▲ 图 2-14　主动脉内 8 个特征截面和不同辅助水平下主动脉 8 个特征截面平均螺旋强度

升高，并在升主动脉中段取得最大值（S3）；进入主动脉弓后，血流的旋动逐渐减小，在 S5 达到极小值，然后 S6 旋动强度有所增加然后又逐渐减小到 S8 面达到最小值。

(2) 归一化螺旋密度（LNH）：图 2-15 进一步展示了 5 种条件下主动脉内血流旋动方向的分布情况。其中 LNH＞0 表示血流处于顺时针旋转模式；LNH＜0 表示血流处于逆时针旋转模式。由图可知，不同辅助水平下，主动脉内血流旋动方向分布相似；吻合口附近血流的旋动方向以逆时针为主，其影响区域延伸至主动脉弓中段；在主动脉弓远端与降主动脉处血流旋转方向逐渐转变为以顺

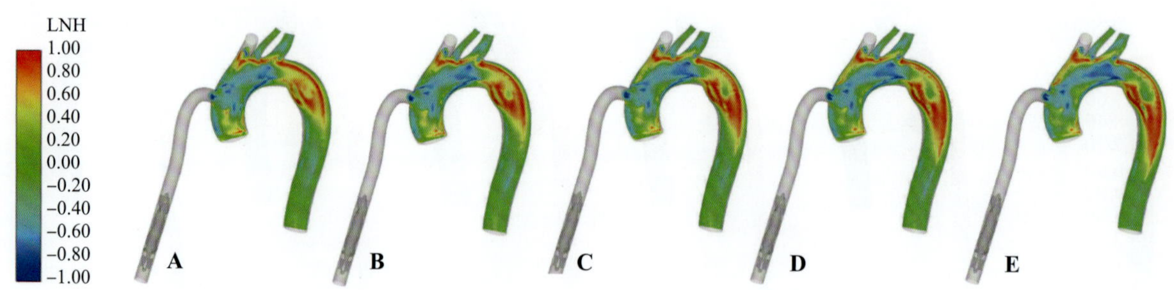

▲ **图 2-15　不同辅助水平下主动脉轴切面 LNH 云图**

A. 5600rpm 情况下主动脉轴切面 LNH 云图；B. 6400rpm 情况下主动脉轴切面 LNH 云图；C. 7200rpm 情况下主动脉轴切面 LNH 云图；D. 8000rpm 情况下主动脉轴切面 LNH 云图；E. 8800rpm 情况下主动脉轴切面 LNH 云图。rpm. 转 / 分

时针为主。此外，随着辅助水平增加，顺时针血流范围逐渐向降主动脉延伸。

(3) 主动脉内血流旋动方向比例关系：为了进一步量化主动脉内血流的旋转方向，提取不同辅助水平下主动脉内旋动流方向的比例关系（图 2-16）。图中分别为 pLVAD 转速 5600～8800rpm，以 800rpm 为步长的 5 个不同辅助水平，在这 5 种辅助条件下主动脉内归一化螺旋密度所占体积分数。由图可知，5 种条件下主动脉内血流旋动方向比例无显著差异，这表明改变 pLVAD 的辅助水平对调节主动脉内血流旋动方向的比例无明显影响。

（三）研究结论

我们采用计算流体力学方法比较 pLVAD 辅助水平对主动脉血流动力学的影响规律。根据临床需要，我们研究设计 5 种不同的辅助水平，通过比较不同辅助水平条件下的血流流场、壁面切应力及螺旋强度的变化评价主动脉内血流动力学变化。研究表明 pLVAD 辅助水平能够显著改变主动脉内血流动力学环境。第一，随着辅助水平的增加：主动脉根部湍流程度逐步增加；主动脉弓与降主动脉处湍流程度随之增加。第二，吻合口对侧存在高壁面切应力区域，并且区域面积随着辅助水平增加而增大。第三，pLVAD 辅助水平对主动脉内血流旋动强度有明显影响，但是对于不同旋动方向的血流体积分数无显著影响。

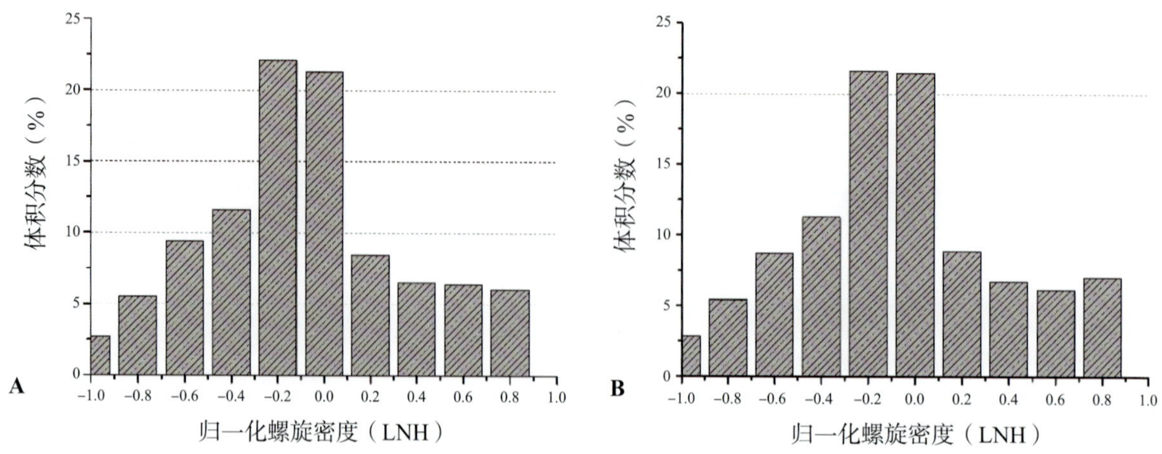

▲ **图 2-16　不同辅助水平下主动脉内血流旋动方向比例关系**

A. 6400rpm 情况下主动脉内归一化螺旋密度百分比分布；B. 6400rpm 情况下主动脉内归一化螺旋密度百分比分布。rpm. 转 / 分

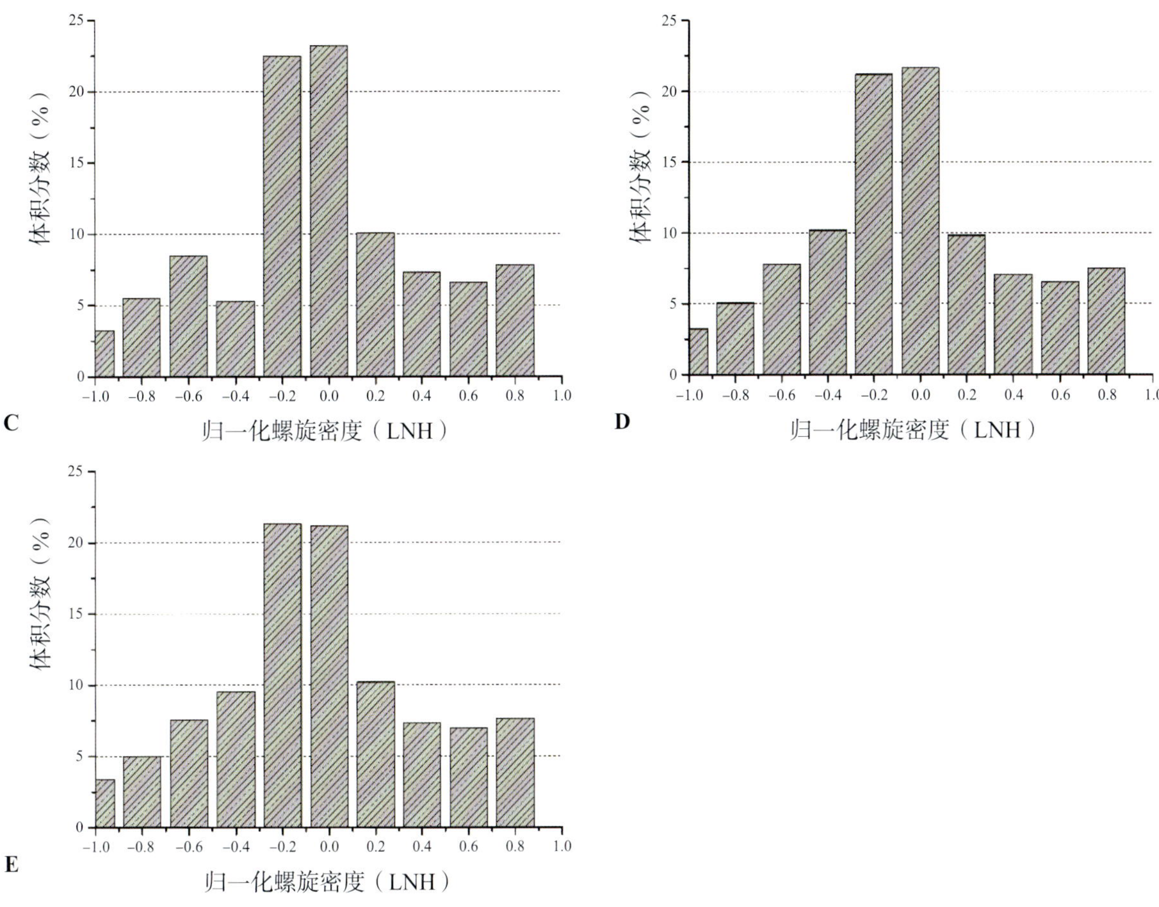

▲ 图 2-16（续）　不同辅助水平下主动脉内血流旋动方向比例关系

C. 7200rpm 情况下主动脉内归一化螺旋密度百分比分布；D. 8000rpm 情况下主动脉内归一化螺旋密度百分比分布；E. 8800rpm 情况下主动脉内归一化螺旋密度百分比分布。rpm. 转 / 分

三、并联型心室辅助装置对主动脉血流中低密度脂蛋白分布的影响

随着临床对心力衰竭研究的深入，研究者发现除了传统的高血压、心肌缺血等直接因素以外，心力衰竭与患者血脂水平具有密切关系。Biykem [100] 研究表明，血脂异常是心力衰竭的独立风险因素。前人研究表明，低密度脂蛋白是高血脂中重要的组成部分，且其在血管中的分布与沉积受到局部血流动力学环境的调节 [77]。然而，pLVAD 辅助对主动脉内 LDL 浓度分布与沉积的影响尚不明确，因此我们将计算流体力学与物质运输方法相结合，研究 pLVAD 辅助水平对主动脉壁面 LDL 的分布与浓度极化的影响规律。

（一）研究方法

1. 计算模型与网格

我们研究中的计算模型及网格与前两节中的 pLAVD– 主动脉模型保持一致。

2. 计算方法

在我们的研究中，血液被假设为不可压缩、均质的牛顿流体。流动计算基于不可压缩流体的动量和质量守恒方程，称为 Navier-Stokes 方程 [95]，见公式 2–1 和公式 2–2。

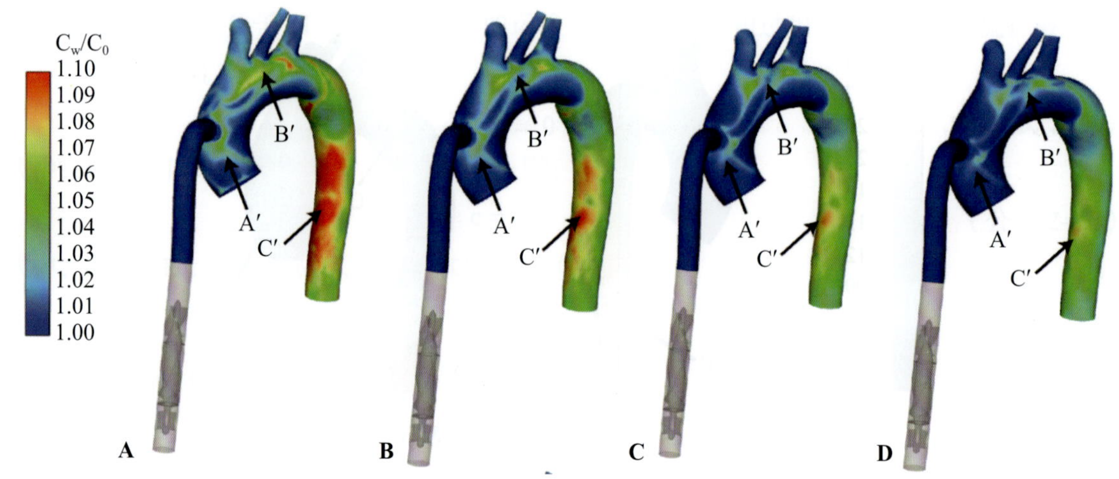

▲ 图 2-19　不同辅助水平下主动脉 LDL 浓度分布云图

A. 5600rpm 情况下主动脉 LDL 浓度分布云图；B. 6400rpm 情况下主动脉 LDL 浓度分布云图；C. 7200rpm 情况下主动脉 LDL 浓度分布云图；D. 8000rpm 情况下主动脉 LDL 浓度分布云图。rpm. 转 / 分

弓三根分叉根部均存在高 LDL 浓度区域。上述研究结果表明，pLVAD 辅助能够显著降低主动脉壁面 LDL 浓度，但是会增加主动脉内 LDL 浓度极化程度，并且这种影响主要出现在三根分叉根部与降主动脉内侧。另外，适当提高 pLVAD 的辅助水平能够有效缓解主动脉壁面 LDL 浓度极化现象，降低浓度极化程度，减小高 LDL 浓度区域面积。

3. 主动脉 WSS 分布

为了进一步明确主动脉壁面 LDL 浓度分布与局部血流动力学的关系，我们研究提取了不同辅助水平下主动脉壁面切应力分布云图（图 2-20）。其中分别展示了与图 2-19 对应的四种辅助水平下主动脉的壁面切应力云图。由图可知，在所有辅助水平下，主动脉弓内壁均为高壁面切应力区域，而主动脉弓外壁与三根分叉血管根部存在低壁面切应力区域，并且其剪切应力水平随着辅助水

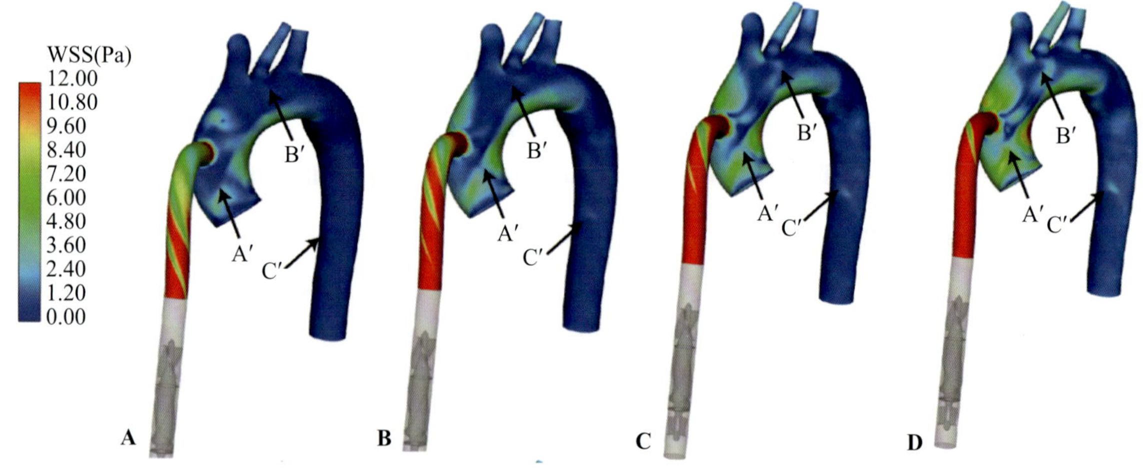

▲ 图 2-20　不同辅助水平下主动脉 WSS 云图

A. 5600rpm 情况下主动脉壁面切应力云图；B. 6400rpm 情况下主动脉壁面切应力云图；C. 7200rpm 情况下主动脉壁面切应力云图；D. 8000rpm 情况下主动脉壁面切应力云图。rpm. 转 / 分

平提高逐渐增加。此外，降主动脉下游始终存在低壁面切应力区域，但该区域壁面切应力水平也随辅助水平增加而提高。将图 2-19 与图 2-20 对比可知，壁面 LDL 浓度与壁面切应力分布具有高度的相关性。图中高壁面切应力区域对应低壁面 LDL 浓度区域；相反，低壁面切应力区域对应着高 LDL 浓度区域。并且壁面 LDL 极化程度也直接受到壁面切应力的调控，由结果可以发现，随着壁面切应力水平增加，原本的低壁面 LDL 浓度区域的 LDL 浓度极化程度也逐渐降低，影响范围逐渐减小。

（三）研究结论

pLVAD 的辅助会显著改变主动脉内 LDL 的分布状态。研究发现，pLVAD 辅助后，主动脉内壁面 LDL 浓度会显著降低，但是与此同时主动脉壁面的 LDL 浓度极化程度会增加。此外，通过与壁面切应力分布进行比对，确定壁面切应力是决定壁面 LDL 浓度分布水平的关键因素。

四、相关分析与总结

pLVAD 已经广泛应用于临床实践，虽然有许多关于 pLVAD 对主动脉血流动力学状态影响的研究，但 pLVAD 输出血流中的旋动流分量的作用常常被研究者忽略[102-104]。因此本章首次探究了 pLVAD 心室辅助装置输出血流的旋动特性对主动脉血流动力学状态的影响规律。研究表明：第一点，pLVAD 输出血流的旋动性及辅助水平是影响主动脉血流动力学环境的重要因素，其中包含旋动性的输出血流能够有效降低吻合口对侧的壁面切应力水平；第二点，增加 pLVAD 辅助水平能够显著提高主动脉内血流旋动程度与壁面切应力水平；第三点，pLVAD 辅助一方面会显著降低主动脉壁面 LDL 浓度水平，另一方面会增加壁面 LDL 浓度极化水平。

旋动流作为一种重要的血流动力学现象，首先在主动脉中被发现[105]。虽然旋动流被证明具有许多优点，但其大小被认为随着血管和管道的长度的增加而减弱[77]。由于 pLVAD 流出管道的长度比较长，因此 pLVAD 输出血流中的旋动流成分通常被认为太小，不能影响主动脉血流动力学，因而被传统研究所忽略。然而，本研究的结果表明 pLVAD 流出物中包含明显的旋动流成分（图 2-3，区域 A′），并且这种旋动特性一直保持到血液流入主动脉中。因此，本人认为有必要考虑 pLVAD 流出的旋动流成分对主动脉血流动力学的影响。

此外，虽然研究中主动脉血流旋动强度与旋动方向都受到 pLVAD 的直接影响，但是主动脉形态对血流旋动特性的影响依然不容忽视。研究发现，虽然 pLVAD 辅助后，升主动脉内血流旋动方向变为与 pLVAD 旋动方向一致的逆时针方向，但是随着血流在主动脉内流动，血流的旋动强度快速衰减，并在当血流到达主动脉弓处时，其血流旋动方向转变为与正常主动脉内血流旋动方向一致的顺时针旋动方向。上述变化表明，虽然在 pLVAD 近端，血流旋动方向主要受到 pLVAD 旋动方向控制，但是在主动脉弓及降主动脉处，主动脉血管形态则逐渐成为决定血流旋动方向的决定性因素。此外，研究发现，虽然提高 pLVAD 辅助水平能够显著提高主动脉内的旋动强度，但是对于不同旋动方向的血流体积分数并无显著影响。这表明，pLVAD 的辅助水平主要决定各部分血液的旋动强度，而对局部血流的旋动方向无明显影响。

WSS 是主动脉非常重要的血流动力学因素，对调节内皮细胞的结构和功能具有重要作用。例如，Hasin 等[38] 发现，在过度的 WSS 状态下内皮功能显著且持续下降。Uzarski 等[106] 表明，过度的剪切应力幅度可能引起表型变化，这变化与血栓形成、止血和炎症等关键作用相关。本研究发现，在真实辅助血流情况下（图 2–5，区域 A′），一方面，血管壁 WSS 水平显著降低，另一方面，低壁面切应力区域面积明显减少（图 2–5 升主动脉区域 B′ 及主动脉弓背面），整个血管壁上 WSS 的分布变得更加均匀。这些变化与旋动流的生理意义一致。例如，Ha 等[83]研究报道，旋动流动可能导致壁面切应力的相对均匀性。因此，增强旋动流强度可能有利于降低 WSS 的峰值，并保护 pLVAD 流出管道附近的内皮细胞功能免于功能障碍。

除了 WSS 的大小，WSS 的方向也是一个重要的因素。Peiffer[107]证实，壁面切应力的方向性是调节内皮机械传导和下游信号通路的关键因素。同样的，Wang[108]也证实血流动力学应力的方向可以改变内皮细胞内抗动脉粥样硬化信号的平衡。在这项研究中，发现 WSS 的方向被 pLVAD 辅助显著改变（图 2–6）。在正常情况下，WSS 的方向是一致的，没有看到 WSS 的干扰。在 pLVAD 辅助下，pLVAD 出口管道附近的 WSS 受到来自 pLVAD（图 2–6 区域 A′ 和 B′）的喷射流量的显著干扰。这种改变可能导致管道附近的内皮细胞功能障碍，临床应该引起重视。此外，降主动脉 WSS 方向的情况在平流辅助情况与真实辅助血流情况（图 2–6 区域 C'）之间完全不同。在真实辅助血流情况下，WSS 方向更为有序，与正常情况相似。然而，平流辅助情况下 WSS 的方向严重紊乱。这意味着，内皮细胞的功能可能会受到平流辅助情况的严重影响。

传统研究将 pLVAD 中血流的旋动视为无用成分，因此为了提高 pLVAD 的输出效率，设计师往往采用修改叶轮和导尾的几何形状的方法将 pLVAD 输出血流中的旋动流能量转变成输出的压力势能。然而，本研究表明，pLVAD 输出血流的旋动特性具有重要的生理学效应，在降低 WSS 水平，保持 WSS 方向有序性及保持主动脉内血流旋动特性等方面具有优势。这些生理优势在改善 pLVAD 的临床效果，降低血管并发症的发生风险等方面具有重要的价值。因此在 pLVAD 设计中，保持血液灌注的前提下，适当增加 pLVAD 输出血流的旋动特性是 pLVAD 设计的一个新的研究方向。

虽然目前 pLVAD 已经广泛应用临床心衰的治疗中，但是其对于主动脉的血流动力学影响机制依然是亟待解决的临床问题。本章针对这一临床问题开展了系统的血流动力学研究，阐明了 pLVAD 辅助及辅助水平对主动脉内血流动力学环境与血管内 LDL 大分子输运状态的影响规律。具体研究结论如下。

第一，pLVAD 输出血流的旋动特性对主动脉具有积极生理意义。与平流辅助情况相比，包含旋动成分的 pLVAD 输出血流能够有效降低吻合口对侧血管壁受到的冲击，降低 WSS 水平，减小低 WSS 区域面积，保持 WSS 方向上的有序性使 WSS 分布更均匀。

第二，pLVAD 辅助水平是影响主动脉血流动力学的重要因素。研究发现，随着辅助水平的增加：主动脉根部、主动脉弓及降主动脉处湍流程度随之增加。此外，在 pLVAD 吻合口对侧的高壁面切应力区域的面积随着辅助水平增加而增大。最后，研究表明 pLVAD 辅助水平对主动脉内血流旋动强度有密切影响，但是对于主动脉内不同旋动方向的血流体积分数无显著影响。

第三，pLVAD 的辅助会显著改变主动脉内 LDL 的分布状态。研究发现，pLVAD 辅助后，主动脉内壁面 LDL 浓度会显著降低，但是与此同时主动脉壁面的 LDL 浓度极化程度会增加。此外，通过与壁面切应力分布进行比对，确定壁面切应力是决定壁面 LDL 浓度分布水平的关键因素。

总之，本章研究表明 pLVAD 输出血流的旋动成分与辅助水平是改变主动脉血流动力学环境的重要因素，其中血流的旋动成分对于保持主动脉内血流动力学环境的稳定性，降低壁面切应力水平，抑制湍流具有积极的生理作用；而辅助水平对于提高主动脉内血流旋动性及降低壁面 LDL 浓度水平具有重要作用。未来，输出血流旋动性应该成为心室辅助装置优化设计的新方向。

第 3 章　串联型心室辅助装置对主动脉旋动流的血流动力学影响

目前临床上主流的心室辅助装置均采用与患者心脏并联的辅助方式（pLAVD），即心室辅助装置的入口与出口管道分别与患者的左心室及升主动脉吻合，血液分别经过心脏与心室辅助装置进入患者主动脉，进而进入体循环。然而，随着临床心室辅助的逐步开展，并联辅助方式逐渐暴露出一些问题。例如，植入心室辅助装置过程中对左心室壁的损伤会改变左心室的电生理特性，进而增加患者发生心室颤动的风险[62]。心室辅助装置的入口管道会增加心室内流动停滞区体积，导致血栓风险增大[89]。此外，并联辅助方式下，由于主动脉瓣膜长期受到异常血流动力学刺激，引起瓣叶结构与功能的异常改变，从而增加患者发生瓣膜病变的风险[109]。

为解决上述临床问题，作者所在团队提出了新型串联心室辅助装置（sLAVD）[28]。串联型心室辅助装置被设计植入到患者升主动脉内，避免损伤左心室壁，保持了心脏电生理的完整性，从而降低了患者发生心室颤动的风险。由于 sLAVD 将升主动脉作为入口管道，一方面保持了左心室内原有的血流动力学特性，能显著降低左心室内血栓的形成风险[62]；另一方面，在心室辅助过程中，患者主动脉瓣膜能够保持正常的开关功能，从而降低了瓣膜疾病的发生风险[110]。由于 sLAVD 植入位置的特殊性，其对于主动脉的血流动力学影响规律成了一个新的研究课题。针对这一问题，团队前期提出了血液辅助指数（BAI）评估 sLAVD 对左心室血流动力学的影响[65, 111–113]；利用 CFD 方法和集中参数模型的方法研究了 sLAVD 辅助对心血管系统的血流动力学效应[60, 67–69]。虽然这些研究部分阐明了 sLAVD 对心血管系统的血流动力学影响，但是在研究中 sLAVD 的真实血流流场会被理想的平行流场边界条件所取代，因此 sLAVD 对患者主动脉血流动力学环境的影响规律仍然是摆在研究者面前的重要问题。

因此本章针对 sLAVD 辅助真实流场对主动脉血流动力学环境产生何种影响这一问题开展五方面工作。第一方面，比较主动脉与 sLAVD 影响后的主动脉血流动力学环境的差异；第二方面，研究了 sLVAD 辅助水平对主动脉内血流动力学环境的影响规律；第三方面，研究 sLVAD 血流旋动强度对主动脉血流动力学环境影响机制；第四方面，探究了 sLVAD 旋转方向对主动脉血流动力学环境的影响规律；第五方面，研究了 sLVAD 辅助水平对主动脉壁面 LDL 分布和极化的影响规律。

一、串联型心室辅助装置真实流场对主动脉旋动流特性的影响

由于 sLVAD 直接植入到患者升主动脉内，其出口血流对于主动脉内血流动力学环境的影响更加显著，但是目前 sLVAD 输出血流对于主动脉的血流动力学环境的影响规律尚不明。我们将 sLVAD 辅助下主动脉血流动力学特性与正常主动脉血流动力学特性进行对比，讨论 sLVAD 辅助对

主动脉血流动力学的影响规律。

（一）研究方法

1. sLVAD– 主动脉耦合模型重建

根据 sLVAD 的植入位置，其几何模型包括两个部分，分别为 sLVAD [28] 与人体主动脉。sLVAD 结构设计见图 3–1，其中包括外壳、导头、叶轮与导尾四部分。导头位于 sLVAD 入口端，用于支撑叶轮；叶轮位于导头导尾之间，在体外旋转磁场作用下围绕其转动轴进行旋转，其上的螺旋形叶片在旋转过程中推动血液前进，从而将血液从左心室泵入主动脉内；导尾位于 sLVAD 尾部，其上的叶片用于降低 sLVAD 输出血流旋动程度以提高 sLVAD 效率。我们采用的 sLVAD 是我团队自主研发的 BJUT-Ⅱ型人工心脏泵（图 3–1 和图 3–2A）。根据成年人主动脉几何尺寸，BJUT-Ⅱ型人工心脏泵外径 24mm，长度 40mm。模型采用 Solidworks2014（Dassault Systemes S.A，USA）建立。

我们研究使用的主动脉模型为第 2 章研究所使用主动脉模型（图 2–2B），临床上采用手术线将 sLVAD 与患者升主动脉进行捆扎固定。在本研究中，使用商业软件 FreeForm 将 sLVAD 的几何模型与心衰患者主动脉几何模型进行连接，建立 sLVAD 辅助下的主动脉几何模型（图 3–2B）。

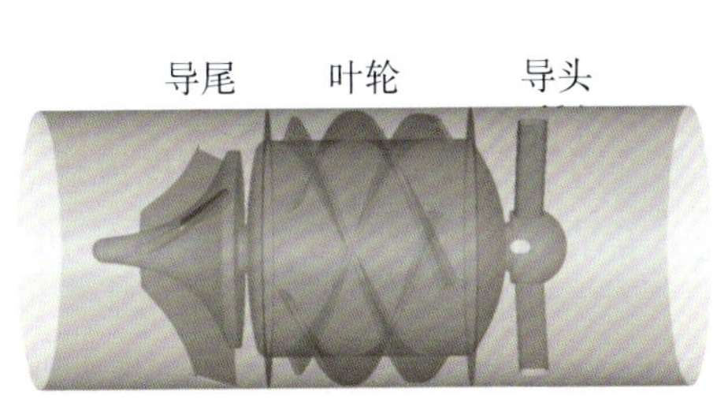

▲ 图 3–1　sLVAD 模型

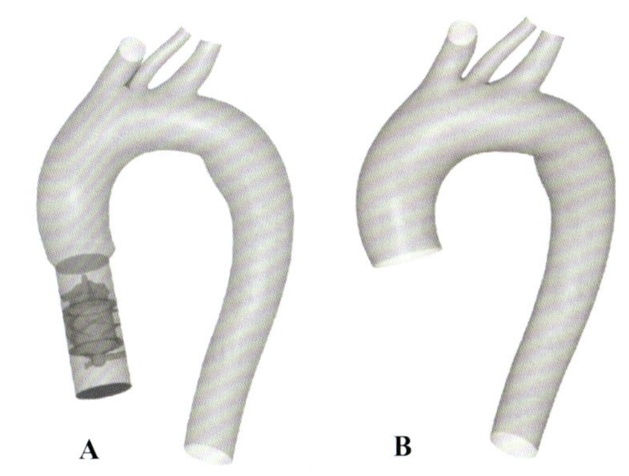

▲ 图 3–2　串联心室辅助主动脉和主动脉计算模型

A. sLAVD 辅助模型；B. 正常主动脉模型

2. 网格划分

我们研究中的两种几何模型均采用网格生成器 Hexpress（Numeca，Belgium）进行网格划分，Hexpress 可以为叶轮和主动脉等复杂几何模型提供高质量的六面体网格。为了确定模型的网格数量，对网格进行网格独立性分析，结果表明，1000 万个六面体网格可以满足我们研究需要。

3. 数值计算方法

在我们的研究中，血液被假设为不可压缩的、均匀的牛顿流体。数值计算基于不可压缩流体的动量和质量守恒方程，称为 Navier-Stokes 方程 [95]。在我们的研究中，sLVAD 与主动脉的有限元模型采用商业软件 NUMECA FINE/OPEN 6.1（Numeca，Belgium）进行求解，其中利用“Frozen Rotor”方法实现 sLVAD 中叶轮的转动及叶轮与血液的耦合，从而产生 sLVAD 真实血流流场。

由于我们研究的有限元模型同时包含 sLVAD 与主动脉两部分，其中 sLVAD 模型具有内部流道狭窄与血流速度高的特点，而主动脉模型具有流体域空间形态复杂的特点。因此在研究上述模型的流动问题时，需要考虑内部是否存在湍流流场的问题。根据流体力学理论，我们采用雷诺数

3. 主动脉壁面切应力

为了说明 WSS 的分布，提取这两种情况下的 WSS 的云图（图 3-6）。从图中可以看出两种情况下的 WSS 具有明显差别，总体而言，在 sLVAD 辅助情况下，WSS 的峰值显著高于正常情况（辅助情况：20Pa；正常情况：8Pa）。在 sLVAD 辅助情况下，最高 WSS 区域集中在升主动脉（图 3-6A，区域 A′）。在正常情况下，在三根分支基部存在低 WSS 区域（图 3-6B，区域 B′：1Pa），而在 sLVAD 辅助情况下相同区域是高 WSS（图 3-6A，区域 B′：4.5Pa）。此外，在主动脉弓入口附近前壁存在较低的 WSS 区域（图 3-6C，区域 C′：0.6Pa），而在正常情况下，同一区域的 WSS 分布相对较高（图 3-6D，区域 C′：1.3Pa）。

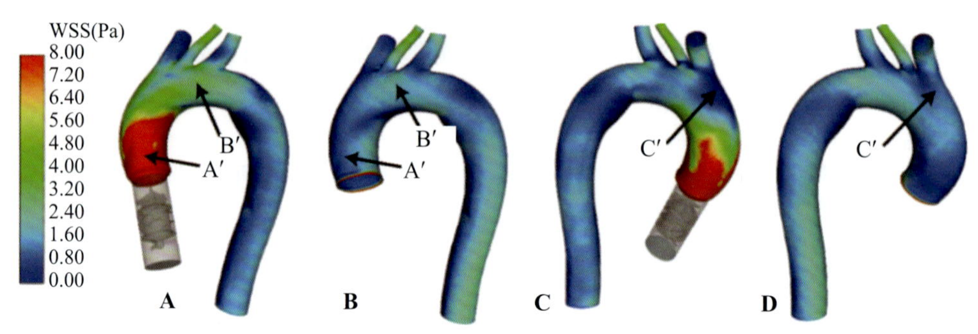

▲ 图 3-6　不同情况下 WSS 云图分布

A. 和 C. sLAVD 辅助情况下 WSS 分布云图；B 和 D. 正常情况下 WSS 分布云图

4. 旋动流特性流场

(1) 主动脉内 8 个典型截面的速度云图和速度矢量图：为了清晰展现在主动脉中旋动流的分布情况，沿主动脉中心轴线顺序选择了 8 个代表性截面（图 3-7）。其中截面 1（S1）位于升主动脉的前部，截面 2（S2）位于升主动脉的中间，截面 3（S3）位于升主动脉的一部分之后，截面 4（S4）位于主动脉弓的入口处，截面 5（S5）位于左颈总动脉和左锁骨下动脉之间，截面 6（S6）位于主动脉弓的出口处，截面 7（S7）在降主动脉的入口处，截面 8（S8）位于降主动脉的前部。图 3-8 展示了各个截面的速度云图分布和矢量分布。在正常情况下，模型入口处的血流模式是平行的，截面 S1～S8 并没有发现明显的涡流，速度云图分布也非常均匀。与之相反，sLVAD 辅助情况下，在 S1 上观察到明显的旋动流现象，其方向与 sLVAD 的旋转方向一致，并且血流高速度区域出现在主动脉壁附近且均匀分布。随着血液流动，血流速度逐渐降低并且血流速度分布逐渐出现偏心现象。在主动脉弓（S4）时，逆时针方向的旋动流仍然是明显的，高速区域是在前壁和内壁之间（图 3-8，S4，sLVAD 情况下）。血流在 S5、S6 依然可以看到显著的涡流，随着血流进入降主动脉（S7、S8），漩涡不再明显，血流速度逐渐均匀。

(2) 主动脉 8 个典型截面的面平均螺旋强度：为了进一步研究主动脉旋动流特征的差异，正常情况与 sLVAD 辅助情况下的面平均螺旋强度（H_{ia}）的变化见图 3-9，结果表明，相比于正常情况，sLVAD 辅助能够显著增强主动脉内的血流旋动强度，其中以升主动脉内血流旋动强度增加最为明显。随着血流向主动脉弓处流动，血流旋动强度逐渐降低，在主动脉弓上游血液旋动强度达到极小

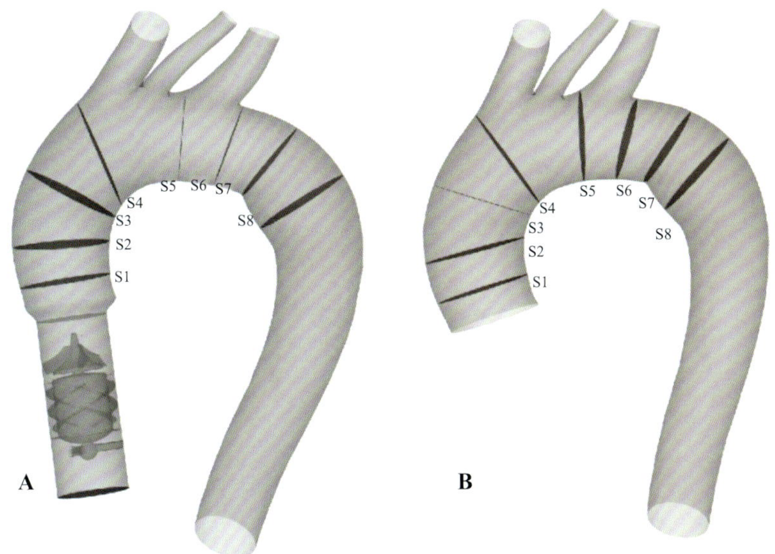

◀ 图 3–7　主动脉内 8 个特征截面

A. 在 sLAVD 辅助情况下主动脉 8 个典型截面；B. 正常情况下主动脉 8 个典型截面

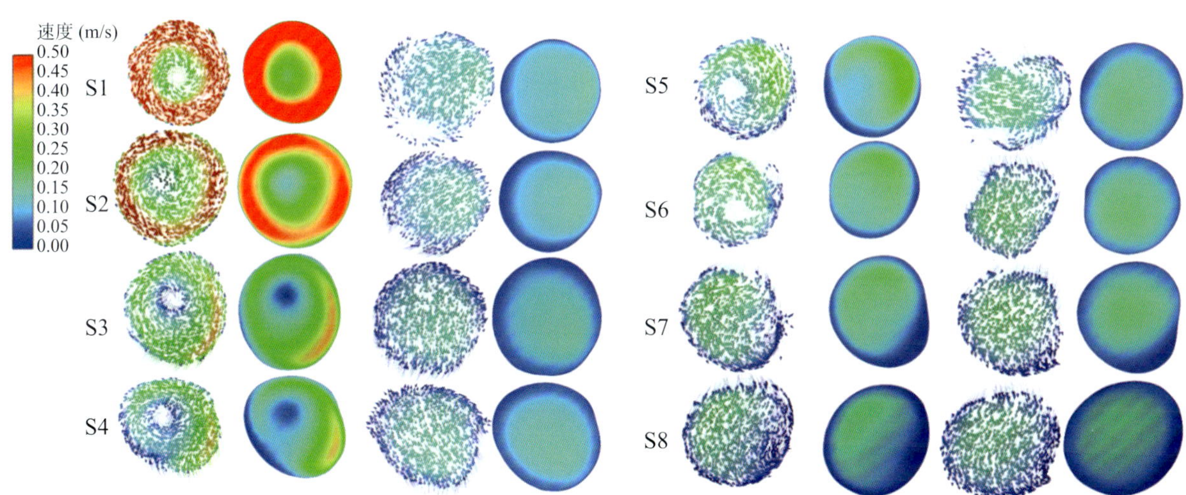

▲ 图 3–8　不同情况下主动脉内 8 个特征截面的速度矢量和云图

左边两列是在 sLVAD 辅助情况下主动脉内 8 个典型截面的速度矢量和速度云图；右边两列是在正常情况下主动脉内 8 个特征截面的速度矢量和速度云图

（S4）。其后，随着血流流动旋动强度呈现先增加后降低的变化规律。此外，在 S8 处，sLVAD 辅助与正常情况下的血液旋动强度一致。这表明 sLVAD 引起的血液旋动强度增加效应主要影响升主动脉与主动脉弓。

（三）研究结论

为了评价 sLVAD 对主动脉旋动流特性的血流动力学影响，本研究进行了稳态数值计算研究，结果表明，sLVAD 辅助会显著改变主动脉血流动力学状态，尤其是旋流特征。另外，主动脉的旋转方向受到 sLVAD 的旋转方向的影响。sLVAD 辅助会显著增强升主动脉血流冲洗效果，同时改变 WSS 的分布。

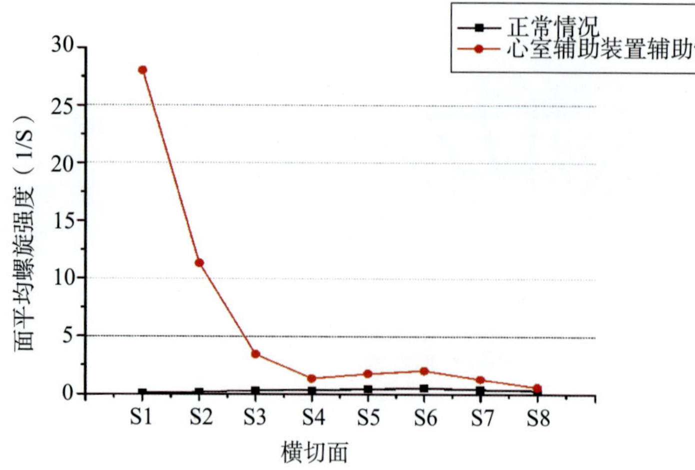

◀ **图 3-9** 不同情况下主动脉内 8 个典型截面的面平均螺旋强度

二、串联型心室辅助装置辅助水平对主动脉旋动流特性的影响

前期研究表明，心室辅助装置的辅助水平是影响主动脉内血流动力学特性的关键因素之一。然而这些研究主要针对传统的 pLVAD 型心室辅助装置，而针对 sLVAD 辅助水平对主动脉内血流动力学环境的影响规律尚未见报道。因此我们针对这一问题，采用计算流体力学的方法研究 sLVAD 辅助水平对主动脉内旋动流强度与旋动方向的分布影响规律。

（一）研究方法

1. 计算模型网格与方法

我们中采用的几何模型与本章第一部分 sLAVD 模型一致，并且保持同样的网格数量和尺寸，计算方法保持与本章第一部分一致。

2. 计算设置

计算模型的入出口位置同本章第一部分，根据体外实验测量，确定 sLVAD 的 6 种工况作为数值模拟的边界条件。这些工况涵盖了 sLVAD 在临床中常用的工作环境，具体数值见表 3-2。为了保持研究结果的一致性，我们研究依旧采用稳态仿真算法，模型的网格尺寸与第一部分一致，收敛精度为 10^{-6}。

表 3-2　边界条件

转速（rpm）	入口 1（L/min）	出口 1（L/min）	出口 2（L/min）	出口 3（L/min）	出口 4（mmHg）
4000	4.764	0.571 68	0.238 2	0.381 12	88.4
5000	4.986	0.598 32	0.249 3	0.398 88	90.3
6000	5.514	0.661 68	0.275 7	0.441 12	100.5
7000	6.402	0.768 24	0.320 1	0.512 16	114.7
8000	7.41	0.889 2	0.370 5	0.592 8	130.7
9000	8.64	1.036 8	0.432	0.691 2	149.5

（二）研究结果

为了展示 sLVAD 辅助水平对主动脉内血流动力学，特别是旋动流特性的影响规律，提取血流流线、速度矢量、壁面切应力分布及面平均螺旋强度等血流动力学指标，分别见图 3–10 至图 3–15。

1. 血流速度流线分布

图 3–10 展示了不同辅助水平下主动脉内血流流场，图 3–10A 至 E 分别显示了 sLVAD 转速 4000～9000rpm，以 1000rpm 为步长条件下主动脉内的血流流线分布。由图可知，首先，6 种情况下在主动脉根部均存在明显的逆时针旋动流，其转动方向与 sLVAD 叶轮的转动方向一致。其次，随着辅助水平的提高，主动脉内的血流速度与旋动程度都显著提高。最后，sLVAD 输出的旋动流的作用范围随着辅助水平的提高而逐渐向降主动脉扩展，当转速增加到 9000rpm 时，降主动脉内已经能够观察到明显的旋动流流场。

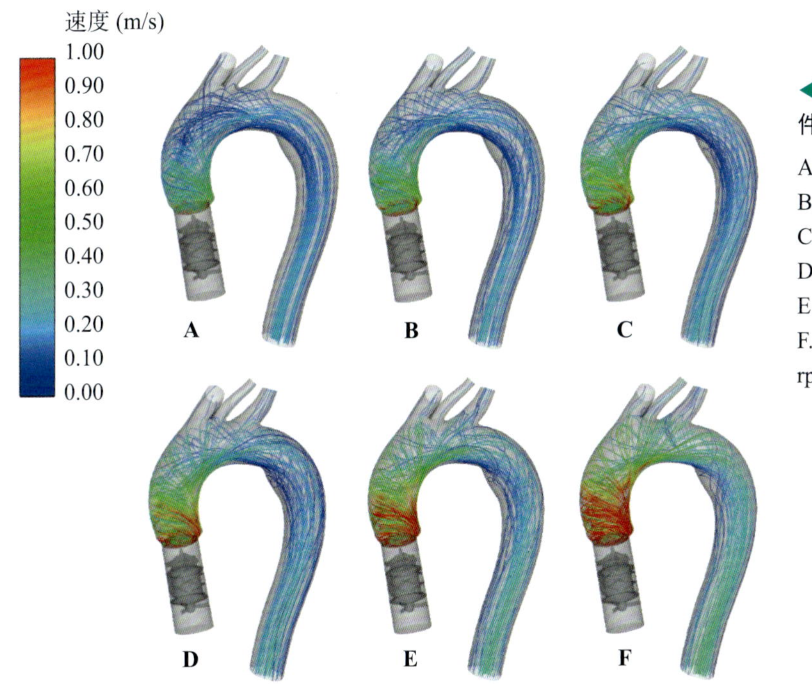

◀ 图 3–10　不同辅助水平条件下主动脉内血流流线分布
A. 4000rpm 情况下速度流线；
B. 5000rpm 情况下速度流线；
C. 6000rpm 情况下速度流线；
D. 7000rpm 情况下速度流线；
E. 8000rpm 情况下速度流线；
F. 8800rpm 情况下速度流线。
rpm. 转 / 分

2. 血流速度矢量分布

图 3–11 展示了不同辅助水平条件下主动脉内的血流速度矢量，其中图 3–11A 至 E 分别显示了 sLVAD 转速 4000～9000rpm，以 1000rpm 步长，6 种条件下主动脉内的血流速度矢量分布。由图可知，在主动脉根部高速血流主要分布在靠近血管壁处，这主要是受 sLVAD 叶轮与导尾的几何形状影响。在 sLVAD 内部，高速血流经过导尾整流，从叶片间的流道流入升主动脉内。为了避免在叶轮内部形成血栓，sLVAD 叶轮的叶片有高度限制，因此经过叶轮推动的高速血流主要集中在靠近壁面的区域。这种血流流速特点与正常主动脉内的血流流场分布显著不同，在升主动脉内对于血管壁的冲击明显增强，这可能会导致植入后引发血管病变。此外，随着辅助水平增加，在升主动脉前壁处逐渐观察到涡流形成。当 sLVAD 转速超过 8000rpm 后，涡流的影响范围扩大到左锁骨下动脉入口。

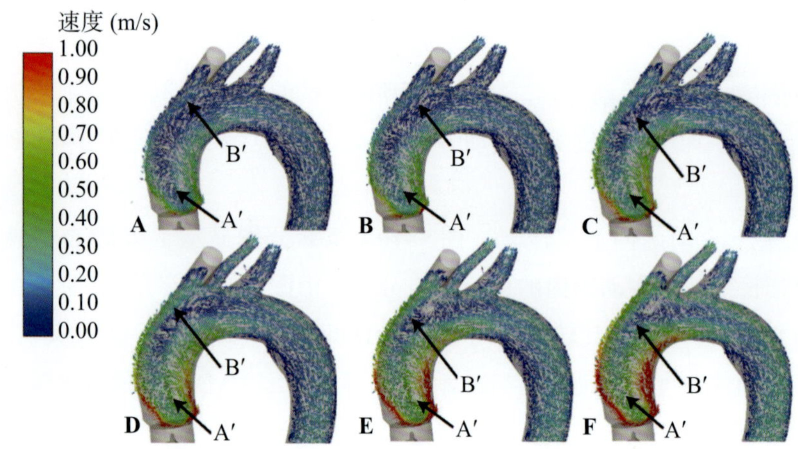

◀ 图 3-11 不同辅助水平下血流轴切面速度矢量分布

A. 在 4000rpm 情况下主动脉轴切面速度矢量；B. 在 5000rpm 情况下主动脉轴切面速度矢量；C. 在 6000rpm 情况下主动脉轴切面速度矢量；D. 在 7000rpm 情况下主动脉轴切面速度矢量；E. 在 8000rpm 情况下主动脉轴切面速度矢量；F. 在 8000rpm 情况下主动脉轴切面速度矢量。rpm. 转 / 分

3. 壁面切应力分布

图 3-12 展示了 6 种不同辅助水平条件下主动脉壁面切应力分布，其中图 A 至 F 展示了主动脉正面的壁面切应力分布情况；图 3-12G 至 L 展示了主动脉背面的壁面切应力的分布情况。由图可知以下内容：首先，由于 sLVAD 被植入在升主动脉内，其出口处存在高速血流，因此在所有条件下主动脉根部均存在高壁面切应力区域（箭指示的 A′）；其次，通过对比同一条件下壁面切应力分布可知，主动脉正面的壁面切应力水平与高壁面切应力区域面积均高于背面。这可能是由于升主动脉存在的生理扭曲逐步改变 sLVAD 输出血流的流向，使血流对主动脉正面血管壁冲刷更加明显；最后，由结果发现，随着辅助水平的增加，主动脉壁面切应力整体水平逐渐增加，但是在降主动脉内侧及升主动脉前壁存在明显的低壁面切应力区域（箭指示的 B′ 和 C′）。

4. 血流旋动特性分析

为了评价 sLVAD 辅助水平对主动脉内血流旋动特性的影响规律，截取主动脉内 8 个特征截面（图 3-13A），并且分别提取了不同辅助水平下主动脉内特征截面的面平均螺旋强度、特征截面的速度矢量图（图 3-13 和图 3-14）。

(1) 面平均螺旋强度：图 3-13 展示了 sLVAD 不同辅助水平下，主动脉内 8 个特征截面的面平均螺旋密度，以此评价主动脉整体的血流旋动强度变化。由图可知，受到 sLVAD 输出血流旋动特性的影响，主动脉内的血流旋动强度整体呈现衰减趋势，并且随着辅助水平的增加，血流旋动强度的衰竭速率逐步增加。此外，其旋动强度相比正常状态显著提高，并且随着 sLVAD 辅助水平的增加，其旋动强度逐步增强（从 $15s^{-1}$ 增加到 $120s^{-1}$）。此外，所有辅助水平下，血流旋动强度在 S5 处达到极小值，随后旋动强度呈现先增加后降低的变化规律，并且均在 S6 处达到极大值。当血流到达 S8 时，6 种辅助水平下的血液旋动强度达到一致。

(2) 主动脉 8 个特征截面速度矢量图：为了更清晰地展示主动脉内血流旋动特征，提取上述特征截面的血流速度矢量分布（图 3-14 和图 3-15）。图 3-14 和图 3-15 分别展示了辅助水平 4000～9000rpm 情况下的速度矢量。由图可知，在升主动脉内（S1～S4），所有辅助水平下均观察到明显的逆时针旋动流，其旋动方向与 sLVAD 转动方向一致，并且速度分布均匀，旋转中心出现在界面中心位置。上述四个截面的速度分布均呈现出靠近血管壁区域为血流高速区域，而靠近中心区域为血流低速区域。这与传统血管内血流流场具有明显区别。产生这种现象的原因是 sLVAD 的

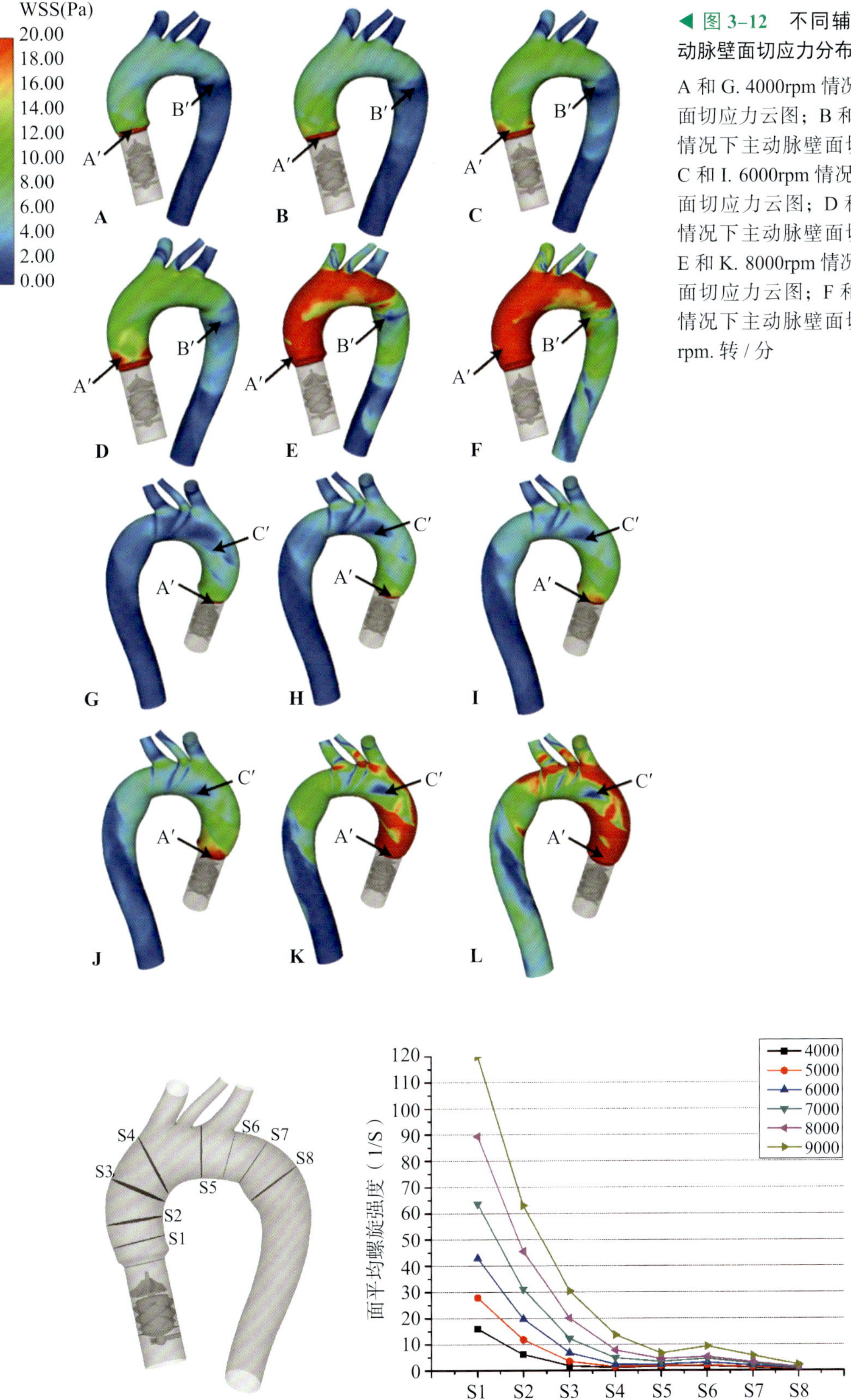

◀ 图 3-12　不同辅助水平下主动脉壁面切应力分布

A 和 G. 4000rpm 情况下主动脉壁面切应力云图；B 和 H. 5000rpm 情况下主动脉壁面切应力云图；C 和 I. 6000rpm 情况下主动脉壁面切应力云图；D 和 J. 7000rpm 情况下主动脉壁面切应力云图；E 和 K. 8000rpm 情况下主动脉壁面切应力云图；F 和 L. 8000rpm 情况下主动脉壁面切应力云图。rpm. 转 / 分

▲ 图 3-13　主动脉内 **8** 个特征截面及面平均螺旋强度

网格尺寸，使之网格数量保持一致。

3. 计算设置

计算的控制方程，求解方法等设置参数同本章第一部分，我们主要的研究是通过设计不同的导尾，使 sLVAD 在相同的输出血流量前提下产生不同强度的旋动流，从而研究不同旋动强度对主动脉血流旋动流特性影响的规律。为了准确对结果进行比较，三个模型均施加相同的边界条件（表 3–3）。

表 3–3　边界条件

情　况	转速（rpm）	入口 1（L/min）	出口 1（L/min）	出口 2（L/min）	出口 3（L/min）	出口 4（mmHg）
导尾 1	4000	4.764	0.571 68	0.238 2	0.381 12	88.4
导尾 2	4000	4.764	0.571 68	0.238 2	0.381 12	88.4
导尾 3	4000	4.764	0.571 68	0.238 2	0.381 12	88.4

（二）研究结果

1. 出口血流旋动强度分析

为了验证上述三个导尾对 sLVAD 输出血流旋动强度的影响，提取了三款 sLVAD 出口截面的面平均螺旋密度（图 3–17）。图中分别展示了导尾 1、导尾 2 与导尾 3 辅助情况下的出口血流面平均螺旋密度。由图可知，随着导尾叶片形状的变化，其出口血流的旋动强度由 $30s^{-1}$ 增加到 $125s^{-1}$，而输出血流量保持一致。这表明，通过修改导尾叶形，我们实现了在保持 sLVAD 输出血流量不变的前提下，改变血流旋转强度的目的。

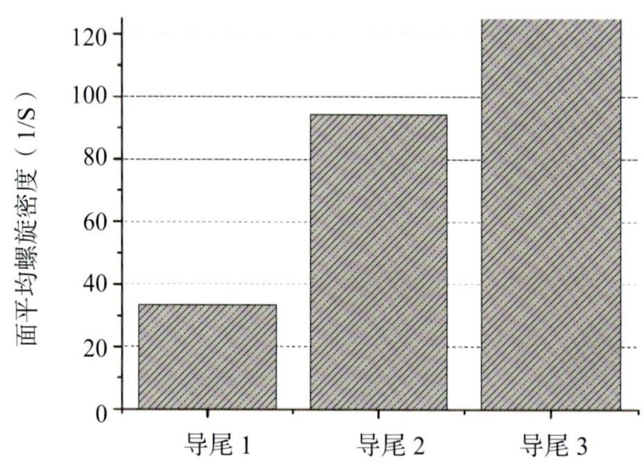

▲ 图 3–17　不同导尾条件下 sLVAD 出口截面旋动强度

2. 主动脉血流旋动型分析

为了分析不同 sLVAD 出口旋动强度对主动脉内血液旋动性的影响，截取主动脉内 8 个特征截面（图 3–18），并提取了主动脉上 8 个特征截面的面平均螺旋强度和截面速度矢量图，分别见图 3–18 和图 3–19。

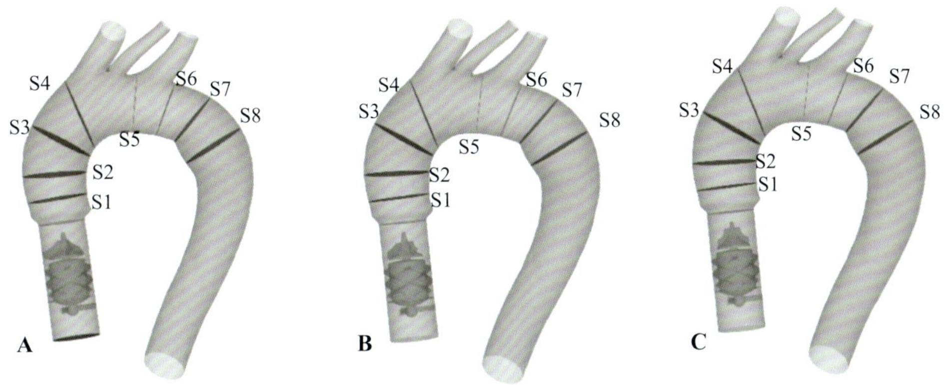

▲ 图 3-18　不同导尾下主动脉内 8 个特征截面

A. 导尾 1 辅助情况下主动脉内 8 个特征截面；B. 导尾 2 辅助情况下主动脉内 8 个特征截面；C. 导尾 3 辅助情况下主动脉内 8 个特征截面

(1) 主动脉内 8 个特征截面的平均螺旋强度：图 3-19 展示了三种不同导尾情况下，主动脉内 8 个特征截面上的面平均螺旋强度，以此反映整个主动脉内血流旋动强度的变化规律。从图中可以看出，随着入口血流旋动强度的增加，主动脉内血液旋动强度增加。在 S1～S5，血液旋动强度呈现衰减变化规律。此外，通过对比 sLAVD 出口截面旋动强度（图 3-17）与主动脉内的旋动强度（图 3-19）可以发现，随着血液旋动强度的增加，其损失率也快速提高，并且主要旋动能量都损失在升主动脉前端。当血液流经 S5～S8 时，三种情况下的血液旋动强度相一致。上述情况表明，sLVAD 血液旋动性对主动脉内血液旋动强度的影响只能作用在升主动脉与主动脉弓中段范围内，而主动脉弓后段与降主动脉的血液旋动强度主要受到 sLVAD 输出血流量的影响。

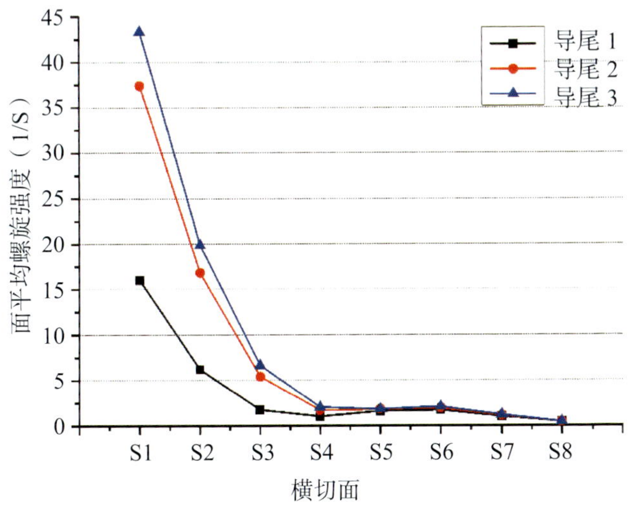

◀ 图 3-19　三种导尾下主动脉内血流旋动强度分布

(2) 主动脉内 8 个特征截面速度矢量图：为了更清晰地展示不同旋动强度的血流在主动脉内的旋动运动过程，提取了主动脉内 8 个特征截面的血流速度矢量分布（图 3-20）。从图中可以发现，三种情况下血流流场的变化规律相似，均存在明显的旋动流特性，并且随着血液的流动旋动的中心

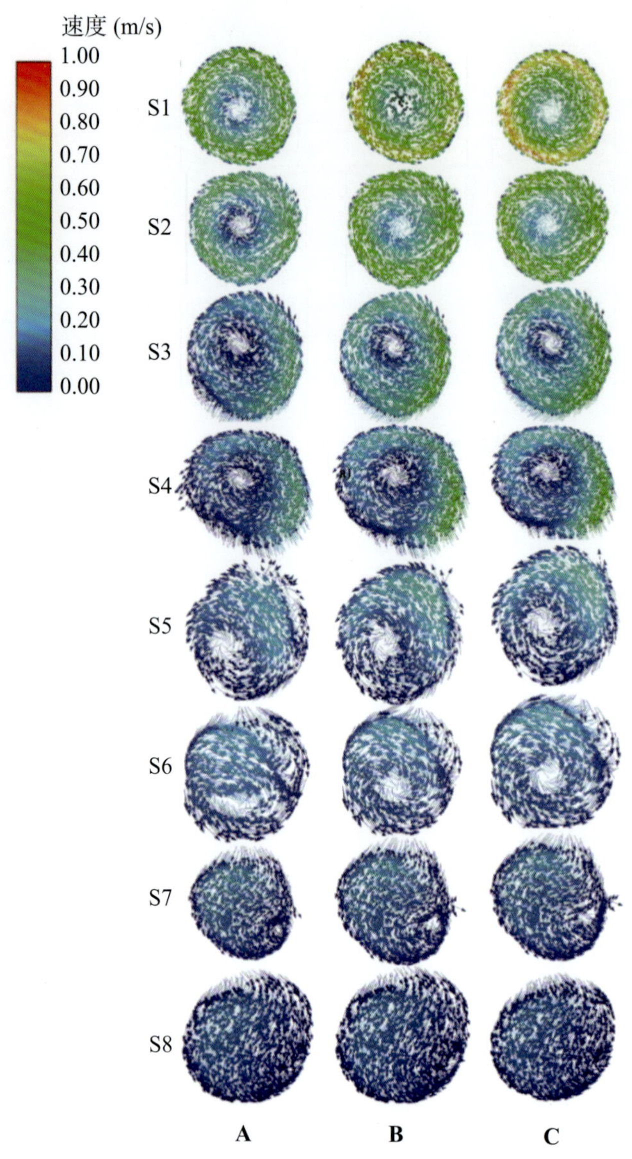

◀ 图 3-20　不同导尾情况下主动脉内 8 个特征截面速度矢量

A. 导尾 1 情况下主动脉内 8 个特征截面的速度矢量；B. 导尾 2 情况下主动脉内 8 个特征截面的速度矢量；C. 导尾 3 情况下主动脉内 8 个特征截面的速度矢量

在进入主动脉弓后从截面中心向截面边缘移动，同样随着血液流动沿着血管壁做逆时针运动。除了上述共同点，研究发现，旋动强度对于保持旋动流的稳定性与作用范围具有积极作用，相比于导尾 1、导尾 2 和导尾 3 条件下，旋动流的影响范围更大（导尾 1：S6；导尾 2 和 3：S7）。并且导尾 1 条件下，血液的旋动中心在 S6 处已经发生了破裂，而另外两种条件下，血液旋动中心在 S7 依然保持完整。

3. 主动脉壁面切应力分布

为了进一步研究血流旋动强度对主动脉血流动力学特性的影响规律，提取了主动脉壁面切应力分布（图 3-21）。研究发现，虽然 sLVAD 的输出血流量不变，但是随着血液旋动强度增加，升主动脉与主动脉弓处的壁面切应力水平及高壁面切应力区域的范围显著提高（箭指示区域 A'、B'）。此外，血液旋动强度还能轻微影响到降主动脉的壁面切应力，随着 sLVAD 输出血流旋动强度增加，降主动脉的壁面切应力水平轻微增加，其中头臂干动脉根部的壁面切应力增加得更为明显（箭指示区域 C'）。

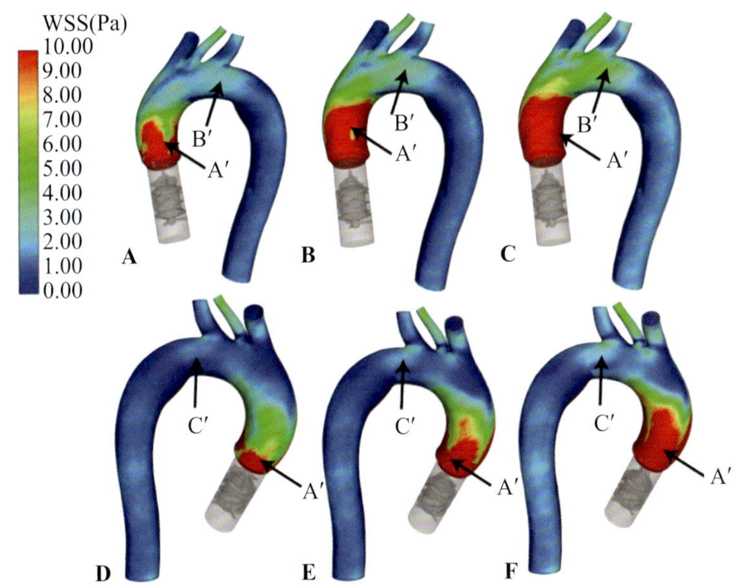

◀ 图 3-21　三种导尾条件下主动脉壁面切应力分布

A 和 D. 导尾 1 情况下壁面切应力云图；B. 导尾 2 情况下壁面切应力云图；C. 导尾 3 情况下壁面切应力云图

（三）研究结论

我们采用血流动力学方法研究 sLVAD 输出血流旋动强度对主动脉血流动力学的影响规律。研究结果表明：sLVAD 旋动强度是影响主动脉血流动力学的独立因素，在 sLVAD 保持输出血流量不变的前提下，单独依靠提高血液旋动强度就可以显著提高主动脉内血流旋动水平与壁面切应力程度。此外，研究还发现，主动脉血管几何形状对主动脉的血流旋动特性具有重要作用，这种作用主要体现在对主动脉弓与降主动脉的血流旋动方向的调节上。无论入口血流旋动强度如何，在血流经过主动脉弓后，血流的速度分布与旋动中心均发生了偏转。总之，我们研究表明 sLVAD 输出血流的旋动强度是决定主动脉血流动力学环境的独立因素，并且可以作为后期 sLVAD 优化的新指标。

四、串联型心室辅助装置辅助旋动方向对主动脉旋动流特性的影响

旋动流是主动脉重要的血流动力学特性。研究表明，它在保持心血管系统血液运输效率、防止主动脉结构与功能正常性方面具有积极的生理作用。临床观察发现，正常主动脉血流的旋动方向在心动周期的不同阶段会发生改变；而 sLVAD 输出血流的旋动方向与装置叶轮的转动方向一致，并且在心动周期内保持不变。因此阐明 sLVAD 输出血流的旋动方向对主动脉的血流动力学影响机制对于确定 sLVAD 叶轮的最佳转动方向及提高其临床辅助效果具有重要的意义。我们将通过计算流体力学的方法阐明 sLVAD 旋动方向对主动脉血流动力学的影响规律。

（一）研究方法

1. 计算模型重建

为了研究 sLVAD 旋动方向对于主动脉内血流动力学的影响，我们设计了两款 sLVAD，分别命名为逆时针 sLVAD 和顺时针 sLVAD。其中逆时针 sLVAD 的设计与前期研究使用的 sLVAD 相同；顺时针 sLVAD 为针对此研究单独设计的一款心室辅助装置，为了便于比较，其几何尺寸与逆时针 sLVAD 相同，不同之处在于顺时针 sLVAD 的叶轮（图 3-22 箭指示 A′位置）的叶片与导尾上的导

叶（图 3-22 箭指示 B′ 位置）的螺旋角度与逆时针 sLVAD 的导叶螺旋角度关于转动轴对称，具体图像见图 3-22B。当心室辅助装置工作时，叶轮顺时针方向旋转推动血液前进，从而产生顺时针旋转的血流。由于两款 sLVAD 的几何尺寸完全一致，因此产生输出血流除了旋转方向之外，其他流场特性完全一致（图 3-23），便于我们研究血液旋动方向对于主动脉的血流动力学影响规律。

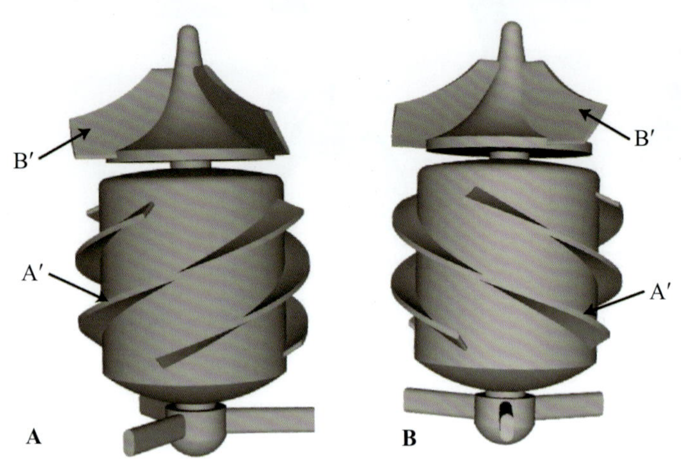

▲ 图 3-22 逆时针 sLVAD 与顺时针 sLVAD 结构示意

2. 计算设置

在我们的研究中，血管壁假定为刚性，壁面无滑移，血液则假定为均质、不可压缩的牛顿流体，密度和黏度分别设定为 1050kg/m^3 和 0.003 5pa · s。与本章第一部分相同，研究采用六面体前处理软件 Hexpress 进行网格划分，网格尺寸与本章第一部分一致。根据主动脉的几何尺寸、血流速度和血液黏度计算可知，两种情况下，模型内雷诺数的最大值＞5000，因此，采用与前两部分研究相同的 k-ω SST 湍流模型[96] 描述 sLVA 与主动脉内的湍流流动特性。为了保证结果的一致性，两款 sLVAD 采用同样的转速与边界条件具体数值见表 3-4。我们研究采用稳态计算，收敛残差设置为 10^{-6}，即一旦压力和动量的均方根残差在 XYZ 三个方向上均低于 10^{-6}，则认为计算收敛。

表 3-4 边界条件

情 况	转速（rpm）	入口 1（L/min）	出口 1（L/min）	出口 2（L/min）	出口 3（L/min）	出口 4（mmHg）
逆时针	5000	4.986	0.598 32	0.249 3	0.398 88	90.3
顺时针	5000	4.986	0.598 32	0.249 3	0.398 88	90.3

（二）研究结果

为了对比 sLVAD 辅助旋动方向对主动脉血流动力学影响的规律，提取两种情况下血流速度流场、壁面切应力及血液旋动特性结果（图 3-23 至图 3-29）。

1. 两款 sLVAD 输出血流特性比较

为了明确两款 sLVAD 各自血流的流场特点，提取两款 sLVAD 出口处的血流速度云图与速度矢量图（图 3-23）。由图可知，逆时针 sLVAD 的输出血流为逆时针旋动方向；与此相反，顺时针 sLVAD 的输出血流为明显的顺时针旋动方向。此外，从血流速度云图可以发现，两款 sLVAD 的输出血流速度云图分布一致。上述结果表明除了血流旋动方向以外，两款 sLVAD 产生的血流流场完全一致。

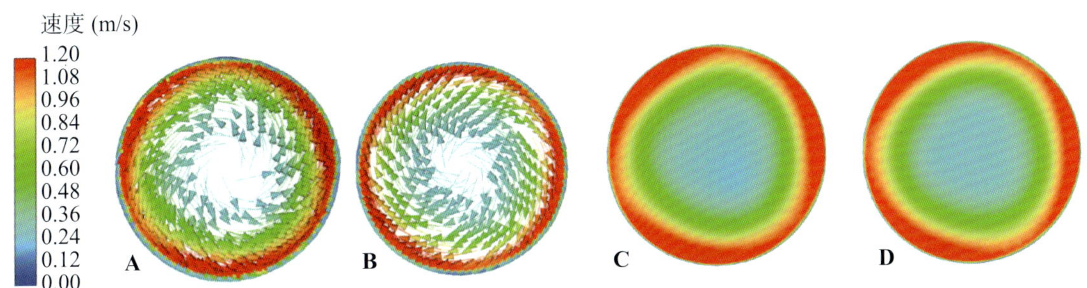

▲ 图 3-23　两款 sLVAD 出口截面血流流场分布

A 和 C. 逆时针 sLAVD 情况下出口截面速度矢量图和速度云图；B 和 D. 顺时针 sLAVD 情况下出口截面速度矢量图和速度云图

2. 速度流线图

图 3-24 展示了两款 sLVAD 辅助下主动脉处的速度流线分布。从图中可以看出，sLVAD 的叶轮旋转方向会直接影响主动脉内血流的旋动方向。在逆时针 sLVAD 辅助下，主动脉内的血流旋动方向以逆时针为主，同样在顺时针 sLVAD 辅助情况下，在升主动脉处产生了明显的顺时针旋转血流。此外，从图中可以发现，顺时针 sLVAD 辅助下降主动脉内能够观察到明显的旋动流；与之相反，在逆时针 sLVAD 辅助下降主动脉内未见明显旋动流。这表明相比于顺时针旋动流，逆时针旋动流受到主动脉血管的阻力更大，更多能量消耗在了血管壁上，从而可能对血管壁产生更大的冲刷作用。

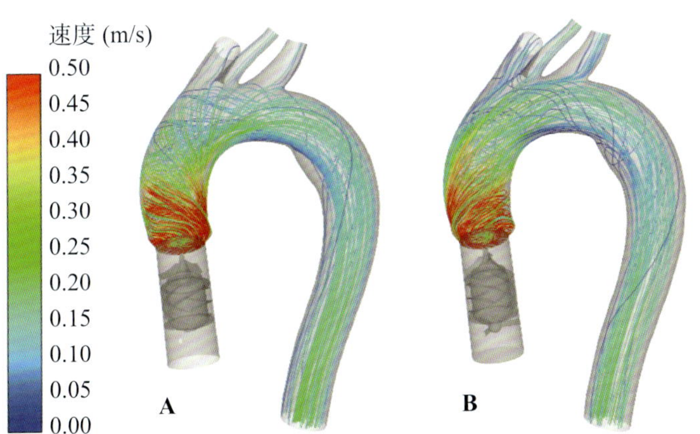

◀ 图 3-24　串联心室辅助装置逆时针与顺时针辅助主动脉速度流线

A. 逆时针 sLAVD 情况下主动脉速度流线；B. 顺时针 sLAVD 情况下主动脉速度流线

3. 主动脉内血流速度分布

为了进一步研究主动脉内血流流场分布情况，分别提取升主动脉与主动脉弓处的血流速矢量与云图，图 3-25 是升主动脉处的血流速度分布。由图中可以看出，在逆时针 sLVAD 情况下，在升主动脉内截面上可以见到明显的血流低速区（图 3-25 区域 A′：0.05m/s），而在顺时针 sLVAD 辅助情况下，同一区域的血流速度显著高于逆时针 sLVAD 辅助情况下（区域 A′：0.253m/s）。除此之外，在逆时针 sLVAD 辅助情况下，图 3–25C 区域 A′的低速区观察到明显的旋涡，而在顺时针 sLVAD 辅助情况下没有类似的血流模式（图 3–25D 区域 A′）。在顺时针 sLVAD 辅助情况下，区域 B′观察到明显的低速区，但在逆时针 sLVAD 辅助情况下区域 B′的速度明显高于逆时针 sLVAD 辅助情况下（区域 B′，逆时针辅助：0.11m/s；顺时针辅助：0.03m/s）。

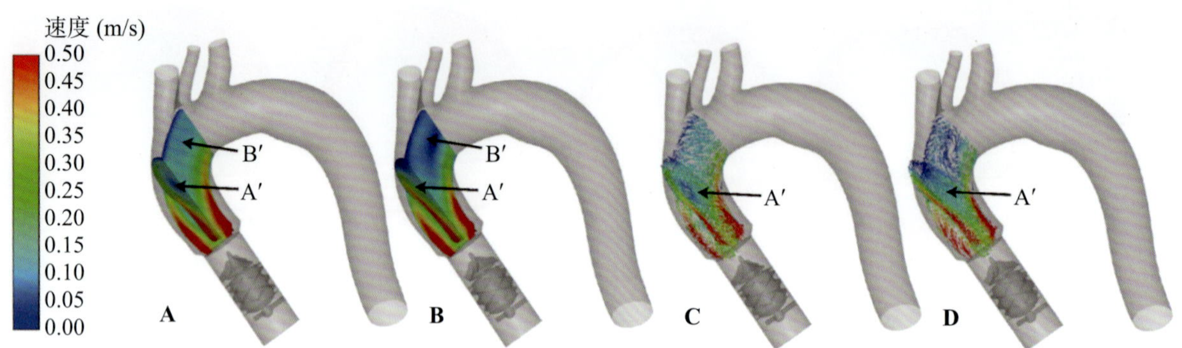

▲ 图 3–25　逆时针与顺时针 sLAVD 情况下升主动脉截面速度云图与矢量

A 和 C. 逆时针 sLAVD 情况下升主动脉云图和矢量；B 和 D. 顺时针 sLAVD 情况下升主动脉云图和矢量

4. 主动脉弓处的血流速度分布

图 3–26 是主动脉弓处的血流速度分布。我们发现，在逆时针 sLVAD 辅助情况下，在升主动脉内血流低速区位于主动脉内部（区域 A′：0.06m/s），而在顺时针 sLVAD 辅助情况下，低速区出现在主动脉前壁，主动脉第一支分叉头臂干动脉的根部（区域 B′：0.65m/s）。在逆时针和顺时针 sLVAD 辅助情况下，升主动脉均出现一个明显的旋涡（图 3–26C 和 D：区域 C′），观察逆时针 sLVAD 辅助情况下（图 3–26C），血流速度矢量图是向左螺旋的血流趋势（区域 D′），血流是逆时针流向，而在顺时针 sLVAD 辅助情况下此处的血流速度矢量明显是向右螺旋趋势，血流是顺时针流向。

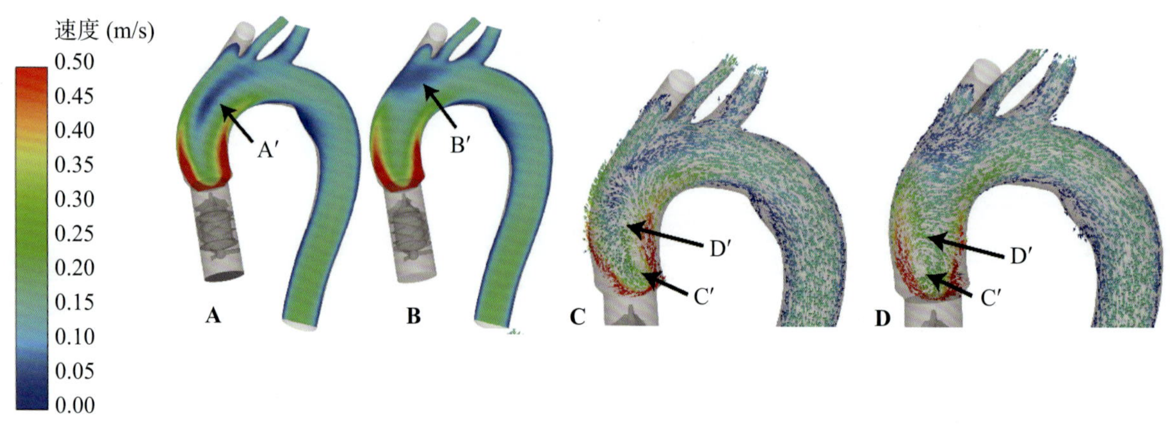

▲ 图 3–26　逆时针与顺时针 sLAVD 情况下主动脉速度云图与矢量

A 和 C. 逆时针 sLAVD 情况下主动脉云图和矢量；B 和 D. 顺时针 sLAVD 情况下主动脉云图和矢量

5. 壁面切应力（WSS）

在逆时针 sLVAD 辅助和顺时针 sLVAD 辅助情况下的 WSS 云图（图 3-7），可以看出两种情况下的 WSS 分布有相同点，但也具有明显差别，相同点是高壁面切应力都位于升主动脉口位置（区域 A′，逆时针：10Pa；顺时针：10Pa），低壁面切应力位于主动脉后壁面（区域 C′，逆时针：0.6Pa；顺时针：0.8Pa），但不同的是，在逆时针 sLVAD 辅助情况下的区域 B′ 和 D′ 的壁面切应力明显高于在顺时针 sLVAD 辅助情况下同一位置的壁面切应力（区域 B'，逆时针情况：4.15Pa；顺时针辅助：0.92Pa；区域 C′，逆时针情况：3.1Pa，顺时针情况：0.43Pa）。

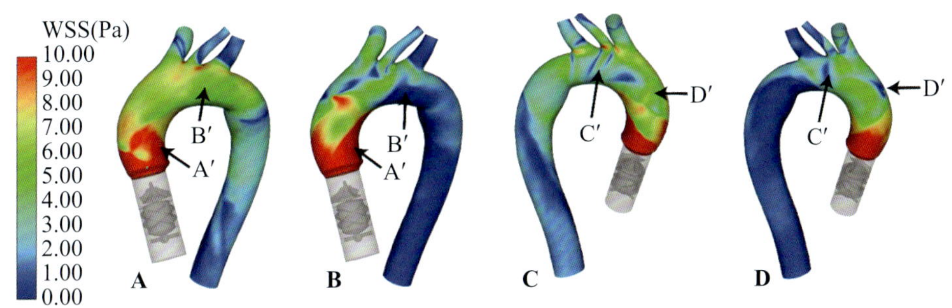

▲ 图 3-27　逆时针与顺时针 sLAVD 情况下主动脉 WSS 云图

A 和 C. 逆时针 sLAVD 情况下主动脉 WSS 云图；B 和 D. 顺时针 sLAVD 情况下主动脉 WSS 云图

6. 血流动力学旋动流特性分析

为了研究 sLVAD 旋动方向对主动脉内血流旋动强度的影响，可截取主动脉 8 个特征截面（图 3-28），并提取主动脉 8 个特征截面上的面平局螺旋强度（H_{ia}）。

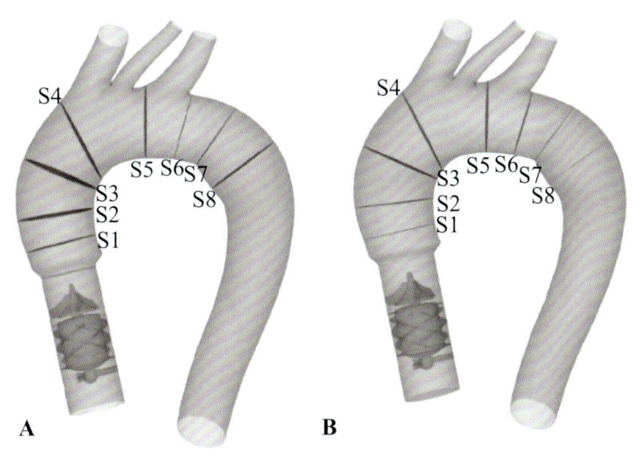

◀ 图 3-28　主动脉内 8 个特征截面示意

A. 逆时针 sLAVD 情况下主动脉内 8 个特征截面；B. 顺时针 sLAVD 情况下主动脉内 8 个特征截面

(1) 面平均螺旋强度：图 3-29 展示了两种条件下，主动脉内面平均螺旋强度变化规律。由图可知，升主动脉内两种旋动方向下血流旋动强度基本一致，并且随着血流流动，血流旋动强度快速下降。这表明 sLVAD 的旋动方向对升主动脉内血液旋动强度无明显影响。而随着血液流经主动脉弓（S4～S8），两种情况下的血液旋动强度变化规律出现差别。相比于顺时针情况，逆时针 sLVAD 辅助下，主动脉弓与降主动脉内血液旋动强度均高于顺时针 sLVAD 辅助。因此逆时针 sLVAD 辅助对于增强主动脉内血流旋动特性的正常更加有利。

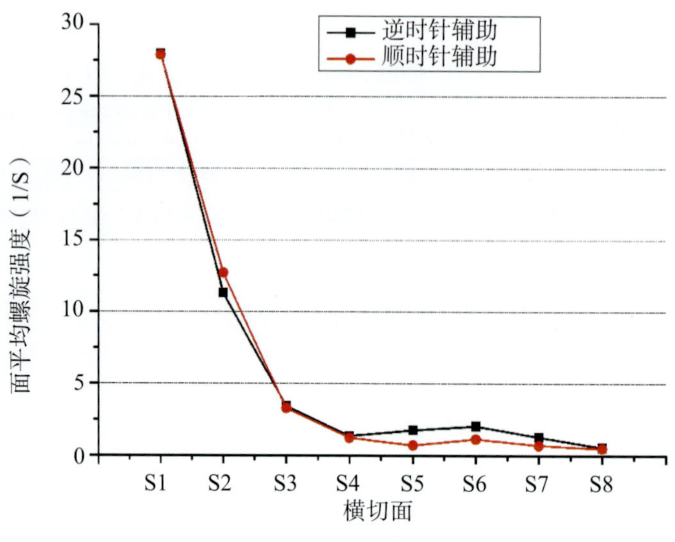

▲ 图 3-29　主动脉面平均螺旋强度分布

(2) 主动脉内 8 个特征截面速度矢量：为了进一步展示不同旋动方向的血流在主动脉内的运动规律，提取主动脉轴线方向 8 个特征截面的速度矢量分布（图 3-30）。由图可知，在主动脉入口位置（S1）两种情况下血液速度分布一致，但是转动方向相反。在升主动脉内，两种旋动方向的血流的运动规律相似，但是当血液流经 S5 后，顺时针条件下，血流的旋动特性发生了明显的变化，转动核心消失。在 S6，顺时针条件下，血流出现明显的双涡旋流动（二次流），这表明此时血液旋动流已经消失。与此相反，逆时针条件下，血流的旋动流动状态更加稳定，在 S6 处依然能够观察到明显的旋动流场。上述结果表明，逆时针转动方向的血流能够影响更大的范围，并且旋动流场稳定性更好。

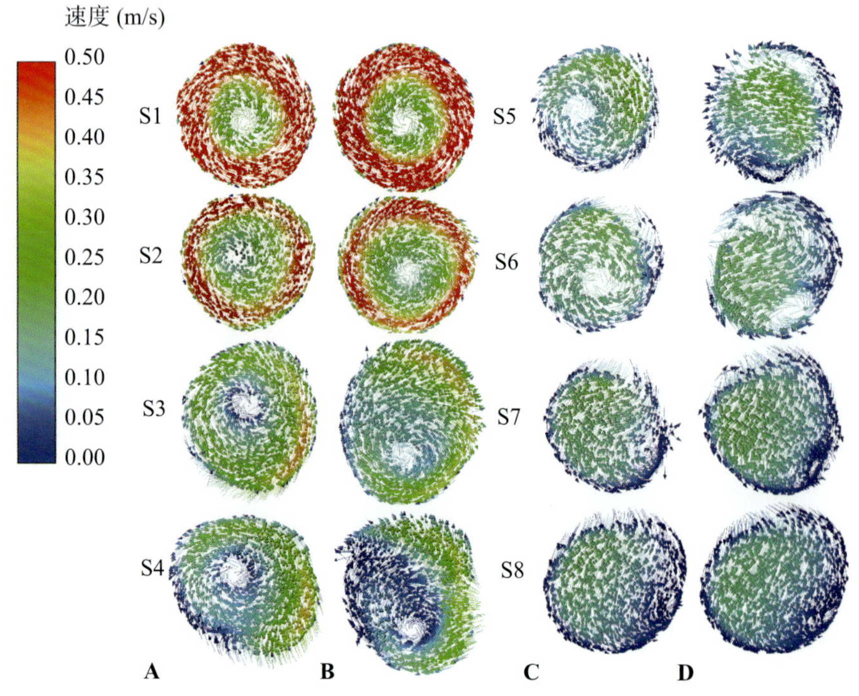

◀ 图 3-30　逆时针和顺时针 sLAVD 情况下主动脉内 8 个特征截面速度矢量

A 和 C. 逆时针 sLAVD 情况下主动脉内 8 个特征截面速度矢量；B 和 D. 顺时针 sLAVD 情况下主动脉内 8 个特征截面速度矢量

（三）研究结论

我们通过计算流体力学方法研究 sLAVD 辅助的旋转方向对主动脉旋动流特性的血流动力学影响。设计“逆时针”与“顺时针”两款 sLAVD 以产生旋动强度相同而旋动方向不同的两种血流。结果表明，相比于顺时针旋动流，逆时针旋动流在主动脉的壁面切应力水平更高，并且高壁面切应力的范围更大。此外，两款 sLAVD 能够在主动脉内产生速度与强度相同而旋动方向相反的血液；在升主动脉内，两种血流的运动规律类似，均能保持各自血流旋动结构的稳定。当血流经过主动脉弓时，顺时针血流旋动特性遭到破坏，旋动中心消失，并且出现明显的二次流现象。与此相对，逆时针血流依然保持稳定，旋动中心完整。

总之，sLAVD 的旋转方向对主动脉的血流动力学和旋动流特征具有显著的影响。sLAVD 流出的旋动流成分可以增强主动脉旋动流的强度。其中逆时针旋动流能够对血管壁冲刷效果更明显，并且旋动流的影响范围更广，有利于预防主动脉中发生动脉粥样硬化。此外，sLAVD 的旋转方向应该作为一个新的因素，可以显著改变主动脉血流动力学状态和旋动流特征。

五、串联型心室辅助装置辅助对主动脉血流中低密度脂蛋白分布的影响

（一）研究方法

我们采用的研究模型是本章第一部分中 sLAVD 模型，网格数量尺寸保持一致，计算方法与设置同第 2 章第三部分中 N-S 公式与 LDL 物质运输公式，计算边界条件见表 3–5。

表 3–5　边界条件

转速（rpm）	入口 1（L/min）	出口 1（L/min）	出口 2（L/min）	出口 3（L/min）	出口 4（mmHg）
4000	4.764	0.571 68	0.238 2	0.381 12	88.4
5000	4.986	0.598 32	0.249 3	0.398 88	90.3
6000	5.514	0.661 68	0.275 7	0.441 12	100.5
7000	6.402	0.768 24	0.320 1	0.512 16	114.7

rpm. 转 / 分

（二）研究结果

1. 不同辅助水平下主动脉 LDL 浓度分布

图 3–31 展示了 sLVAD 在 4 种不同辅助水平下，主动脉壁面 LDL 浓度分布变化。图 3–31 中分别展示了 4000～7000rpm 辅助水平下的 LDL 浓度分布情况。由图可知，所有条件下在左锁骨下动脉根部（区域 B'）、主动脉弓内壁（区域 C'）及降主动脉内壁（区域 A'）均存在高 LDL 浓度区域。并且随着辅助水平增加，上述区域的面积及 LDL 浓度均逐渐降低。

2. 不同辅助水平下主动脉 WSS 云图

为了明确主动脉壁面 LDL 浓度分布与局部血流动力学特性之间的关系，提取 4 种辅助水平条件下，主动脉的壁面切应力分布（图 3–32）。通过对比图 3–31 与图 3–32 中 LDL 浓度与壁面切应力分布可以发现，高壁面 LDL 浓度区域位置与低壁面切应力区域位移一致（图中 A′、B′、C′ 位置）。

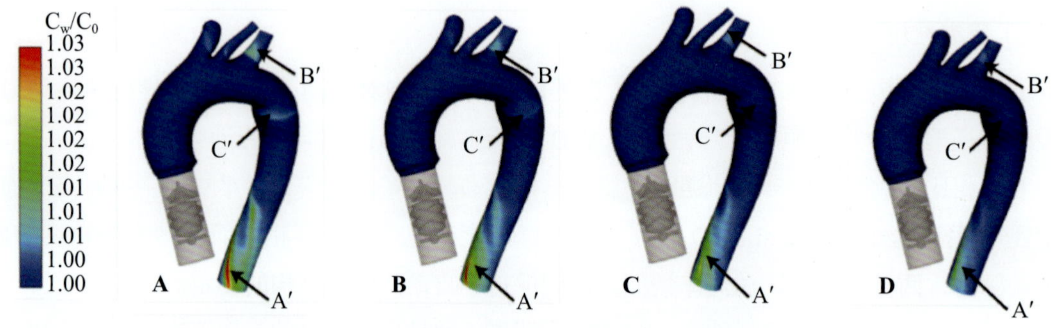

▲ 图 3-31 不同辅助水平下主动脉壁面 LDL 浓度分布

A. 4000rpm 情况下主动脉 LDL 浓度分布云图；B. 5000rpm 情况下主动脉 LDL 浓度分布云图；C. 6000rpm 情况下主动脉 LDL 浓度分布云图；D. 7000rpm 情况下主动脉 LDL 浓度分布云图。rpm. 转 / 分

此外研究发现，随着辅助水平的增加，上述区域的壁面切应力逐步增加；与此相对的，对应位置的 LDL 浓度随之降低。上述研究表明，使用 sLVAD 辅助能够相助降低壁面 LDL 浓度，对于防止主动脉并发症具有积极作用；此外研究表明血管壁面 LDL 浓度直接受到局部血流动力学环境调节；增加壁面血液冲刷程度能够显著降低壁面 LDL 浓度。

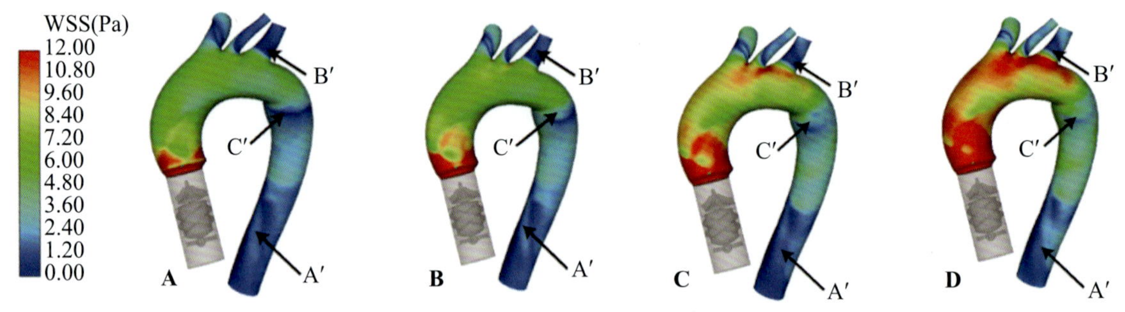

▲ 图 3-32 不同辅助水平下主动脉 WSS 云图

A. 4000rpm 情况下主动脉壁面切应力云图；B. 5000rpm 情况下主动脉壁面切应力云图；C. 6000rpm 情况下主动脉壁面切应力云图；D. 7000rpm 情况下主动脉壁面切应力云图。rpm. 转 / 分

3. sLAVD 不同旋动方向下血管壁 LDL 浓度分布

图 3-33 展示了不同旋动方向下主动脉壁面 LDL 浓度分布。由图可知，两种旋动方向下，主动脉壁面 LDL 浓度分布具有显著差异。逆时针旋动条件下，头臂干动脉根部（区域 B'）与降主动脉出口内壁处（区域 A'）存在高壁面 LDL 浓度区域；与此相对，顺时针旋动条件下，主动脉降主动脉整段（区域 A'）与主动脉弓前壁（区域 C'）存在高 LDL 浓度区域；并且降主动脉处 LDL 浓度与区域范围均明显高于逆时针状态。

4. sLAVD 不同旋动方向下血管壁 WSS 分布

为了明确主动脉局部血流动力学环境对主动脉壁面 LDL 浓度的影响规律，提取两种旋动条件下主动脉壁面切应力分布（图 3-34）。由图可知，相比于逆时针旋动流，顺时针 sLVAD 辅助下，主动脉高壁面切应力区域主要集中在升主动脉与主动脉弓处，而降主动脉处壁面切应力较低。此外，顺时针 sLVAD 辅助下，升主动脉处高壁面切应力区域面积明显低于逆时针 sLVAD 辅助。上述研究

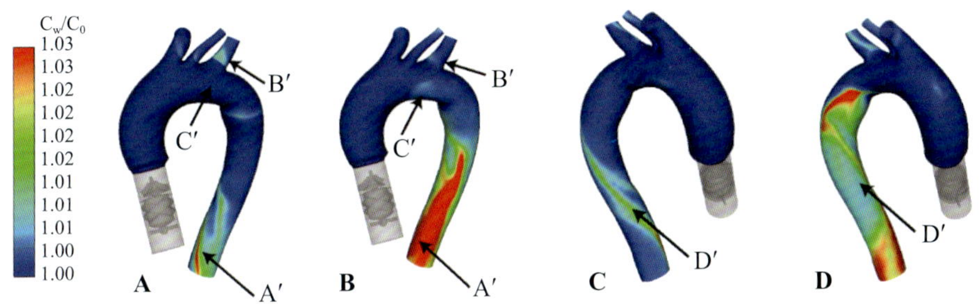

▲ 图 3-33　逆时针和顺时针 sLAVD 情况下主动脉壁面 LDL 浓度分布

A 和 C. 逆时针 sLAVD 情况下主动脉壁面 LDL 的浓度分布；B 和 D. 顺时针 sLAVD 情况下主动脉壁面 LDL 的浓度分布

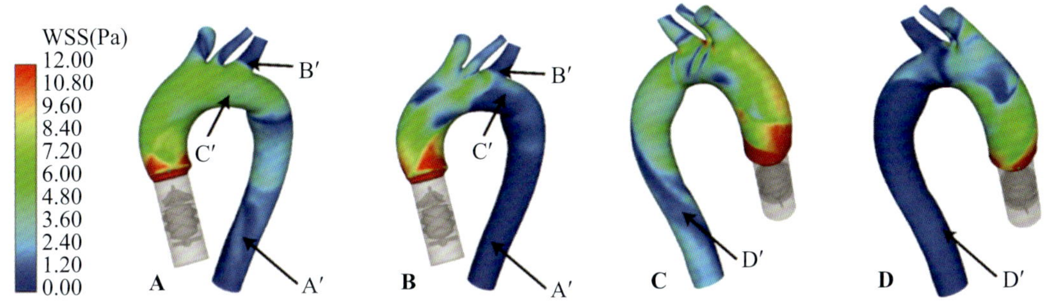

▲ 图 3-34　逆时针和顺时针 sLAVD 情况下主动脉 WSS 云图

A 和 C. 逆时针 sLAVD 情况下主动脉 WSS 云图；B 和 D. 顺时针 sLAVD 情况下主动脉 WSS 云图

结果表明逆时针旋动流对于血管壁的冲击作用与范围明显强于顺时针旋动流，而血流对血管壁的冲刷作用是影响到壁面 LDL 浓度分布的重要原因。

（三）研究结论

sLVAD 辅助会显著改变主动脉壁面 LDL 浓度分布。相比于健康状态，sLVAD 辅助下，主动脉壁面 LDL 浓度显著降低，并且头臂干动脉根部与降主动脉内壁处始终存在高 LDL 浓度区域，但是其浓度峰值随着辅助水平的增加而降低。此外，血流旋动方向是影响 LDL 浓度分布的另一个关键因素，相比于逆时针旋动流，顺时针旋动流下，壁面 LDL 浓度明显增加，并且高 LDL 浓度区域面积显著扩大。

六、相关分析与总结

sLVAD 作为一种新型的心室辅助装置，相比于传统的 pLVAD 具有多方面的优势，因而逐步成为研究的热点。由于特殊的植入位置，其输出的血流特性对主动脉会造成更加显著的影响。然而关于 sLVAD 对主动脉血流动力学的影响目前并没有系统的研究。本章针对这一前沿问题，首次系统地研究了 sLVAD 的辅助水平、输出血流旋动强度与旋动方向对主动脉血流动力学特性的影响规律，研究 sLVAD 辅助水平和辅助方向对主动脉壁面 LDL 的分布和极化情况。研究表明：辅助水平的增加会显著增加升主动脉内的血流旋动强度；血流旋动强度是影响主动脉血流动力学的独立因素，在 sLVAD 输出血流量不变的前提下，单独依靠提高血液旋动强度就可以显著提高主动脉内血流旋动水平与壁面切应力程度；除了血流旋动强度之外，其旋动方向也是影响主动脉血流动力学环境的重要因素，相比于顺时针 sLVAD 产生的旋动流，逆时针 sLVAD 产生的旋动流对血管壁冲刷效果更明显，并且旋动流的影响范围更广；此外，sLVAD 辅助能够显著降低 LDL 浓度水平，但是会增加 LDL 浓度极化程度，其中顺时针旋动流对 LDL 浓度极化的加强作用更加明显。

人体主动脉管腔内的旋动流被认为是“形态与功能统一”的典型例子，旋动流能增加主动血管壁的冲刷，从而使动脉粥样硬化斑块很难在升主动脉区形成[77]。因此，旋动流可以为维持主动脉功能提供很多益处。研究发现随着旋流强度的降低，低血流速度区域变大[47]，主动脉中极化低密度脂蛋白水平降低[54]。同样，刘肖等的研究也证实了旋动流减少了主动脉弓的腔内低密度脂蛋白浓度[77]，并可能在抑制严重动脉粥样硬化[55]和调节血管平滑肌细胞功能[52]方面发挥作用。本研究表明 sLVAD 辅助后旋动流强度显著增强（图 3–9），这意味着 sLVAD 辅助可能会促进旋动流的效益。这些变化可能会改善常规 LVAD 辅助引起的并发症，如周围血管功能障碍[31]和血管顺应性受损[34]。另外，从图 3–8 可以看出 sLVAD 辅助情况下的血流旋转方向是逆时针方向，与 sLVAD 的旋转方向一致，但是主动脉几何造成的旋转流主要是顺时针[55]。根据 Chien 的研究，血流流动模式可以决定内皮细胞的排列和表型[114]。因此，主动脉旋动流的旋转方向的变化可能导致主动脉的重塑。它的确切作用将在未来研究。

同时，sLVAD 辅助情况下的高速度血流区在主动脉壁附近（图 3–4A），而在正常情况下（图 3–4B）在主动脉管腔中心附近。这意味着，在 sLVAD 辅助情况下，血流对血管壁面的冲洗效果显著增强，从而与正常情况下相比，动脉粥样硬化斑块和低密度脂蛋白更难以沉积在主动脉壁面上。

图 3–6 结果显示，在 sLVAD 辅助情况下，升主动脉的 WSS 显著高于正常情况。研究表明，WSS 对调节内皮细胞的排列和功能起着重要的作用[114]。Zhang 等报道 WSS 的幅度[115]和频率[116]可以显著改变内皮细胞的炎症和氧化应激水平。同样，Chakraborty 等[117]表明 WSS 的方向性是细胞反应的重要决定因素，可调节内皮细胞的增殖，形态和基因表达。在这项研究中，图 3–6 显示，sLVAD 辅助情况下的 WSS 分布与正常情况下的 WSS 分布有很大不同。在 sLVAD 辅助情况下，WSS 最高的区域主要位于升主动脉，而主动脉 WSS 的分布是均匀的（图 3–6A 和 B，区域 A′）。这可能是由于从 sLVAD 流出的血流速度明显高于原来来自左心室的射流。主动脉壁的血流速度被认为是 0，因此 sLVAD 辅助情况下的速度梯度比正常情况下高。Dolan 等[118]报道过度的 WSS 显示触发动脉瘤内皮细胞的启动。因此，当设计 sLVAD 叶轮时，应该更加注意 sLVAD 出口处的血流速度梯度。此外，在 sLVAD 辅助情况中，头臂动脉和左颈总动脉基底部的 WSS 比正常情况下更均匀(图 3–6，区域 B′)，这可能会减少内皮功能障碍的发生[119]。需要注意的是，在 sLVAD 辅助情况下，靠近后壁的 WSS 低于其他位置。这可能是由于逆时针旋动流与复杂的主动脉几何形状之间的相互作用造成的。研究表明局部壁面切应力可以用来作为扰动流的一个指标，可以确定潜在的动脉疾病过程可能开始的区域[120]。图 3–27 所示，在 sLVAD 逆时针辅助方向下区域 B' 和区域 D' 的壁面切应力明显高于顺时针辅助方向，sLVAD 辅助逆时针辅助方向对主动脉弓低 WSS 值有所改善。Dolan[118]指出，低 WSS 与动脉粥样硬化有很强的相关性。因此，逆时针辅助情况和顺时针辅助情况可能有利于防止主动脉弓中发生动脉粥样硬化。

Chien[114]发现血流方向的改变对 WSS 的大小和方向有影响，从而影响血管的结构和功能。EC

可以影响血管重塑、调节血栓形成、介导炎症反应和调节血管平滑肌细胞收缩。图 3–30 显示，sLVAD 辅助旋动方向对主动脉旋动流流场有显著的影响。这意味着 sLVAD 辅助旋转方向可能对内皮功能有显著影响，这可能是 LVAD 辅助导致血管并发症的原因之一。

螺旋强度是量化主动脉旋动流的重要指标，可有效描述主动脉血流螺旋度。Houston 等[49]发现主动脉弓存在旋动流时伴有颈动脉粥样硬化斑块的增多。Yashiro 等[43]发现，几何结构是主动脉形成旋动流的原因之一。Javadzadegan 等[46]发现旋动流强度的增加导致最大壁面剪应力（WSS）的增加和最大壁面应力的减小，由此降低了内皮功能障碍和动脉粥样硬化发展的风险。Fan 等[47]研究指出，旋动流可以明显降低主动脉低剪切应力的面积，随着旋动流强度的降低，主动脉血流低速区明显增加。在本研究中，逆时针辅助情况下血流螺旋强度明显大于顺时针情况（图 3–29）。这意味着产生逆时针旋动流的 sLVAD 可能有益于预防内皮功能障碍和血栓的产生。未来叶轮的旋转方向应引起重视，以产生最佳的旋动流水平。

从图 3–29 可以看出，在升主动脉阶段，两种情况下旋动流强度无明显差异，但是在主动脉弓和降主动脉开始端，逆时针辅助方向下螺旋强度明显高于顺时针辅助方向下，Gallo 等[75]证明高螺旋强度有助于抑制流动扰动，因为当一个旋转方向在流场中占主导地位时，这种保护效应可以缓和。Morbiducci 等[121]证实，旋动流在血管中构成重要的血流信号，并且作为风险分层的流体动力学指标的强度，在机械和生物通路的激活中导致血管内膜增生。Paul 等[122]指出，旋动流可以减小湍流动能。

随着 sLVAD 逐步进入临床实验与应用阶段，其对主动脉的血流动力学影响机制成为亟待解决的临床问题。我们针对这一前沿临床问题开展系统研究，阐明 sLVAD 的辅助水平与旋动方向对主动脉血流动力环境的影响规律。研究发现以下内容。

第一，相比于正常主动脉，植入 sLVAD 后主动脉内血流动力学环境发生显著变化，其中升主动脉血流旋动方向与强度均受到 sLVAD 调节。

第二，首先，随着 sLVAD 辅助水平的增加，一方面升主动脉内血流旋动特性显著增加，另一方面其随血流的衰减速度也明显提高。其次，随着辅助水平的增加主动脉血流低速区面积降低，壁面冲刷程度加强。最后，随着 sLAVD 辅助水平的增加，旋动流的作用范围与稳定性均显著提高。

第三，血流旋动强度是影响主动脉血流动力学的独立因素，提高血液旋动强度就可以显著提高主动脉内血流旋动水平与壁面切应力程度。而这种影响主要集中在升主动脉与主动脉弓。

第四，sLVAD 的旋动方向是影响主动脉内血流动力学环境的重要因素。sLAVD 的旋转方向对主动脉的血流动力学和旋动流特征具有显著的影响。sLAVD 流出的旋动流成分可以增强主动脉旋动流的强度，其中逆时针旋动流对血管壁冲刷效果更明显，且旋动流的影响范围更广。

第五，sLVAD 辅助会显著改变主动脉壁面 LDL 浓度分布。相比于健康状态，sLVAD 辅助下，主动脉壁面 LDL 浓度显著降低，并且头臂干动脉根部与降主动脉内壁处始终存在高 LDL 浓度区域，但是其浓度峰值随着辅助水平的增加而降低。此外，血流旋动方向是影响 LDL 浓度分布的另一个关键因素，相比于逆时针旋动流，顺时针旋动流下，壁面 LDL 浓度明显增加，并且高 LDL 浓度区域面积显著扩大。

总之，本章针对 sLVAD 辅助对主动脉的血流动力学影响规律开展研究，研究表明 sLVAD 的辅助水平与其旋动方向是影响主动脉血流动力学环境与壁面 LDL 浓度分布的关键因素。

的相机，将示踪粒子微团的瞬间位置保存并记录在电脑上，每隔一个时间间隔 Δt 就记录一次。通过以上步骤，可获取在 t 与 t_1 两时刻的示踪粒子图像，计算机通过追踪相似大小的示踪粒子微团，分析得到连续时刻下示踪粒子微团的运动轨迹，并根据示踪粒子的运动轨迹，得到整个模型内部流场的流线，而示踪粒子微团在 t_1 时刻的运动速度大小可利用其定义式获得（公式 4-1）[123]。

$$v = \lim_{\Delta t \to 0} \frac{\Delta s}{\Delta t} \tag{公式 4-1}$$

得到了示踪粒子的轨迹及流速大小，即得到了内部流场的轨迹及分布变化。

PIV 测量技术具有传统的单点测量与流动显示两种技术的优点。使用 PIV 技术即能够获得传统单点测量技术的高空间分辨率的图像，又能够在时间尺度上进行连续测量，获得待测区域的瞬时流动结构。迄今为止，PIV 技术是二维全场速度测量技术中最成熟、应用最广泛的。该技术是将待测区域中被脉冲激光激发的示踪粒子团图像利用 CCD 相机记录保存下来，通过计算机采集卡采集图像，然后利用 Ensight 软件对流场速度信息进行处理计算。简单来说整个 PIV 过程主要包括图像采集、相邻两帧图像进行互相关处理，以及商业软件流场结构渲染三个阶段。PIV 系统包括硬件和软件系统，其中硬件部分主要包括脉冲激光器、高速 CCD 相机、脉冲同步系统、图像采集卡和计算机五个部分。软件部分包括系统的控制软件和分析软件。其中系统控制软件由比例标定程序、图像采集程序与同步程序三部分组成。分析软件包括粒子图像处理分析程序和流场速度矢量显示及修正程序。实验中，PIV 系统的所有模块按照脉冲同步系统发出的同步指令依次开展工作。激光器在脉冲同步系统的控制下首先发射前后两束脉冲激光，脉冲光束通过光导投射至被测区域后，通过透镜将光束转变为线光源照亮待测区域流场中所有运动的示踪粒子。在脉冲光束熄灭后，被激光照射的示踪粒子受激发光，此时高速相机也进入了连续拍摄状态，根据系统前期设定对被照亮的流场区域进行连续拍照。随后，相机采集的图像通过数据采集卡传输至计算机内存系统中。之后，图像处理与分析程序针对这些图像数据进行处理，通过计算前后两个时刻的示踪粒子团的形态与位置来确定局部血流的速度矢量。为了得到更美观的数据结果，后期通过第三方后处理软件 Ensight 对数据进行处理。

由于 PIV 系统是基于荧光粒子运动轨迹的图像来计算局部血流流场，因此其使用的图像处理方法直接决定了 PIV 测量结果的精度与准确性。目前，最普遍的是互相关算法，具体流程见图 4-2。

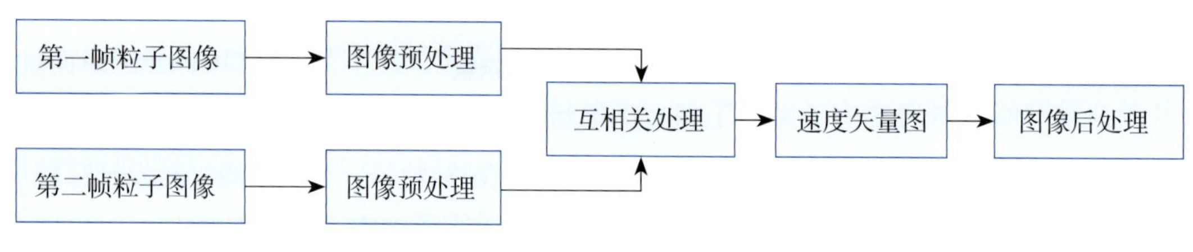

▲ 图 4-2　**PIV 图像处理流程**

PIV 技术是通过求解图像序列中的二维互相关函数获得二维互相关处理结果。具体的二维互相关分析过程如下。

在 PIV 实验过程中获得相邻的两个时刻（t_1 和 t_2 时刻）的示踪粒子的运动图像，假设这两个时

刻的时间间隔 $\Delta t = t_2 - t_1$，那么待测区域内的示踪粒子团位移可表示为（Δx，Δy），并且 t_1 时刻的流场图像可以表示为 $p(x, y) = I(x, y) + n_1(x, y)$；当 Δt 足够小时，我们可以认为流场内部的相对运动是比较弱的，t_2 时刻的流场图像可以表示为 $q(x, y) = I(x+\Delta x, y+\Delta y) + n_2(x, y)$；其中 $n_1(x, y)$ 与 $n_2(x, y)$ 为图像系统中随机噪音。然后对 t_1 与 t_2 两时刻的互相关函数 $r_{pq}(\tau_x, \tau_y)$ 进行计算，并假设噪音项 $n_1(x, y)$ 和 $n_2(x, y)$ 与有效图像函数 $I(x, y)$ 在统计学意义上不相关，因此获得公式 4–2。

$$r_{pq}(\tau_x, \tau_y) = \iint p(x, y) q(x + \tau_x, y + \tau_y)\, dxdy = \iint I(x, y) I(x + \Delta x + \tau_x, y + \Delta y + \tau_y)\, dxdy \quad （公式 4–2）$$

然后，根据互相关函数的定义，$I(x, y)$ 的互相关函数为公式 4–3。

$$r(\tau_x, \tau_y) = \iint I(x, y) I(x + \tau_x, y + \tau_y)\, dxdy \quad （公式 4–3）$$

因此公式 4–2 可以转化为公式 4–4。

$$r_{pq}(\tau_x, \tau_y) = r(\tau_x + \Delta x, \tau_y + \Delta y) \quad （公式 4–4）$$

互相关函数是偶函数，并在原点取得最大值，即公式 4–5。

$$r(\tau_x, \tau_y) \ll r(0, 0) \quad （公式 4–5）$$

根据以上公式，获得公式 4–6。

$$r_{pq}(\tau_x, \tau_y) \ll r_{pq}(-\Delta x, -\Delta y) \quad （公式 4–6）$$

因此，根据基本定义是，我们可以通过示踪粒子在 t_1 与 t_2 时刻间的速度和位移量得出示踪粒子在 Δt 内的平均速度。上述二维互相关分析过程的说明只是对某一区域内平均速度获得方法的简述，若是对整个流场进行测量，还需要做进一步处理。

如图 4–3 所示，在 PIV 实验中连续采集两幅图像进行网格均匀划分，然后在网格之间的互相关函数求解，获得互相关函数的最大位移以确定所有粒子的相对位移和瞬时速度，通过扫描整个流场的图像，便可获得整场的速度矢量分布。

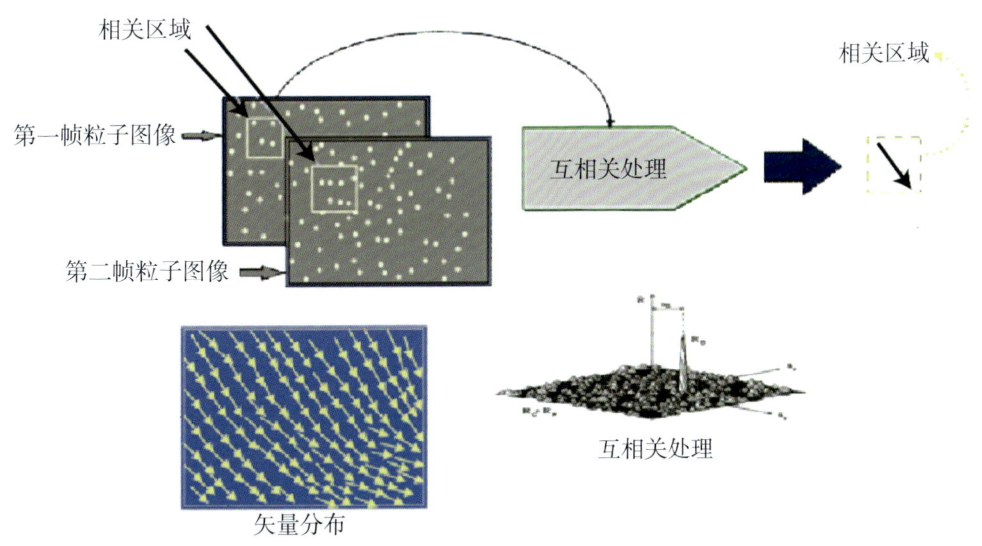

▲ 图 4–3　粒子图像化相关分析

二、并联型心室辅助装置辅助水平对主动脉旋动流特性影响的粒子图像测速研究

（一）主动脉模型材料

为了保证主动脉实验模型的高透光性，实验采用聚二甲基硅氧烷作为主动脉模型的制作材料。这种材料具有透光率高、强度高、化学性质稳定及可操作时间长的特点，因此该材料非常适合几何形态复杂的透明模型制作，其拉强度为 5MPa，拉伸率 300%，撕裂强度 30N/mm，固化后材料的收缩率＜3‰。除此之外，该种材料的透光率稳定，在两种组分按照质量比例 1∶1 混合，并且充分固化后，其折射率保持在 1.4。在加工过程中，透明硅胶的固化时间可以通过调节两种组分的比例来实现，当两种组分按照质量比 1∶1 混合后，其在室温下的固化时间约为 24h。在模型浇筑完毕后，需要在这段时间内，利用抽真空机排出硅胶内参杂的气体微泡，以保证模型内部透光度一致。

（二）主动脉模型加工工艺

在确定了主动脉模型的材料之后，其加工方案包括利用模型材料的弹性直接开模工艺，以及利用硅胶浇筑可溶解的 3D 阳模的倒模工艺。由于主动脉结构复杂，具有高度的空间扭曲与血管分叉结构，无法直接脱模，因此本次实验选择第二种工艺制作模型，其加工工艺流程见图 4–4。主要工艺路径如下。

第一，根据心衰患者 CT 数据重建主动脉三维几何模型。为了数值计算与 PIV 实验结果的一致性，我们所用的流体模型以第 2 章研究中重建的 pLVAD 辅助下主动脉几何模型为基础进行设计，图 4–4A 所示，模型包括 pLVAD 出口插管、主动脉根、头臂干动脉、左颈总动脉、左锁骨下动脉、降主动脉，以及 4 个接口。由于模型中头臂干动脉、左颈总动脉与左锁骨下动脉距离较近，无法安装独立的管路接头，因此设计了一个内部接口将上述三根血管合并为一个出口管道。同时，为了方便与管道衔接，升主动脉口，插管入口及降主动脉口分别设计了楔形接口（图 4–4A）。

第二，将设计好的主动脉几何模型文件读入高精度 3D 打印机，对主动脉模型的阳模进行打印制作。主动脉的复杂几何模型决定了它无法采用常规方法进行脱模，因此在进行打印时，选择了能够溶解于无水乙醇的新型三维打印材料（polysmooth）作为主动脉模型阳模的打印材料。由于三维打印采用层堆积方式进行打印，因此所打印模型表面并不光滑，这样会极大地降低翻模之后硅胶模型的透光程度。为了解决这一问题，在模型打印完成后，采用实验室的超声波抛光装置，利用无水乙醇对模型表面进行抛光处理，使模型表层材料溶解并再次凝固，从而形成光滑的外表面。为了降低抛光对模型几何特征的影响，每次抛光使用酒精不超过 20ml，抛光时间为 20～30min。制作完成的阳模模型见图 4–4B。

第三，将制作完成的主动脉实验模型的阳模固定在事先准备好的矩形亚克力外壳中，并采用透明硅胶进行浇筑。本章实验中选取双组分聚二甲基硅氧烷作为模型的制作材料，配置比为 1∶1。配置过程中需要迅速充分搅拌，使两组分混合均匀。搅拌后会掺入较多的气泡，因此在灌注前，需用真空机将配置烧杯中的气泡抽真空排出。除此之外还需考虑 3D 打印模型溶解过程中需要保持模型内部血管表面光滑，无明显凸起或凹洞，以便激光源能够垂直射入模型内部的待测区域。因此在灌注硅胶之前，先用脱模剂对模型进行润滑处理，以保证在去除骨架模型时，硅胶体模的血管通道无

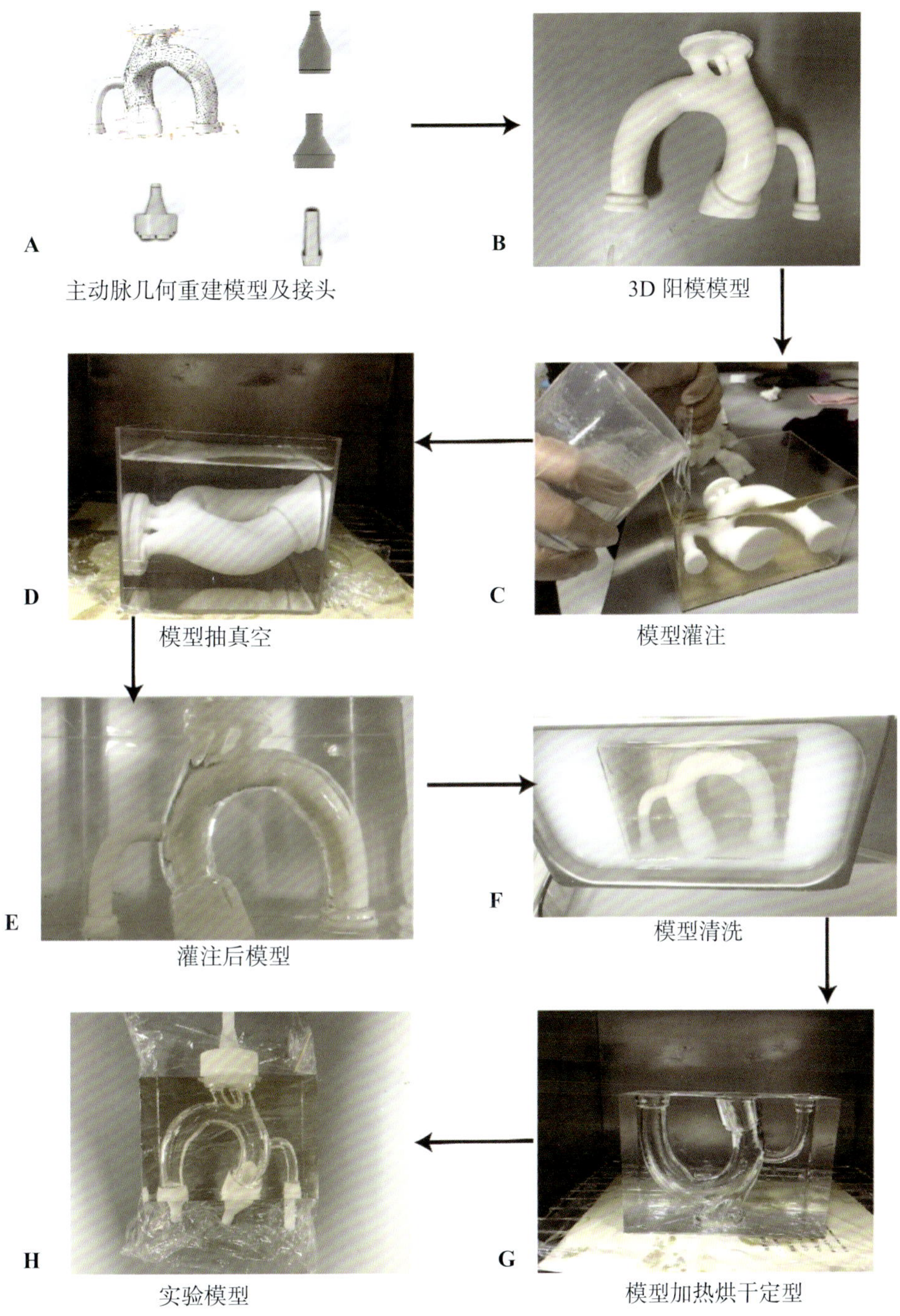

▲ 图 4-4　**PIV 实验模型加工工艺流程**

杂质残留。在硅胶的灌注环节中，重要的一点就是要保证硅胶模型外表面光滑无杂质，这样才能保证激光打到模型后不会影响到光线的传输，除此之外，放置模型的亚克力外壳需要内表面无杂质，并也要喷上脱模剂，以保证拆除盒子时更加容易。这时，将抽完真空的硅胶沿着玻璃棒一个固定的点缓慢浇注到放置好模型的亚力克盒子里（图 4-4C）。

第四，灌注过程中也会夹杂入气泡，因此灌注完成后整个模型仍需要放入真空机继续抽真空（图 4-4D）。

第五，抽真空后的硅胶模型凝固，用真空干燥箱加热模型，待 1～2 天硅胶完全固化后，可将模具拆除。加热至 200℃左右，可将其轻易拆开，需要注意的是拆除过程中一定要注意保护盒内已成型的透明硅胶模型，避免外壳碰到硅胶模型壁面而形成划痕，影响实验时激光射入后拍摄图像，造成干扰。拆除亚克力盒子得到内有血管模型的硅胶方体模型（图 4–4E）。

第六，将待脱模的 PIV 模型放入超声波清洗机中，利用超声波震动加速酒精与 3D 阳模材料的接触效率，从而加快阳模的溶解速度（图 4–4F）。

第七，待 3D 打印模型溶解完全后，保证硅胶模型上无材料残留，在真空干燥机进行加热（图 4–4G）。

第八，待加热凝固完成，得到符合要求的全透明硅胶模型（图 4–4H）。

（三）PIV 实验模型的折射率补偿

由于模型是用真实主动脉数据进行三维重建的，所以即使采用高精度 3D 打印技术进行打印，并对表面进行抛光平滑处理，但其表面依然存在众多不规则且曲率不同的小曲面，这为后期进行 PIV 实验带来了困难。在预实验中我们发现，受到模型内表面曲率变化及本身硅胶材料折射率与实验流体折射率偏差的影响，PIV 采集到的图像会出现扭曲失真。基于这种失真图像进行的粒子流动状态分析会存在较大误差，甚至会导致分析失败。为了解决这一问题，在正式实验之前需要对实验流体进行调配，调节液体折射率达到与模型材料一致，从而消除模型内表面曲率对于光线的折射与扭曲。

前期研究表明，通过调节水中的甘油与碘化钠浓度能够改变实验溶液的折射率，可以解决 PIV 图像扭曲失真的问题。甘油不仅能够改变实验溶液的折射率，对于溶液黏度也有直接影响，因此，为了保证实验溶液与人体血液具有相近的黏度，研究中将甘油与水的体积比固定在了 1∶2，主要通过调节碘化钠的浓度进一步调节实验溶液的折射率。通过前期预实验，最终确定在实验流体中碘化钠的质量比为 20% 时能够基本消除 PIV 图像扭曲失真问题。为了验证实际效果，实验之前首先测量了模型在空气、水，以及甘油 – 水 –NaI 溶液充满状态下的成像质量（图 4–5）。空气填充状态下，主动脉模型流道内表面由于存在大量不规则曲面，与空气之间的折射率差异较大，因而造成了严重的扭曲，从图中可以看到主动脉模型流道内边界清晰，内部流动区域图像扭曲严重，无法透过流动区域看到背景上正交的栅格。与此相对，在流道覆盖区域之外，由于完全被透明硅胶覆盖，因此其成像效果良好，背景栅格没有出现扭曲变形。在这种条件下，对图像进行采集将无法获得有效的流动信息；当使用纯水作为实验流体时，成像质量与空气模型有了很大程度地改善，透过模型看到背后正交的网格依然具有明显的畸变，这种畸变在流道边缘尤为明显，这种情况对于我们分析主动脉近壁面血流流动结构提出了很大挑战；在使用甘油 – 水 –NaI 溶液作为实验溶液时，PIV 成像质量比起前两种溶液有了极大的提高，几乎看不到主动脉流道边界的存在，并且流道背后的栅格正交性也得到了保证，这种高质量的 PIV 图像为获得精确度较高的主动脉内血流流动结构奠定了基础。

（四）PIV 实验台设计

PIV 的实验台主要通过硅胶软管连接搭建，硅胶软管的主要作用是为实验台提供循环水路，整

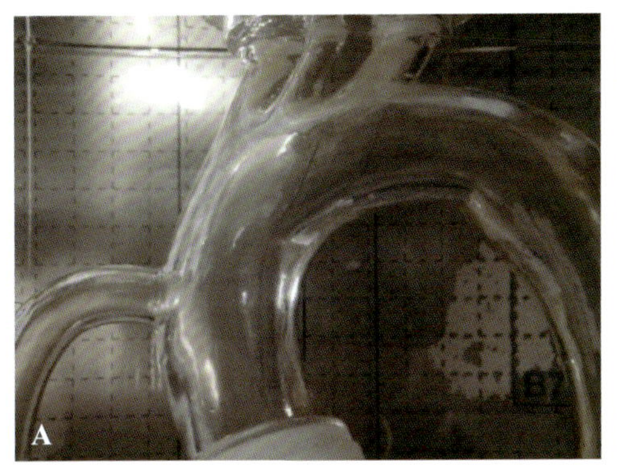

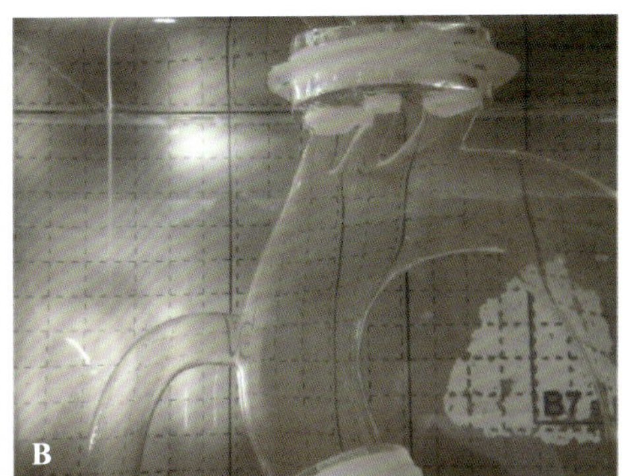

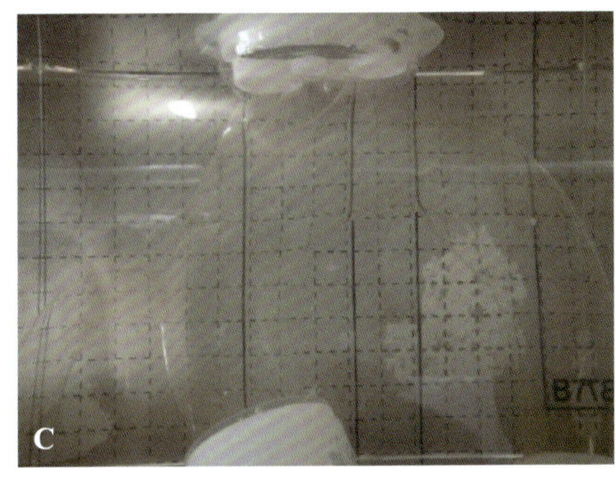

▲ 图 4-5　实验溶液折射率补偿（甘油 – 水 –NaI 溶液）

A. 空气；B. 水；C. 甘油 – 水 –NaI 溶液

个循环实验台主要包括 PIV 系统一套、满足 PIV 实验要求的透明实验模型一个、蠕动泵一个、流动腔一个、心室辅助装置系统一套、流量计一个、集水箱一个、阀门一个和软管若干，其原理图见图 4–6。图 4–7 为 PIV 整体实验台实物图。实验台中流体来自图中透明方形水箱，由心室辅助装置的控制器控制心室辅助装置的转速从而控制辅助水平，具体的控制流量由流量计实时监控显示，在模拟心脏输出流量的蠕动泵出口管道增加一个流动腔，以减少蠕动泵的震动给实验带来的误差，保证在 PIV 测量位置的流体稳定性，这个流动腔主要起稳流作用。PIV 实验的光源是由激光器发射，并经过透镜的调整形成实验中所用的激光光源，激光光源垂直射到实验模型的待测区域，通过调整激光器的照射高度及照射角度可以准确地照射到实验模型测量位置，以达到较为准确的实验结果。高速照相机对实验图像进行捕捉时要保证相机的镜头要与片光源平面保持垂直，相机与电脑连接，相机中的结果会实时传送到电脑中，以便实时处理实验结果。

（五）实验工况

实验以第 2 章数值计算的边界条件为基础，遵循血液流动相似性原则，在保证模型中雷诺数（Re）不变的情况下，对真实主动脉模型开展实验，研究不同 pLVAD 辅助水平对主动脉内血流动力学环境的影响规律。实验环境温度为 20℃，实验流体为按比例配置的甘油 – 水 –NaI 溶液，并在溶液中放入适量的示踪粒子。实验测量的 5 个工况见表 4–1。

（六）PIV 实验结果与分析

为了实验 PIV 模型的成像效果并且验证数值计算结果与 PIV 实验结果的一致性，实验选择了真实主动脉模型的三个特征截面进行比较，结果分别见图 4–8 至图 4–11。

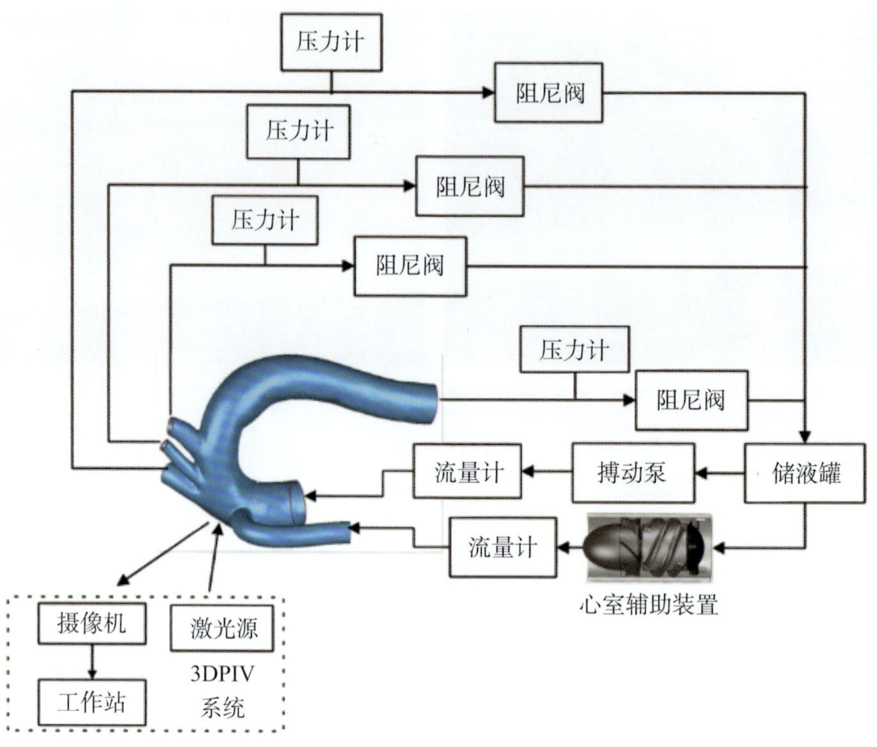

▲ 图 4-6　**PIV** 实验循环台原理

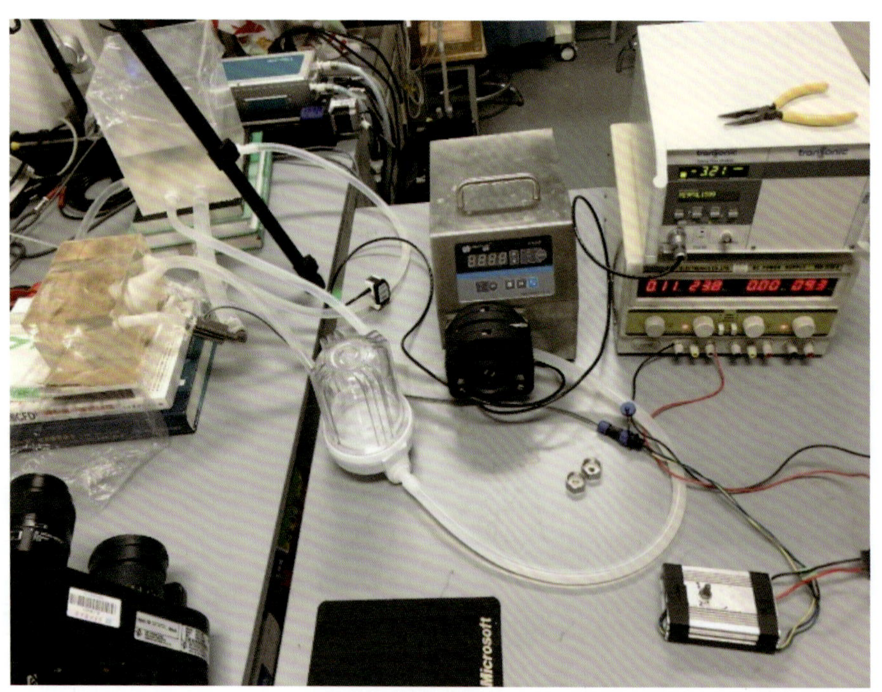

▲ 图 4-7　**PIV** 整体实验台实物

表 4-1　工况情况

工况	转速（rpm）	入口 1（L/min）	入口 2（L/min）	出口 1（L/min）	出口 2（mmHg）
工况 1	5600	0.306	4.332	1.1595	87.2
工况 2	6400	0	5.352	1.338	99.6
工况 3	7200	0	6.21	1.5525	114.2
工况 4	8000	0	7.116	1.779	129.8
工况 5	8800	0	8.076	2.019	146.3

rpm. 转 / 分

1. 不同辅助水平 pLVAD 出口截面的速度矢量

图 4-8 展示了 pLVAD 出口截面的速度矢量，并且与数值计算结果进行比对。由图可知，5 种工况下 PIV 实验中 S1 上均观察到了明显的旋动流。由于摄像机放置于 pLVAD 下游，因此测量到的血流旋动方向为顺时针方向。并且随着辅助水平的提高，S1 上血流的旋动速度随之增加。通过对比相同工况下 PIV 实验结果与数值计算结果可知，两种方法获得的血流流场一致。研究发现，当血流从 pLVAD 流出时，其血流的旋动特性非常明显，并且血流的旋动中心基本位于 S1 中心。此外，随着辅助水平的提高，靠近壁面处的血流速度明显增加，这是由于 pLVAD 血流经由导尾叶片之间的流道流入主动脉，由于流道靠近主动脉血管壁，因此在主动脉血管壁附近存在高血流区域。

2. 不同辅助水平下 pLVAD 吻合口处血流速度矢量

图 4-9 展示了不同辅助水平下 pLVAD 吻合口处血流速度矢量。研究发现，5 种水平下血流依然存在明显的旋动流特性。这表明即使经过输出管道的衰减，依然有相当程度的旋动血流能够进入主动脉，进而影响主动脉本身的旋动流特性。通过对比两组结果，我们发现数值结果与 PIV 实验结果中的速度分布一致。研究发现，S2 上的血流速度分布出现了偏心现象，其旋动中心靠近管壁边缘，并且高速血流区域偏向管道内壁面处。

3. 不同辅助水平升主动脉轴向截面血流速度矢量分布

图 4-10 展示了 5 种工况下，升主动脉轴向截面血流速度矢量分布。图中可以清晰地看到从 pLVAD 的高速血流从升主动脉前壁射入主动脉，并且在吻合口下游及吻合口对侧上游形成两个湍流区域。并且随着辅助水平的提高，输出血流速度逐渐增加。与此相应的，与 PIV 测量结果类似，数值模拟结果同样在吻合口上下游存在两个湍流区域。这表明了数值模拟结果的有效性。

4. 不同辅助水平对升主动脉轴向截面血流速度云图分布

为了更加清晰地量化不同辅助水平对升主动脉轴向截面血流速度云图分布的影响，图 4-11 比较了 5 种工况下升主动脉轴截面的血流速度云图。由图可知，在 pLVAD 射流两侧存在两个低速血流区域，并且随着辅助水平的增加，pLVAD 射流逐渐向下游偏移，并且两侧低速血流处显著降低。

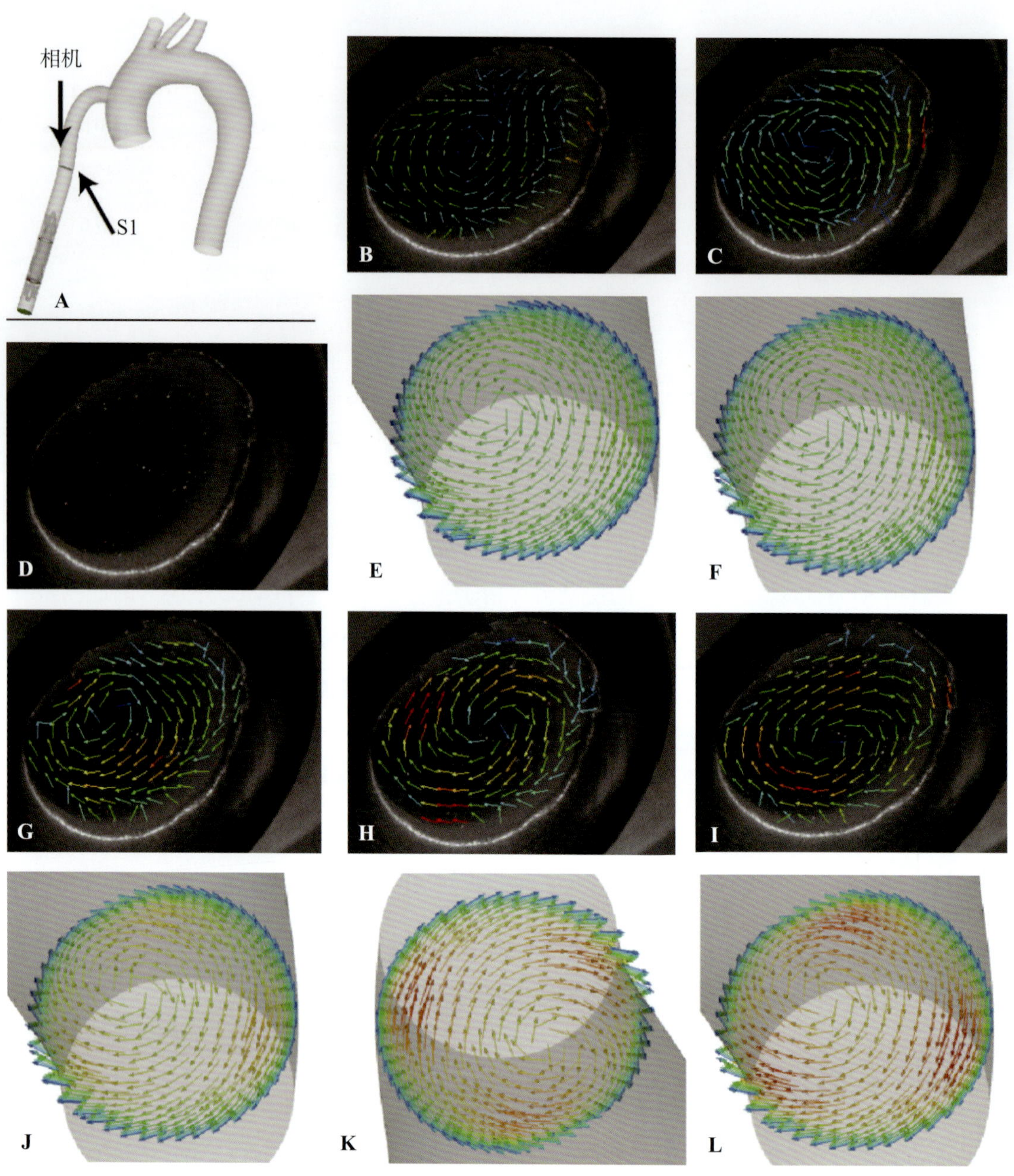

▲ 图 4-8　不同辅助水平下 pLVAD 出口截面速度矢量

A. 标示了对应的截面 S1；D. 展示了对应截面 PIV 实验的粒子图像；B、C、G、H 和 I. 展示了 pLVAD 在 5600rpm、6400rpm、7200rpm、8000rpm、8800rpm 五个不同辅助水平下的 S1 的 PIV 结果；E、F、J、K 和 L. 展示了对应工况下，数值仿真结果中对应截面的速度矢量分布。rpm. 转 / 分

三、串联型心室辅助装置对主动脉旋动流特性影响的粒子图像测速研究

（一）PIV 实验模型设计

以第 2 章中心衰患者主动脉 CT 数据为基础，采用本章第二部分的模型制备方法制作主动脉真实 PIV 实验模型（图 4-12）。由于模型与真实 sLVAD 无法直接连接，因此根据真实 sLVAD 内部尺寸，采用 3D 打印技术制作 sLVAD PIV 模型，其中导头、叶轮与导尾的几何尺寸均与 sLVAD 设计

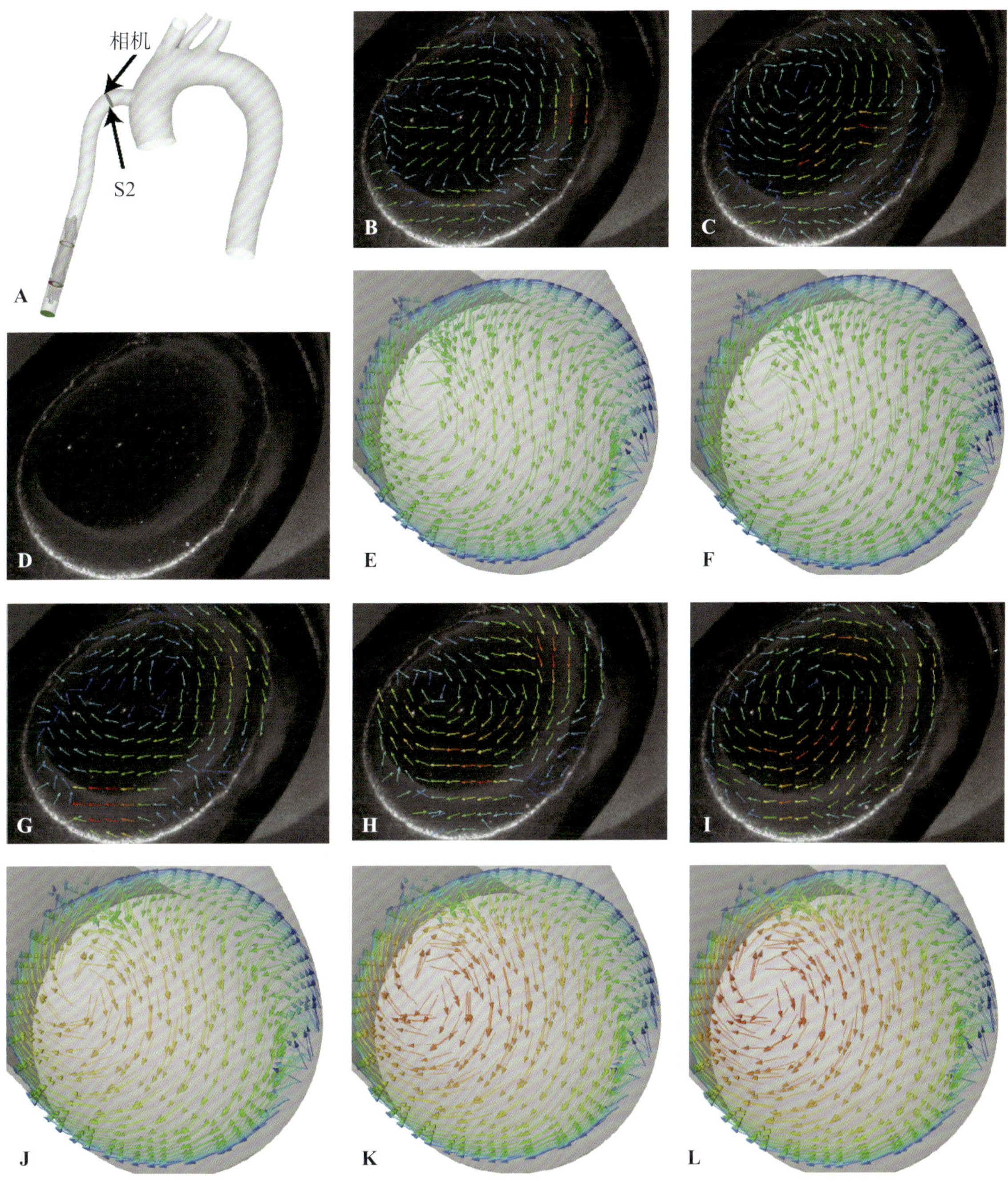

▲ 图 4-9　不同辅助水平下吻合口处血流速度矢量

A. 标示了对应的截面 S2；D. 展示了对应截面 PIV 实验的粒子图像；B、C、G、H 和 I. 展示了 pLVAD 在 5600rpm、6400rpm、7200rpm、8000rpm、8800rpm 五个不同辅助水平下的 S2 的 PIV 结果；E、F、J、K 和 L. 展示了对应工况下，数值仿真结果中对应截面的速度矢量分布。rpm. 转 / 分

一致（图 4-13）。为了便于 sLVAD 与主动脉实验模型连接，将 sLVAD 外壳外侧设计成膨大的圆台型结构，并且其接口内部形状与主动脉血管形状相一致，以防止管道突变引起血液流动结构改变。此外，为了降低 sLVAD PIV 模型表面粗糙度对血流流场的影响，模型与实验溶液相接处的表面均采用喷砂工艺进行抛光处理。

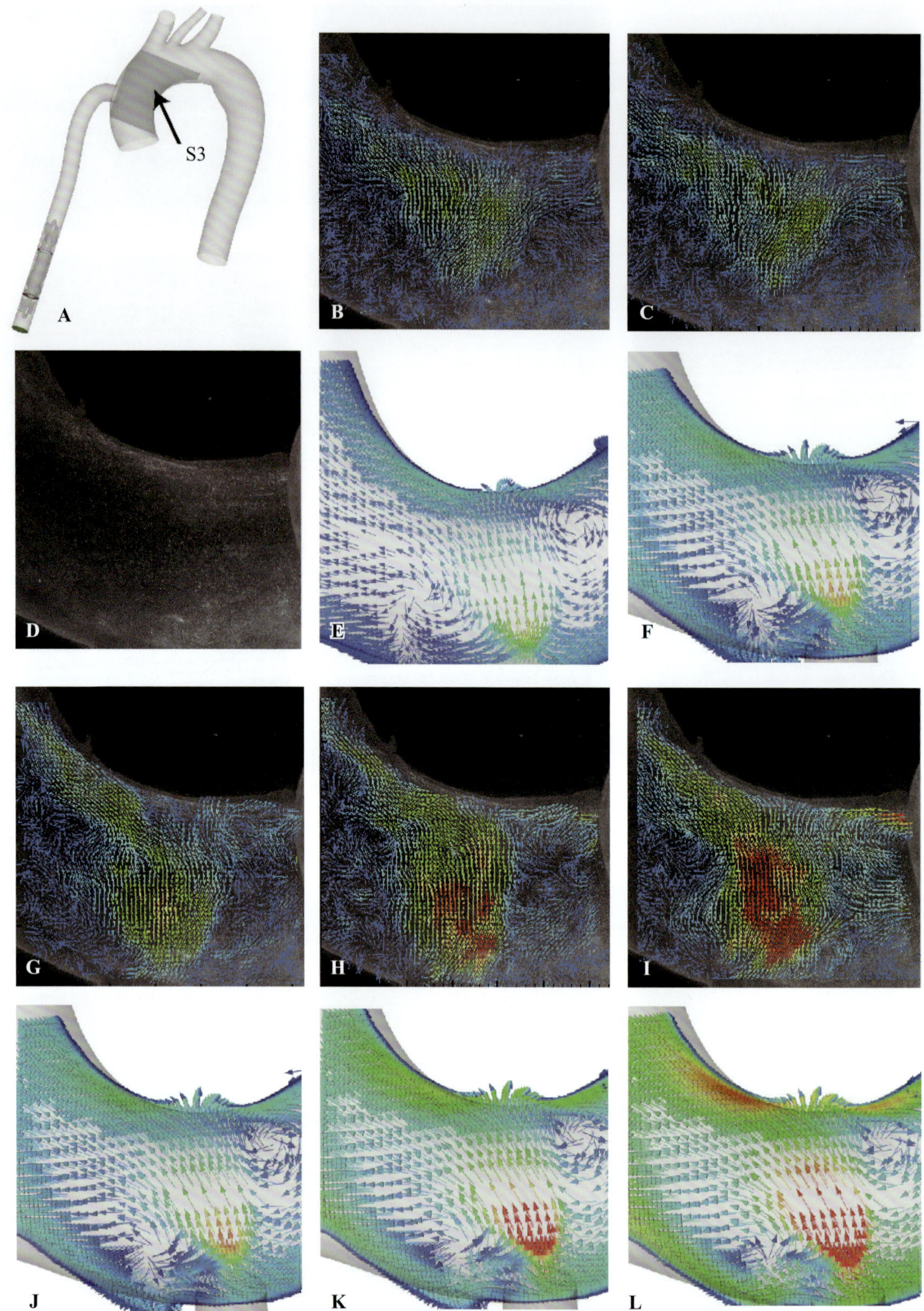

▲ 图 4-10　不同辅助水平下升主动脉处轴向血流速度矢量分布

A. 标示了对应的截面 S3；D. 展示了对应截面 PIV 实验的粒子图像；B、C、G、H 和 I. 展示了 pLVAD 在 5600rpm、6400rpm、7200rpm、8000rpm、8800rpm 五个不同辅助水平下的 S3 的 PIV 结果；E、F、J、K 和 L. 展示了对应工况下，数值仿真结果中对应截面的速度矢量分布。rpm. 转 / 分

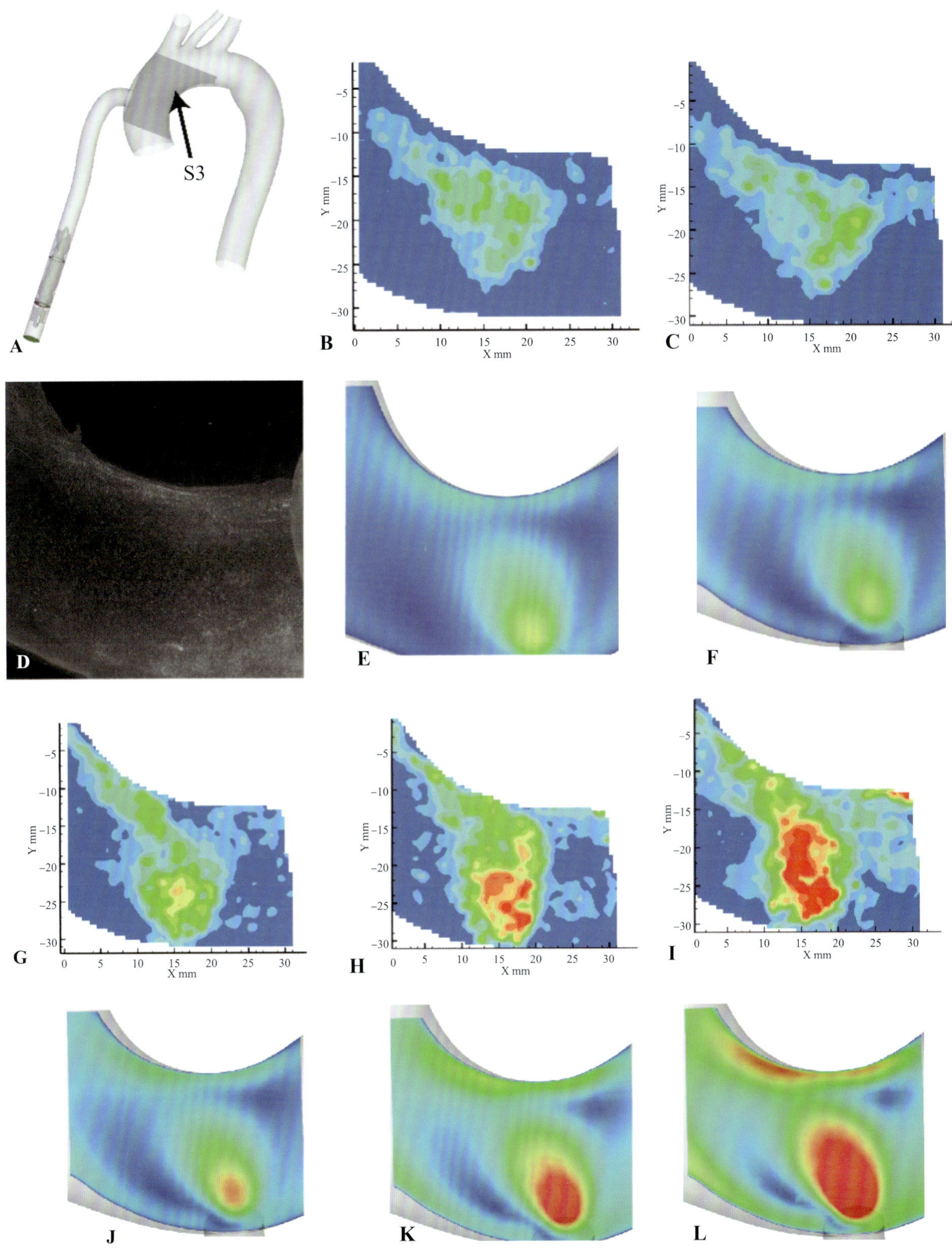

▲ 图 4–11　不同辅助水平下升主动脉处轴向血流速度云图

A. 标示了对应的截面 S3；D. 展示了对应截面 PIV 实验的粒子图像；B、C、G、H 和 I. 展示了 pLVAD 在 5600rpm、6400rpm、7200rpm、8000rpm、8800rpm 五个不同辅助水平下的 S3 上 PIV 速度云图结果；E、F、J、K 和 L. 展示了对应工况下，数值仿真结果中对应截面的速度云图。rpm. 转 / 分

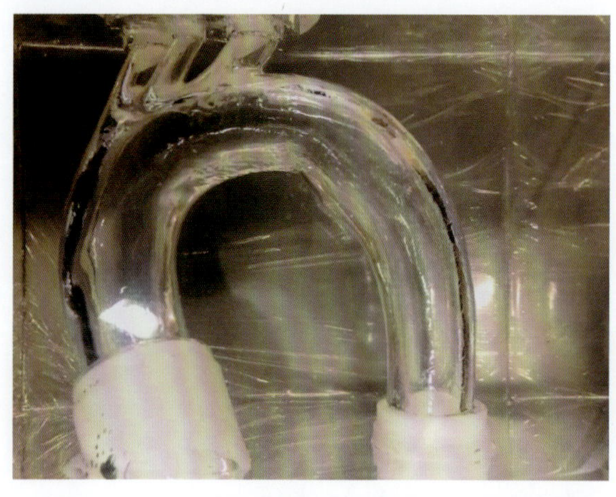

▲ 图 4–12 **sLAVD 辅助下主动脉的 PIV 实验模型**

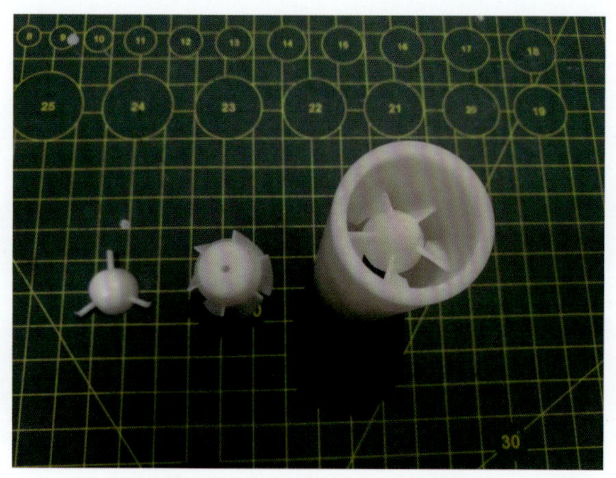

▲ 图 4–13 **sLAVD 的 PIV 模型**

（二）PIV 实验系统设计

我们采用的实验系统是在本章第二部分实验系统基础上改进而来，其中实验台与流体回路与 pLVAD 辅助下 PIV 实验系统保持一致，实验系统框架图见图 4–14。为了提高 PIV 测量精度，本次实验采用性能更佳优越的高速 CCD 摄像机，其分辨率达到 1024 × 1280 像素。

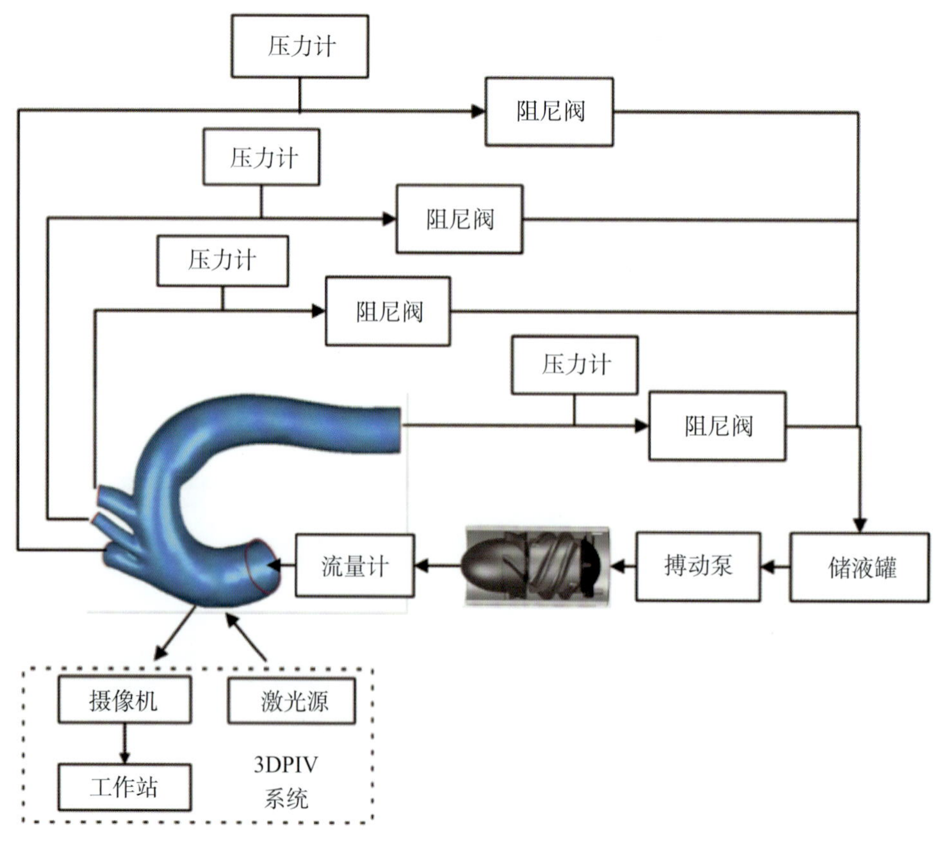

▲ 图 4–14 **sLVAD PIV 实验框架**

（三）PIV 实验工况确定

实验以第 3 章数值计算的边界条件为基础，遵循血液流动相似性原则，在保证模型中雷诺数（Re）不变的情况下，对真实主动脉模型开展实验，研究不同 pLVAD 辅助水平对主动脉内血流动力学环境的影响规律。实验环境温度为 20℃，实验流体为按比例配置的甘油 – 水 –NaI 溶液。实验测量的几个工况见表 4–2。

表 4–2　工况情况

工况	转速（rpm）	入口（L/min）	出口 1（L/min）	出口 2（mmHg）
工况 1	4000	4.764	1.191	88.4
工况 2	5000	4.986	1.246 5	90.3
工况 3	6000	5.514	1.378 5	100.5
工况 4	7000	6.402	1.600 5	114.7

（四）PIV 实验结果与分析

为了实验 PIV 模型的成像效果并且验证数值结果与 PIV 实验结果的一致性，实验选择了真实主动脉模型的三个特征截面进行比较，结果分别见图 4–15 至图 4–17。

1. sLVAD 出口截面速度矢量图

图 4–15 展示了 sLVAD 出口截面的速度矢量图。由图可知 S1 上血流速度矢量呈现出明显旋动特性，并且高速血流主要集中在主动脉血管壁处。此外，四种工况下，血流旋动的中心均集中在截面中心附近位置。这主要由于 sLVAD 的血液主要经由导尾上叶片之间靠近壁面的流道流入主动脉。通过对比可以发现，数值模拟的血流速度矢量与 PIV 实验结果的速度矢量分布基本一致，并且随着辅助水平的增加血流速度逐渐增加，这均与 PIV 结果一致。

2. sLVAD 不同工况下主动脉弓入口截面速度矢量图

图 4–16 展示了不同工况下主动脉弓入口截面 S2 的速度矢量图。通过对比两组结果可以发现，PIV 实验的血流速度矢量与数值计算所得的血流速度矢量分布相一致。4 种工况下 S2 血流均呈现出明显的旋动特性，但是相比于 S1，血流速度场发生了偏转，其高速血流区出现在主动脉弓内壁处。

3. sLVAD 不同工况下主动脉弓中段截面速度矢量图

图 4–17 展示了不同工况下主动脉弓中段截面 S3 的速度矢量图。由图可知，4 种工况下 S3 平面血流均呈现出明显的旋动特性，但是相比于 S1，血流速度场发生了偏转，旋动中心靠近三根分叉血管根部，而高速血流区出现在主动脉弓内壁处。上述现象与数值模拟的速度场分布一致。

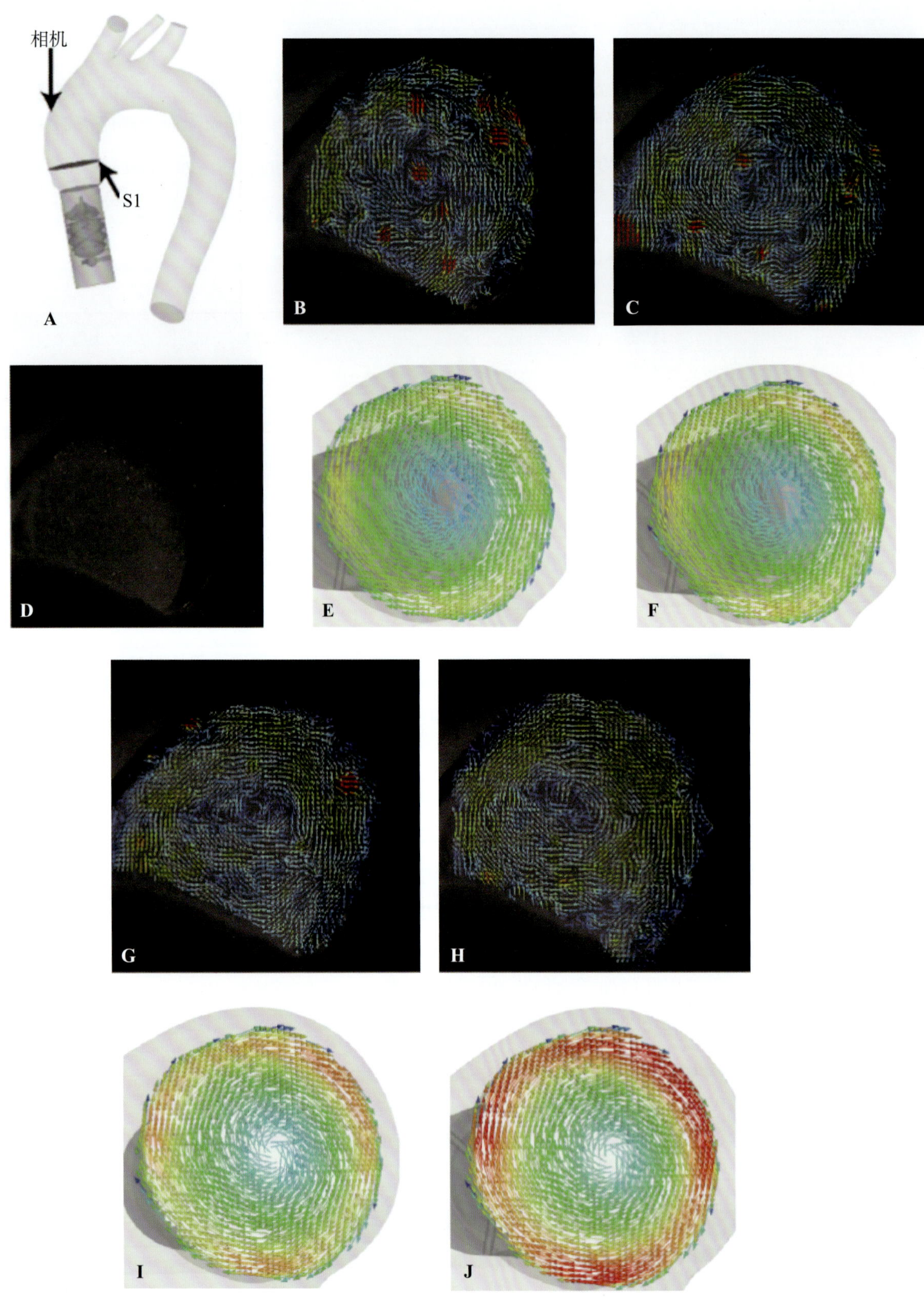

▲ 图 4–15　sLVAD 出口截面 PIV 测量结果

A. 标示了对应的截面 S1；D. 展示了 S1 的照片；B、C、G 和 H. 展示了 sLVAD 在 4000rpm、5000rpm、6000rpm、7000rpm 四个不同辅助水平下的 S1 上的 PIV 结果；E、F、I 和 J. 展示了对应工况下，数值仿真结果中对应截面的速度矢量分布。rpm. 转 / 分

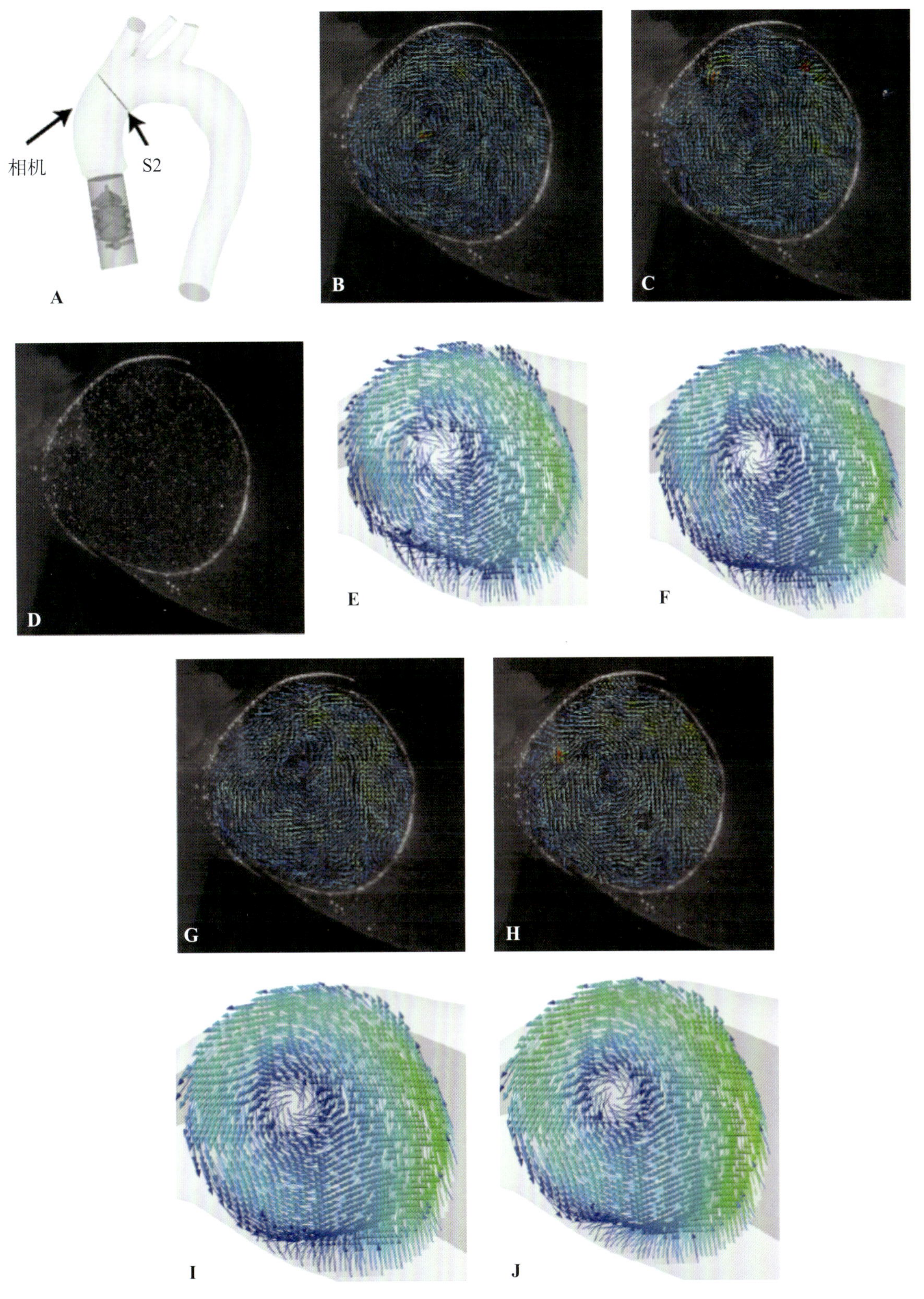

▲ 图 4-16　不同工况下主动脉弓入口截面 PIV 与数值模拟速度矢量

A. 标示了对应的截面 S2；D. 展示了 S2 的照片；B、C、G 和 H. 分别展示了 sLVAD 在 4000rpm、5000rpm、6000rpm、7000rpm 四个不同辅助水平下的 S2 上的 PIV 结果；E、F、I 和 J. 分别展示了对应工况下，数值仿真结果中对应截面的速度矢量分布。rpm. 转 / 分

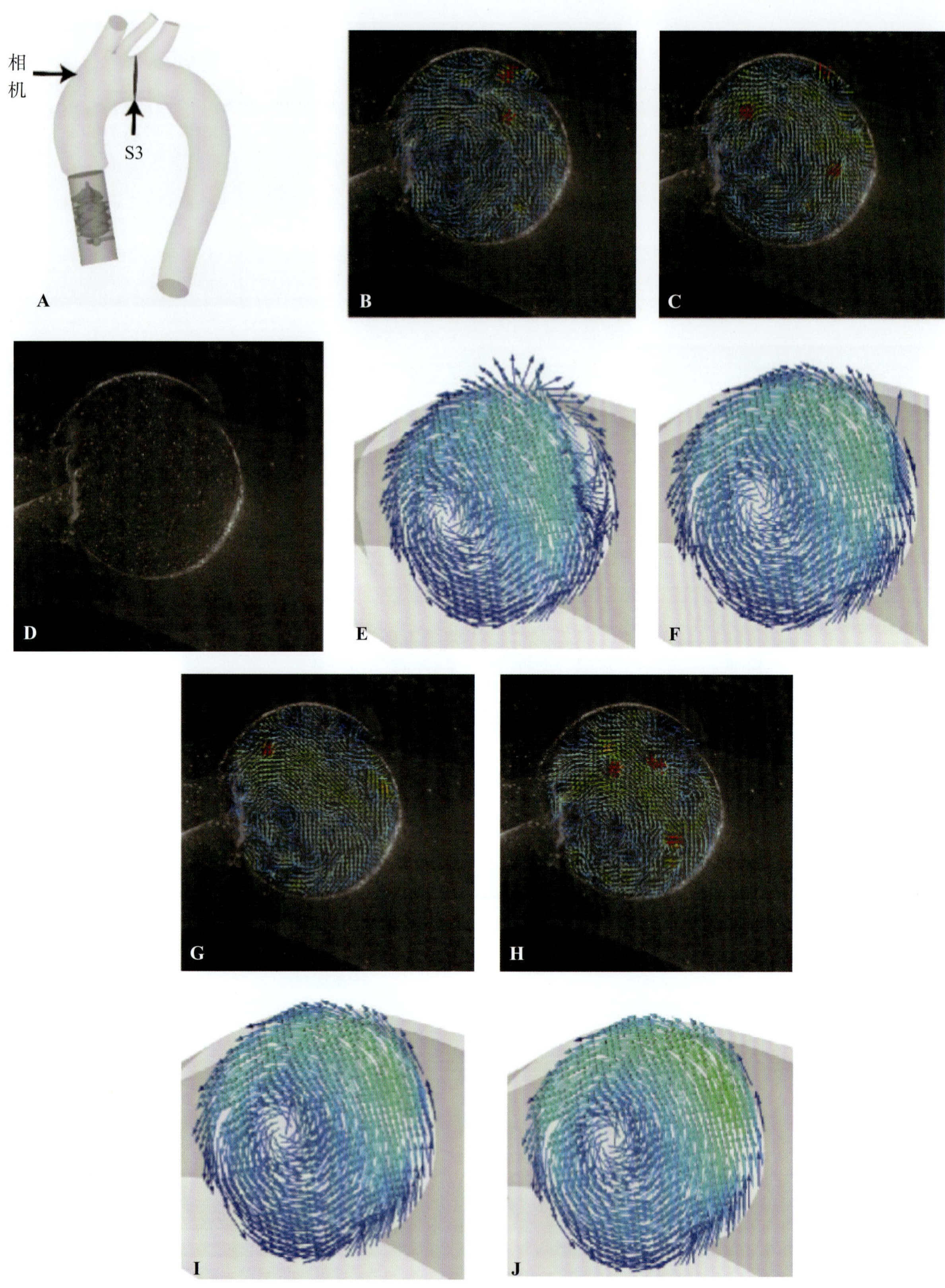

▲ 图 4-17　不同工况下主动脉弓中段截面 PIV 与数值模拟速度矢量

A. 标示了对应的截面 S3；D. 展示了 S3 的照片；B、C、G 和 H. 展示了 sLVAD 在 4000rpm、5000rpm、6000rpm、7000rpm 四个不同辅助水平下的 S3 上的 PIV 结果；E、F、I 和 J. 展示了对应工况下，数值仿真结果中对应截面的速度矢量分布。rpm. 转 / 分

四、相关分析与总结

本章采用 PIV 方法研究了 pLVAD 与 sLVAD 辅助下主动脉内宏观血流动力学环境的变化规律。同时利用 PIV 实验结果对数值研究结果的有效性与准确性进行比对。由于临床中主动脉具有高度复杂的空间形态，且流动结构复杂，采用传统的简化几何模型无法准确评价其内部血流动力学特性，因此采用主动脉真实模型开展流动结构的研究势在必行。为了解决 PIV 实验中主动脉真实模型加工的技术难题，我们将医学三维重建方法与高精度 3D 打印技术相结合，分别建立了 pLVAD 辅助与 sLVAD 辅助两个全透明光学流道主动脉模型，解决了 PIV 真实实验模型制备的难题，并形成了一套成熟的实验模型制备流程。此外，在 PIV 预实验中采用折射率补偿方法成功解决了图像畸变问题，提高了 PIV 实验的准确性。通过分析实验结果，获得了以下结论。

第一，结合 PIV 实验技术与真实主动脉模型能够获得心室辅助装置辅助下主动脉的真实血流动力学环境，为后续真实病例的研究提供了有效的方法。

第二，通过对比 PIV 结果与数值计算结果可知，两种研究结果高度一致。因此后期数值计算能够为研究人员提供可靠的数据结果。

第三，将医学三维重建技术与高精度 3D 打印技术相结合，为制作 PIV 实验所用真实主动脉模型提供了可靠的流程，从而使研究者能够获得更加真实的实验数据。

第5章　静脉－动脉体外膜肺氧合辅助心血管系统血流动力学分析

除心室辅助装置以外，静脉－动脉体外膜肺氧合（VA-ECMO）是另一种临床常用的心衰辅助治疗方案。随着VA-ECMO在临床的广泛应用，其对于心血管系统的血流动力学影响引起了越来越多的关注。而VA-ECMO辅助对心血管系统氧分布的影响及其搏动性对主动脉血流动力学的影响规律是其中的研究热点。本章一方面采用将流体力学方法、多相流理论与物质运输方法相结合的方法，研究VA-ECMO辅助水平对主动脉内血氧分布的影响规律；另一方面采用计算流体力学方法研究不同VA-ECMO搏动模式对主动脉血流动力学的影响规律。

一、静脉－动脉体外膜肺氧合辅助水平对心血管系统血氧分布的影响

静脉－动脉体外膜肺氧合能够为心力衰竭患者提供紧急的机械循环辅助[124]。然而随着VA-ECMO的广泛使用，临床发现接受VA-ECMO辅助合并重度呼吸衰竭的患者常常出现上肢低氧血症。Avgerinos等[125]研究发现，当使用外周动脉插管时，患者桡动脉的血氧饱和度通常很低（氧饱和度＜70%）。Hou等[126]研究发现虽然VA-ECMO输出的血液是氧合血，但其只能到达降主动脉与主动脉弓远端。因此，许多研究者已经针对如何评价ECMO辅助下人体循环系统中的血氧水平开展研究。例如，Messai等[127]建立集中参数模型描述VV-ECMO辅助过程中循环系统的血氧浓度。虽然上述研究取得了一定的成果，但他们在研究过程中均假设红细胞与溶解氧在血液中是均匀分布，而忽略了局部血流流场对溶解氧与红细胞分布的影响。而且VA-ECMO辅助水平对主动脉氧分布的影响仍不清楚。

由生理学理论可知，血液中包含的氧是由溶解氧与结合氧（血红蛋白）两部分组成，而且研究表明它们都受到局部血液的流动模式影响。例如，Moore[128]首次提出采用物质运输理论评估血液中溶解氧的分布状态。有学者研究[51, 54]血流模式对溶解氧分布的影响，结果表明使用传质理论能够精确地说明主动脉中溶解氧的分布。除了上述对血液中溶解氧分布的研究，多相流理论也被证明能够用于描述血液中红细胞的运动状态。例如，Wen等[129]采用多相流理论研究了红细胞的运动及其与血浆的相互作用。Ou等[130]提出采用多相流方法研究颅内动脉瘤血细胞的分布规律。上述的两项研究表明多相流方法能够用于准确描述血液中红细胞的分布。

在我们的研究中，我们建立了一种全新的血氧分布评估方法，结合多相流方法、传质理论和计算流体动力学（computational fluid dynamics，CFD）方法，研究VA-ECMO辅助水平对主动脉氧分布的影响。我们研究针对心力衰竭合并呼吸系统衰竭的患者构建血流动力学模型。之所以选择这类患者作为研究对象是因为呼吸系统功能障碍患者左心室内血液氧饱和度显著降低，因此其发生低

氧血症的风险明显高于呼吸系统功能正常的患者。为了降低计算复杂度，研究中设定患者的肺完全丧失氧交换功能，即左心室内的血液氧含量与静脉中血氧含量相同。计算 VA-ECMO 不同辅助水平对主动脉血流模式、红细胞分布、溶解氧张力分布和氧含量等参数的影响。

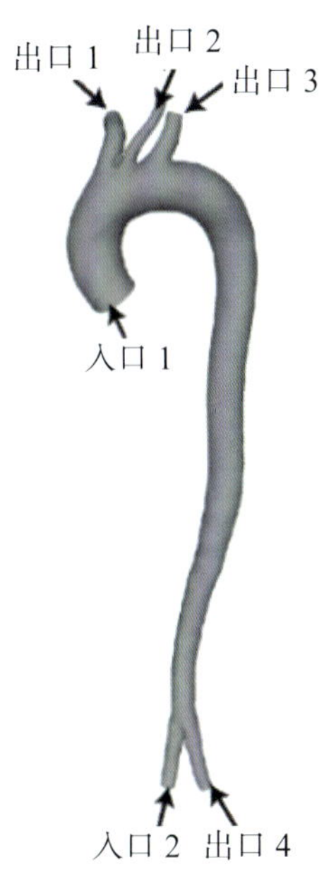

▲ 图 5–1　动脉模型

（一）研究方法

1. 主动脉模型的建立

在我们的研究中，根据动脉系统计算机断层扫描血管造影（CTA）图像重建真实动脉几何模型（图 5–1），该模型由升主动脉、主动脉弓、头臂干动脉、左颈总动脉、左锁骨下动脉、降主动脉、左股动脉和右股动脉组成。由于临床中 VA-ECMO 主要采用股动脉插管方式为动脉系统提供氧合血，并且大多数患者依然保存部分心功能，因此研究中将主动脉根（入口 1）与做左股动脉（入口 2）设定为入口，其他接口设定为出口，具体名称和功能列于表 5–1。

表 5–1　动脉模型的名称和功能

位　置	名　字	功　能
入口 1	主动脉根	入口
出口 1	头臂干动脉	出口
出口 2	左颈总动脉	出口
出口 3	左锁骨下动脉	出口
入口 2	左股动脉	入口
出口 4	右股动脉	出口

2. 网格的产生

将重建的研究模型利用网格划分软件 Hexpress（NUMECA，Belgium）进行划分，生成高质量的非结构化六面体网格。为了确定合适的这项工作的网格数量，进行了网格独立性测试，测试采用出口 1 与出口 4 处的血液氧分压作为判断网格数量的指标，当两者相对误差＜5% 时，认为网格数量已经与计算精度无关，从而确定最合理的网格数量。测试结果见表 5–2，当网格数量增加到 240 万时，两个出口的氧分压相对误差＜5%，因此确定模型单元数量为 240 万。另外，根据主动脉的几何结构与内部血流流速，模型边界层确定为 12 层（图 5–2C），延展比 1.2，以保证整个模型的 Y+＜5。

3. 数值计算方法

(1) 红细胞分布的数值计算方法：我们研究采用与 Ou[130] 类似的方法描述血液中红细胞的分布规律，即将血液视为连续的三相流体。其中血浆被设定为连续相，而氧合红细胞（oRBC）与非氧合红细胞（doRBC）设定为颗粒相。由于目前欧拉－欧拉多相流算法已经被广泛应用于多相流的研究中，特别是针对体积分数变化范围较大的包含稠密粒子流与稀疏粒子流的问题中具有明显的优

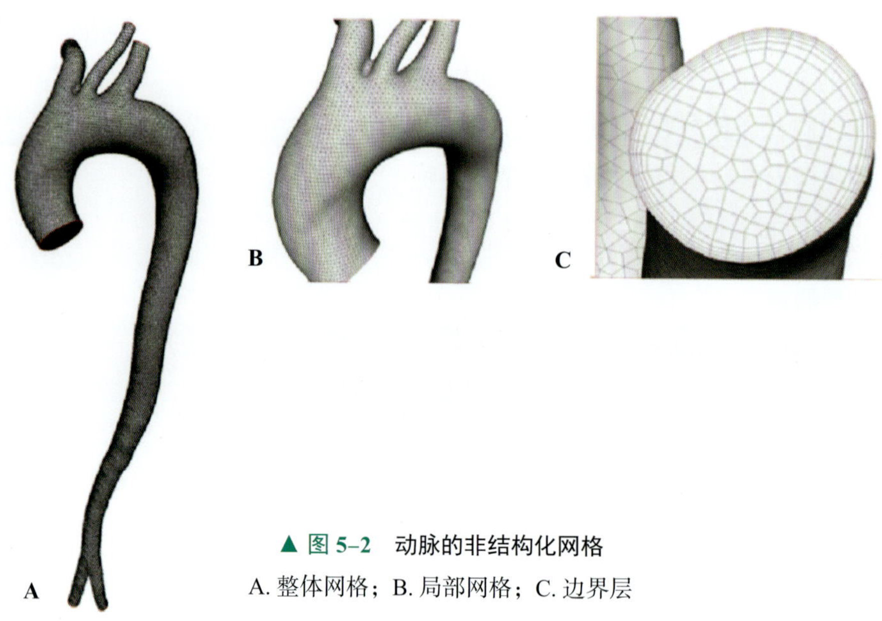

▲ 图 5-2　动脉的非结构化网格

A. 整体网格；B. 局部网格；C. 边界层

表 5-2　网格独立性测试结果

网格数	出口 1 氧分压（mmHg）	相对误差	出口 4 氧分压（mmHg）	相对误差
1.0×10^7	47.462 4		95.475 9	
2.4×10^7	48.715 2	2.63%	95.229 7	0.26%
5.0×10^7	49.022 5	0.63%	94.979 5	0.26%

势，因此我们研究选择其描述血液中血浆与两类红细胞之间的相互作用。为了计算流动过程中两类红细胞在血液中的体积分数，采用平均算法，利用局部平均变量计算局部的粒子体积分数。根据多相流理论，主动脉内的血液流动受三个守恒方程的约束（公式 5-1 至公式 5-3）。

第一，血液中的每一相都符合自身的质量守恒方程（公式 5-1）。

$$\frac{\partial(\rho_k\varepsilon_k)}{\partial t}+\nabla\cdot(\rho_k\varepsilon_k v_k)=0 \qquad （公式 5-1）$$

式中，ρ_k 为密度；ε_k 为体积分数；v_k 为速度；k 为 1 血浆相，2 含氧红细胞相，3 脱氧红细胞相。

第二，针对每一个单元，其中不同相的体积分数总和必须为 1（公式 5-2）。

$$\sum_{k=1}^{3}\varepsilon_k=1 \qquad （公式 5-2）$$

第三，血液整体的动量守恒由公式 5-3 描述。

$$\frac{\partial(\varepsilon_k\rho_k v_k)}{\partial t}+\nabla\cdot(\rho_k\varepsilon_k v_k)=-\varepsilon_k\nabla p_k+\nabla\cdot\tau_k+\varepsilon_k\rho_k g_k+\sum\beta_{kl}(v_k-v_l) \qquad （公式 5-3）$$

式中，τ_k 为壁面切应力；g 为重力加速度；β_{kl} 为相间动量交换系数。

τ_k 的定义见公式 5-4。

$$\tau_k=2\mu D_k-\frac{2}{3}\mu_k\mathrm{tr}(D_k) \qquad （公式 5-4）$$

式中 D_k 为张力，张力的定义见公式 5-5。

$$D_k=0.5[\nabla v+(\nabla v)^T] \qquad （公式 5-5）$$

β_{kl} 根据 Schiller 和 Naumann 模型确定相间动量交换系数（公式 5-6）。

$$\beta_{kl}=\frac{3}{4}C_d\frac{\rho_{plasma}\varepsilon_{plasma}\varepsilon_r|v_{plasma}-v_r|}{d_r}\qquad（公式 5-6）$$

式中，C_d 为单个细胞上施加的阻力，其定义见公式 5-7；d_r 为直径；v_{plasma} 为血浆的流速。

$$C_d=\frac{24}{Re_{plasma}}[1+0.15Re_{plasma}^{0.6}]\qquad Re_{plasma}<1000\qquad（公式 5-7）$$

$$C_d=0.44\quad Re_{plasma}>1000\qquad（公式 5-8）$$

式中，Re_{plasma} 为血浆周围单个红细胞的局部雷诺数，其定义见公式 5-9。

$$Re_{plasma}=\frac{\rho_{plasma}d_{rbc}|v_{plasma}-v_{rbc}|\emptyset}{\mu_{plasma}}\qquad（公式 5-9）$$

式中，Ø 为形状因子，在本研究中设置为 1。

此外，为了降低计算成本，本研究忽略了外力和重力的影响。

(2) 溶解氧的数值计算方法：根据文献[128]，流动血液中的氧运输由物质运输理论控制，其可以表示为公式 5-10。

$$\left(1+\frac{[Hb]}{\alpha}\frac{dS}{dPO_2}\right)v_{plasma}\cdot\nabla PO_2=\nabla\cdot[D_b(1+\frac{[Hb]}{\alpha}\frac{D_c}{D_b}\frac{dS}{dPO_2})\nabla PO_2]\qquad（公式 5-10）$$

式中，PO_2 为血浆中的溶解氧分压；[Hb] 为血流中血红蛋白携带氧的能力，[Hb]=0.2ml O_2/ml；α 为血浆中氧的溶解度，$\alpha=2.5\times10^{-5}$ml O_2/(ml 血・mmHg)；D_b 为在血浆中溶解氧的扩散率，$D_b=1.2\times10^{-9}m^2/s$。

4. 边界条件

为了研究 VA-ECMO 辅助水平对主动脉氧分布的影响，本研究设计了 4 种 VA-ECMO 的辅助水平，分别命名为情况 1、情况 2、情况 3 和情况 4。在四种情况下，流入主动脉的总血流量保持在 5L/min；在三根分叉血管与右股动脉出口处均施加恒定的压力边界条件，其压力值为 80mmHg，具体数值见表 5-3。根据文献[125]，在所有情况下，出口氧分压、氧合与非氧合红细胞体积分数见表 5-4。

表 5-3　边界条件

情况	入口 1（L/min）	入口 2（L/min）	出口（mmHg）
情况 1	0	5	80
情况 2	1	4	80
情况 3	2	3	80
情况 4	2.5	2.5	80

表 5-4　边界条件

情况	入口 1 氧分压（mmHg）	入口 2 氧分压（mmHg）	入口 1 非氧合氧红细胞 VOF	入口 2 氧合红细胞 VOF
情况 1	40	100	45%	45%

（续表）

情况	入口 1 氧分压（mmHg）	入口 2 氧分压（mmHg）	入口 1 非氧合氧红细胞 VOF	入口 2 氧合红细胞 VOF
情况 2	40	100	45%	45%
情况 3	40	100	45%	45%
情况 4	40	100	45%	45%

VOF. 体积分数

5. 数值计算设置

可采用商业软件 Fluent 16.2（ANSYS，Canonsburg，PA，USA）对有限元模型进行求解。针对血液，采用欧拉 – 欧拉多相流模型，其中血浆被设定为连续相，而 oRBC 与 doRBC 分别被设定成颗粒相。研究中，根据临床患者血液氧含量特点，血细胞比容设定为 45%。假设从主动脉入口（入口 1）流入的血液为非氧合血，即全部红细胞为非氧合红细胞（doRBC），而从股动脉入口流入的血液为氧合血，只包含氧合红细胞（oRBC）。此外，研究中血浆与红细胞的密度被认为是恒定的，分别设定为 1003kg/m^3 与 1096kg/m^3。血浆与红细胞的动力学黏度分别设定为 0.0011Pas 与 0.003 85Pas。为了准确描述血液在近壁面处的运动，血管壁设定为无滑移条件。方程采用半隐式算法（SIMPLE）求解，其中血液动量与体积分数采用二阶迎风（upwind）格式求解。整个数值模拟的收敛残差设定为 10^{-4}。此外，血液中描述溶解氧的物质运输方程采用用户自定义标量函数（user definde scalar，UDS）实现求解。

6. 血流动力学指标

根据文献[131]，血液中氧灌注能力主要通过血液总含氧量 CaO_2 评价，见公式 5-11。

$$CaO_2 = 0.0234Hb\left(\frac{\varepsilon_2}{\varepsilon_2+\varepsilon_3}SaO_{2doRBC} + \frac{\varepsilon_3}{\varepsilon_2+\varepsilon_3}SaO_{2oRBC}\right) + 0.031PaO_2 \quad （公式 5-11）$$

式中，CaO_2 为总氧含量；Hb 为血液中血红蛋白水平，设定为 114g/L；SaO_{2doRBC} 为 doRBC 血氧饱和度；SaO_{2oRBC} 为 oRBC 血氧饱和度；ε_2 为 doRBC 的体积分数；ε_3 为 oRBC 的体积分数。

（二）研究结果

为了 VA-ECMO 辅助水平的变化对主动脉氧含量分布变化的影响规律，我们提取主动脉内血流分布、红细胞分布、溶解氧分压分布及氧含量等结果（图 5-3 至图 5-6）。

1. 主动脉弓速度矢量图

为了进一步清楚地阐明 VA-ECMO 辅助水平对主动脉血流模式的影响，需提取不同情况下主动脉弓处的血流速度矢量（图 5-3）。从图中可以看出，在这四种情况下，从左心室流出的顺行血液和从 VA-ECMO 中流出的逆行血液在主动脉弓区域 A' 的位置出现一个明显的交界面。并且随着 VA-ECMO 辅助水平的降低，交界面的位置从主动脉弓的近端移向主动脉弓的远端，并且从心脏输出的血液更多流入头臂动脉与左颈总动脉。

2. 主动脉弓氧合红细胞体积分数分布

图 5-4 显示了四种情况下主动脉中氧合红细胞的体积分数（volume fraction，VOF）分布。在

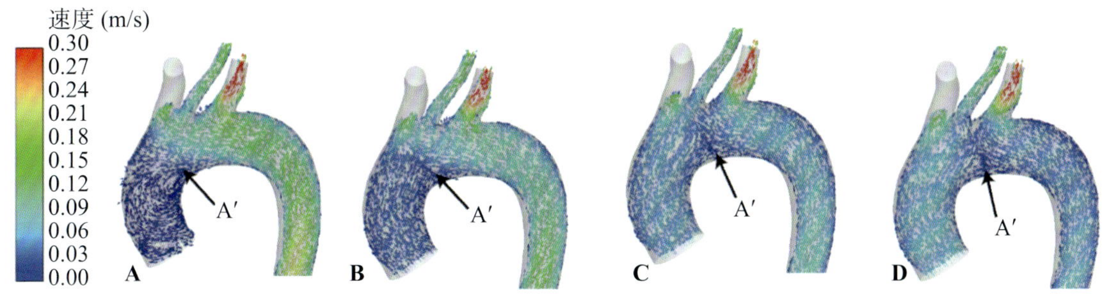

▲ 图 5-3　不同情况下主动脉血流速度矢量分布

A. 在情况 1 下主动脉速度矢量；B. 在情况 2 下主动脉速度矢量；C. 在情况 3 下主动脉速度矢量；D. 在情况 4 下主动脉速度矢量

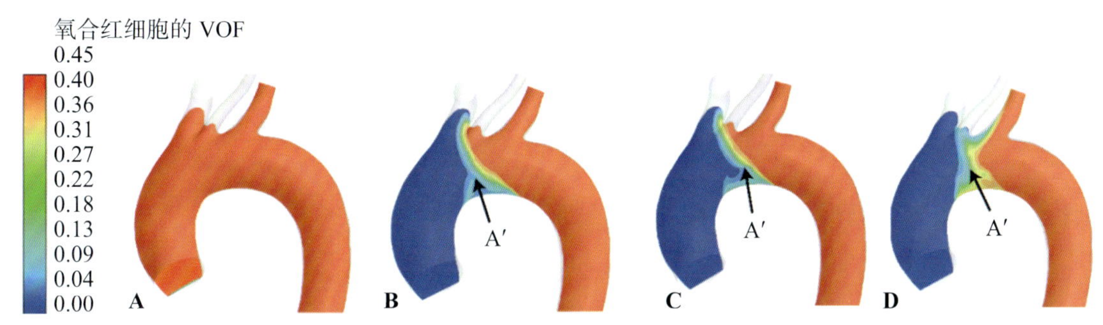

▲ 图 5-4　氧合红细胞体积分数分布

A. 在情况 1 下氧合红细胞体积分数分布；B. 在情况 2 下氧合红细胞体积分数分布；C. 在情况 3 下氧合红细胞体积分数分布；D. 在情况 4 下氧合红细胞体积分数分布

情况 1 中，含氧红细胞可以到达主动脉根部，但随着 VA-ECMO 辅助水平的降低，升主动脉中氧合红细胞的 VOF 显著降低（区域 A′）。此外，氧合红细胞的 VOF 进入头臂干动脉（情况 1：45%；情况 2：27.4%；情况 3：5.4%；情况 4：0.67%）和左颈总动脉（情况 1：45%；情况 2：40.8%；情况 3：32.6%；情况 4：17.7%）也随着 VA-ECMO 辅助水平的降低而逐渐减少。但是，流入左锁骨下动脉的氧合红细胞的 VOF 在每种情况之间没有显著差异（情况 1：45%；情况 2：44.9%；情况 3：44.9%；情况 4：43%）。

3. 主动脉溶解氧分压分布图

图 5-5 是四种情况下主动脉中溶解氧分压的分布图。在情况 1 中，高溶解氧分压与低溶解氧分压之间没有明显的交界面，因为 VA-ECMO 辅助为 5L/min（心输出量为 0），含氧血液能够到达主动脉根（情况 1：区域 A′），但是升主动脉血液中的溶解氧分压显著高于主动脉根部（70mmHg vs. 40mmHg）。相反，在其他三种情况下可以看到明显的“氧分压交界面”（情况 2 至情况 4，区域 A′）。在这三种情况中，因为左心室输出了非氧合血液，升主动脉的溶解氧分压水平没有显著差异（约 45mmHg）。这三种情况下，主动脉弓和降主动脉血液溶解氧分压较高（>85mmHg）。此外，随着 VA-ECMO 辅助水平的降低，“氧分压交界面”的位置从主动脉弓的近端向主动脉弓的远端移动，并且在左颈总动脉中氧分压（情况 2 vs. 情况 3 vs. 情况 4 为 67.1mmHg vs. 50.3mmHg vs. 47.5mmHg），头臂动脉血液的氧分压（情况 2 vs. 情况 3 vs. 情况 4 为 88.9mmHg vs. 77.4mmHg vs. 44.7mmHg）和

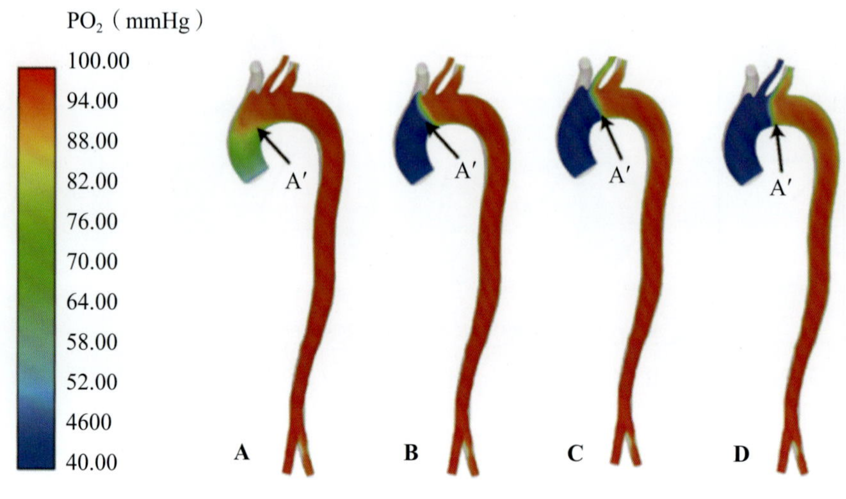

▲ 图 5-5　不同情况下溶解氧分压分布

A. 在情况 1 下的溶解氧分压分布；B. 在情况 2 下的溶解氧分压分布；C. 在情况 3 下的溶解氧分压分布；D. 在情况 4 下的溶解氧分压分布

左锁骨下动脉氧分压（情况 2 vs. 情况 3 vs. 情况 4 为 93.1mmHg vs. 90.7mmHg vs. 82.3mmHg）都随着 VA-ECMO 辅助水平的降低而增加。

4. 血管氧含量

为了评估 VA-ECMO 辅助水平对主动脉携氧能力的影响，每个血管中的氧含量见图 5-6。从图中可以看出，随着 VA-ECMO 辅助水平的降低，头臂干动脉血液中的氧含量（情况 1 vs. 情况 2

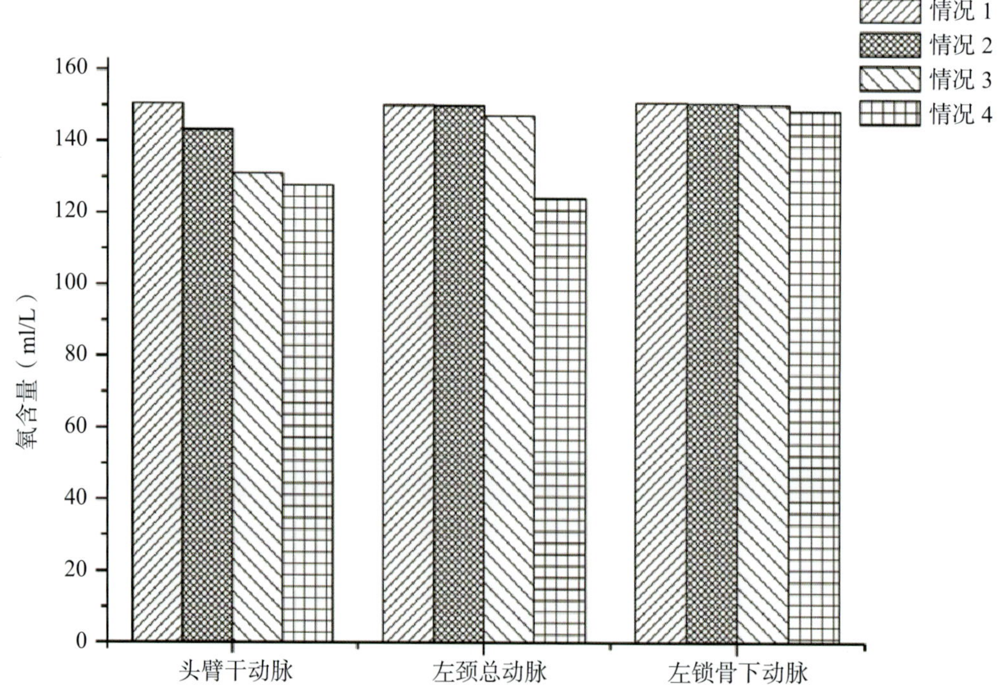

▲ 图 5-6　不同情况溶解氧含量的变化

vs. 情况 3 vs. 情况 4 为 150.5ml/L vs. 143.2ml/L vs. 131ml/L vs. 127.8ml/L）和左颈总动脉中的氧含量（情况 1 vs. 情况 2 vs. 情况 3 vs. 情况 4 为 150.1ml/L vs. 6ml/L vs. 147ml/L vs. 124.1ml/L）逐渐减少。但是，VA-ECMO 辅助水平的变化对左锁骨下动脉血液氧含量影响不大（情况 1 vs. 情况 2 vs. 情况 3 vs. 情况 4 为 150.8ml/L vs. 150.6ml/L vs. 150.2ml/L vs. 148.4ml/L）。为了进一步评估不同情况下氧含量的差异，每个出口的氧饱和度详见表 5–5，在情况 3 和情况 4 下，出口 1 处的氧饱和度＜85%（情况 3：73.60%；情况 4：70.45%）。另外，在情况 4 下，出口 2 处的氧饱和度＜85%。

表 5–5　各种情况下各出口氧饱和度

情况	出口 1（%）	出口 2（%）	出口 3（%）
情况 1	100	100	100
情况 2	88.27	99.89	99.99
情况 3	73.60	98.77	99.99
情况 4	70.45	81.79	98.69

（三）研究结论

我们提出了一种将流体力学方法、多相流理论与物质运输方法相结合的新方法，用于评估 VA-ECMO 不同辅助水平条件下的血氧分布状态。采用该方法，研究 VA-ECMO 辅助水平变化对主动脉内血氧浓度的分布规律。结果表明，该方法可以准确地评估出主动脉中氧的分布。此外，主动脉中的氧分布受局部血流模式的显著影响。非氧合血液和氧合血液在主动脉弓处相遇并形成“氧交界面”。当 VA-ECMO 辅助水平降低时，“氧交界面”从主动脉弓的近端向着主动脉弓的远端移动。同时，随着 VA-ECMO 辅助水平降低，头臂干动脉和左颈总动脉的氧合红细胞的体积分数和氧分压都降低。此外，研究发现，VA-ECMO 辅助水平的变化对左锁骨下动脉的氧灌注状态几乎没有影响。该研究可以为 VA-ECMO 的外科医生和操作者提供有关主动脉氧分布的更多有用信息。

二、静脉－动脉体外膜肺氧合搏动模式对主动脉血流动力学的影响

VA-ECMO 能够为心源性休克患者提供紧急机械循环辅助[124]。目前通过改变 ECMO 中泵的旋转速度使其产生搏动血流是 ECMO 研究者关注的重点。研究发现，搏动血流具有降低全身的血管阻力、保护微循环功能、改善儿茶酚胺反应、改善内脏和脑灌注，以及改善心肌血流等优点[132, 133]，因此研究者们针对搏动型 ECMO 开展了系统的研究。例如，Adedayo 等[134]研究发现与非搏动性 ECMO 相比，搏动性 ECMO 的血液运输效率更高，血液的动能也更高。Wang 等[135]研究证明新型搏动性 ECMO 可以实现更好的血流动力学传递。同样，Wolfe 等[136]发现搏动性血流可以改善血流动力学能量传递。虽然上述研究表明搏动性 ECMO 可以在能量传递方面取得更好的性能，但其对主动脉，脑灌注及左心室功能的血流动力学影响机制仍未得到充分研究。目前计算流体动力学（CFD）已成为阐明 ECMO 血流动力学状态的重要方法。Caruso 等[137]采用 CFD 方法研究主动脉插管方向对中心插管 ECMO 主动脉血流模式的影响。Assmann 等[138]采用 CFD 方法评估新型主动

脉插管对主动脉壁切应力分布的血流动力学优势。尽管 CFD 已经被广泛应用于评估和优化 ECMO 的血流动力学状态，但尚未研究搏动性 ECMO 对主动脉、脑灌注和左心室功能的血流动力学影响。因此，我们采用计算流体力学的方法研究 VA-ECMO 的搏动模式对主动脉的血流动力学影响规律。我们根据 VA-ECMO 临床实际，设计了三种辅助模式，分别为“恒定流量模式”“同步搏动模式”和“反相搏动模式”。氧合血液和非氧合血液的分布、血流速度矢量、振荡剪切指数（oscillatory shear index，OSI）、相对停留时间（relative retention time，RRT）、心输出功（external work，EW）、等效左心室后负荷（equivalent afterload，EAL）和能量损失（energy loss，EL）等作为评估搏动性 ECMO 引起的血流动力学效应的指标。

（一）研究方法

1. 模型重建及网格

我们研究采用本章第一部分的模型及网格。

2. 计算方法

血液的流动特性受到 Navier-Stokes 方程控制，主要包括血流流动过程中的质量与动量守恒方程，见公式 2–1 与公式 2–2。本研究利用商业软件 ANSYS/Fluent 16.2 求解，其中选择了基于有限体积的压力校正算法。

3. 计算边界条件

根据临床实践，我们研究了搏动 VA-ECMO 与非搏动 VA-ECMO 两种情况下，主动脉血流动力学的差异，研究模型见图 5–7。模型出入口具体见表 5–6。根据临床实际，选择左股动脉作为 VA-ECMO 的插管血管。研究假设 VA-ECMO 的导管直径与股动脉血管一致，因此将左股动脉设定为模型入口。由于目前临床中 VA-ECMO 主要采用非搏动模式，因此将其对主动脉血流动力学特性作为研究的对照组。为了保证研究条件的一致性，三种模式下，心脏输出血流量需保持一致（平均流速为 1L/min）；此外，VA-ECMO 输出平均血流量保持相同（平均流速为 3L/min）。在恒定流量（恒速）模式中，VA-ECMO 的输出血流量设定为恒定流速，数值为 3L/min。对于搏动辅助模式，目前临床中存在两种类型，分别为同步搏动模式（同步模式）和反相搏动模式（反搏模式）。同步搏动模式是指 VA-ECMO 输出血流的速度与左心室射出生理血流速度同步。而反相搏动模式指的是 VA-ECMO 输出血流速度与左心室射血速度之间具有 180° 相位延迟（图 5–7）。研究采用的左心室

表 5–6　研究模型出入口

位　置	名　称	出入口
A	主动脉根	入口 1
B	头臂干动脉	出口 1
C	左颈总动脉	出口 2
D	左锁骨下动脉	出口 3
E	左股动脉	入口 2
F	右股动脉	出口 4

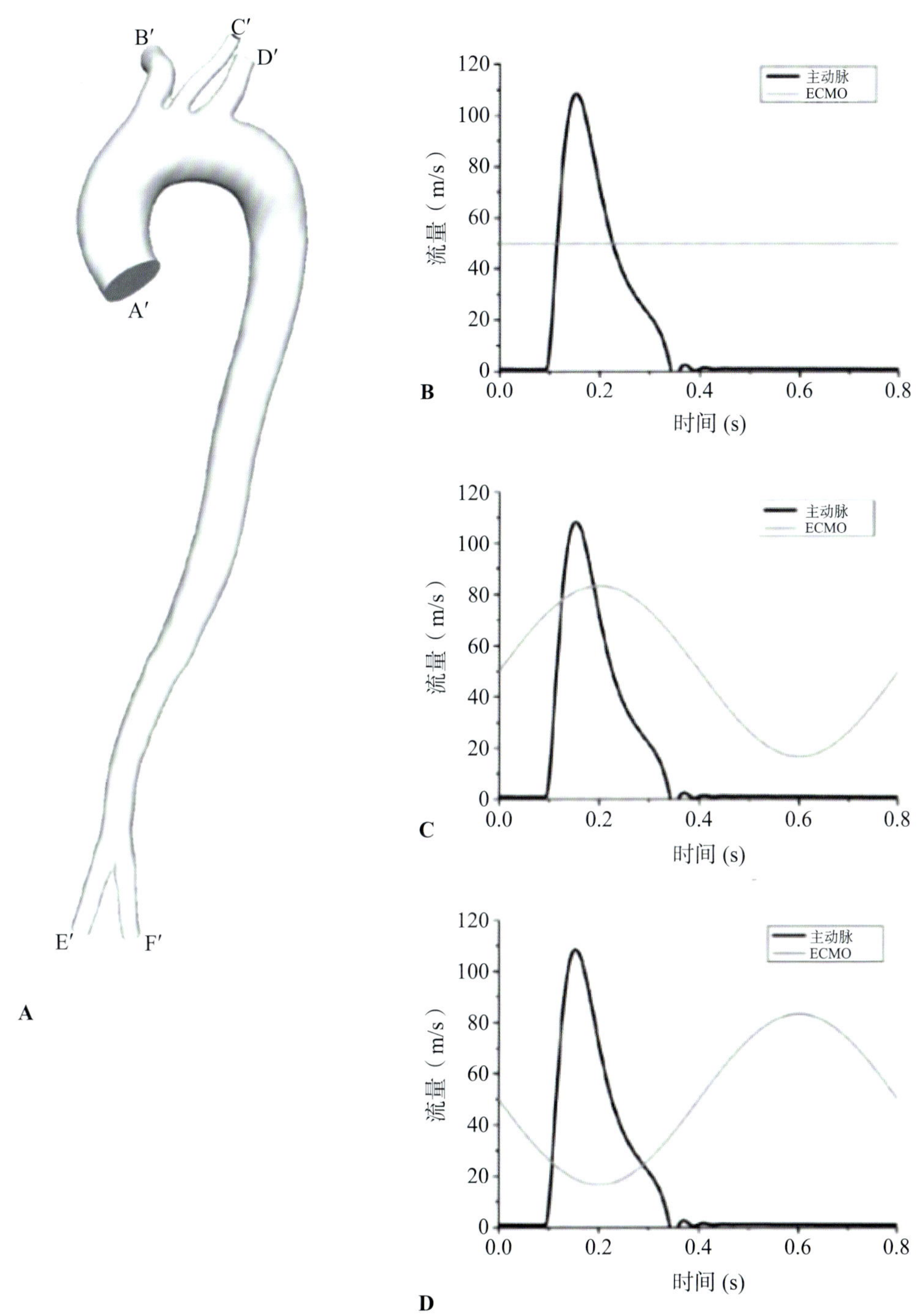

▲ 图 5-7　研究模型及边界条件

A. 研究模型；B. 恒定流量模式下的边界条件；C. 同步搏动模式下的边界条件；D. 反搏模式下边界条件

射血速度是由心血管集中参数模型计算得到，其准确性已经经过临床数据验证[67]。同步模式下 VA-ECMO 输出血流流量由公式 5-12 决定。

$$flow_{copluse} = 3 + 2\sin(\frac{2\pi t}{T}) \quad (公式 5\text{-}12)$$

式中，$flow_{copluse}$ 为同步 ECMO 模式下血流流速（L/min）；T 为周期；t 为时间步。

反搏模式下 VA-ECMO 输出血流流量由公式 5-13 表示。

$$flow_{counterpluse} = 3 - 2\sin(\frac{2\pi t}{T}) \quad （公式 5-13）$$

式中，$flow_{counterpluse}$ 为反搏 ECMO 模式下血流速度（L/min）。

恒定流量模式下 VA-ECMO 流出的血流量设定为 3L/min。此外，在主动脉三根分叉出口及右股动脉出口分别施加 80mmHg 与 70mmHg 的压力边界条件[139]。

4. 计算设置

研究中将血液设置为均质、不可压缩的牛顿流体，血液的动力学黏度与密度分别设定为 0.0035Pa · s 与 1050kg/m^3。心动周期设定为 0.8s，时间步长为 0.01s。根据模型的几何尺寸，血液密度和血液峰值收缩速度，收缩期雷诺数（Re）>3500。因此，研究采用 SST-k 湍流模型[96]，时间步长是 0.01s。研究连续计算 5 个心动周期以消除初始条件对结果的影响，并且提取第 5 个心动周期中的血流动力学参数用于分析。

5. 血流动力学指标

为了评估 VA-ECMO 非搏动模式与搏动模式对主动脉血流动力学特性的差异，本研究提取 EW、EAL、EL、TAWSS，OSI、RRT 等血流动力学指标。

(1) 心输出功（EW）：EW 描述了左心室的对外输出功，是量化左心室负荷的重要因素[67]，见公式 5-14。

$$EW(t) = 0.0022 \times CO(t) \times AOP(t) \quad （公式 5-14）$$

式中，EW(t) 为心输出功；AOP(t) 为主动脉压力；CO(t) 为心输出量（L/min）。

(2) 左心室的等效后负荷（EAL）：EAL 表示左心室的等效后负荷，是评估左心室后负荷的重要因素，是瞬时主动脉压和心输出量之比，见公式 5-15。

$$EAL = \frac{1}{T}\int_0^T (\frac{AOP(t)}{CO(t)})\,dt \quad （公式 5-15）$$

式中，EAL 为左心室的等效后负荷。

(3) 能量损失（EL）:EL 是反映主动脉血液运输效率的重要指标。根据血流动力学能量守恒理论，EL 被描述为公式 5-16。

$$EL(t) = 0.0022 \times \left(AOP(t)\right) \times CO(t) + P_E(t) \times F_E(t) - \sum_k P_k(t) \times F_k(t) \quad （公式 5-16）$$

式中，EL(t) 为能量损失；$P_E(t)$ 为左股动脉入口处的压力（mmHg）；$F_E(t)$ 为左股动脉入口处的血流量（L/min）；$P_k(t)$ 为三个分支血管和左股动脉的压力（mmHg）；$F_k(t)$ 为三个分支血管和左股动脉的血流量（L/min）；k 为头臂动脉，左颈总动脉，左锁骨下动脉和左股动脉。

(4) 时间平均壁面切应力（TAWSS）：TAWSS 是时间平均壁面切应力，见公式 5-17。

$$TAWSS = \frac{1}{T}\int_0^T |\tau_w(t)|dt \quad （公式 5-17）$$

式中，为瞬时壁面切应力（Pa）。

(5) 震荡剪切系数（OSI）：OSI[140] 定义见公式 5-18。

$$OSI = 0.5 \times (1 - \frac{\left|\int_0^t \tau_w(t)\right| dt}{\int_0^T |\tau_w(t)| dt}) \quad （公式 5-18）$$

式中，OSI 为震荡剪切系数；T 为积分时长（s）；dt 为积分微分。

(6) 相对停留时间（RRT）：RRT[141] 定义见公式 5-19。

$$RRT = \frac{1}{(1-2\times OSI)\times TAWSS} \quad （公式 5-19）$$

（二）研究结果

为了描述 VA-ECMO 搏动模式与非搏动模式对主动脉内血流动力学特性的影响规律，本研究提取了 OSI 与 RRT 的分布及 EW 与 EL 的变化（图 5-6 至图 5-10）。选择 4 个特殊时间点（0.10s、0.15s、0.20s 和 0.60s）来评估血流动力学状态，其中 0.10s 是左心室射血开始时刻；0.15s 为左心室射血峰值时刻；0.20s 表示 VA-ECMO 同步搏动模式血流峰值时刻；0.60s 表示 VA-ECMO 反相搏动模式输出流速峰值时刻。

1. 氧合与非氧合血液分布

图 5-8 是三种 VA-ECMO 辅助模式下氧合血（浅灰色流线）与非氧合血（深灰色流线）在整个心动周期内的分布变化图。从图中可以观察到，在 0.1s 时，同步搏动模式下氧合血流比非搏动模式下更容易进入头臂动脉，左颈总动脉和左锁骨下动脉（区域 A′）。相反，在反相搏动模式下，来自 ECMO 的氧合血流难以进入三个分支血管。在心脏射血期，进入三个分支血管的非氧合血流量逐渐增加。在 t=0.15s 时，三种模式下的非氧合血液全灌注流入三个分支血管，然后随着 ECMO 流速的增加，在同步搏动模式下，流入三个分支血管的含氧血液的百分比逐渐增加。在 t=0.2s 时，在同步

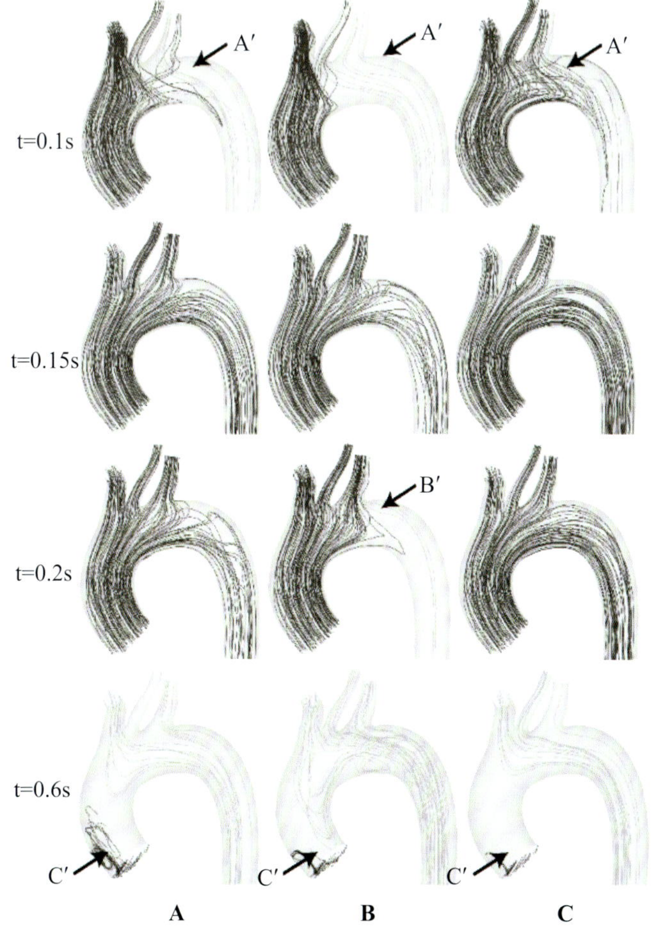

◀ 图 5-8　主动脉弓内氧合血液和非氧合血液的分布

A. 在恒速模式下主动脉弓内氧合血液和非氧合血液的分布；B. 在同步模式下主动脉弓内氧合血液和非氧合血液的分布；C. 在反搏模式下主动脉弓内氧合血液和非氧合血液的分布

搏动模式（区域 B′）下，混合血液（含氧血液和非氧合血液）灌注三个分支血管，而其他两种模式只有非氧合血液灌注三支血管。在舒张期，三个分支血管完全由来自 ECMO 的氧合血液灌注，因为心输出的血流速度降低至 0L/min（区域 C′）。

2. 主动脉速度矢量图

图 5-9 是 ECMO 三种模式下的主动脉速度矢量图。在射血开始时（0.1s），来自 ECMO 的氧合血液和来自左心室的非氧合血液在主动脉弓（区域 A′）处汇合，形成一个血液交界面，并在所有模式下观察到在主动脉弓的内壁处有血液停滞区域。在同步搏动模式下 ECMO 流速的峰值时刻（t=0.2s），VA-ECMO 输出的氧合血液能够从股动脉逆行至主动脉（区域 B′）。此外，在舒张期期间（t=0.6s），在升主动脉（区域 C′）处观察到湍流和涡流。

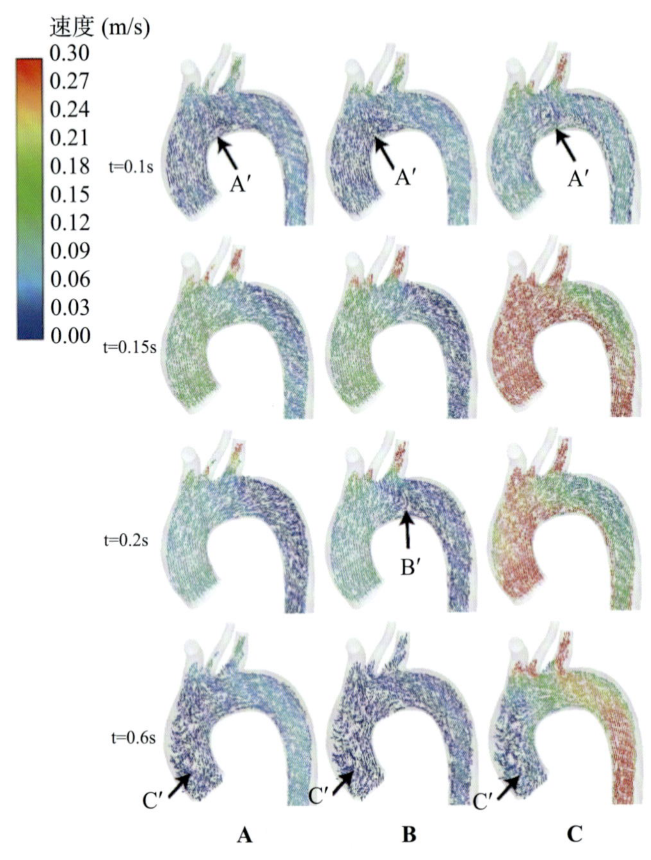

◀ 图 5-9 不同模式下主动脉速度分布

A. 在恒速模式下主动脉速度矢量；B. 在同步模式下主动脉速度矢量；C. 在反搏模式下主动脉速度矢量

3. 动脉的 OSI 分布

图 5-10 显示了三种模式下的 OSI 分布。从图中可以看出，在主动脉弓内壁和降主动脉中部观察到 OSI 的峰值（区域 A′，恒定流量模式：0.44；同步搏动模式：0.46；反搏模式：0.45；区域 B′，恒定流量模式：0.39；同步搏动模式：0.44；反搏模式：0.45）。此外，反搏模式下的高 OSI 区域小于同步搏动 ECMO 模式（区域 A′ 和 B′）下的区域。

4. 动脉的 RRT 分布

图 5-11 显示了三种模式下的 RRT 分布。从图中可以看出，在主动脉弓的内壁处观察到高 RRT 区域（区域 A′，恒定流动模式：220；同步搏动模式：132；反搏模式：93），降主动脉开始的外壁

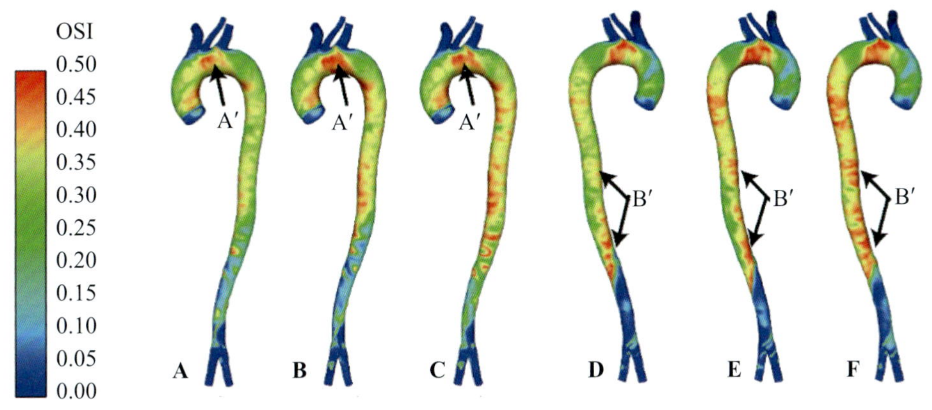

▲ 图 5–10　不同模式下 OSI 分布

A 和 D. 在恒速模式下主动脉 OSI 分布；B 和 E. 在同步模式下主动脉 OSI 分布；C 和 F. 在反搏模式下主动脉 OSI 分布

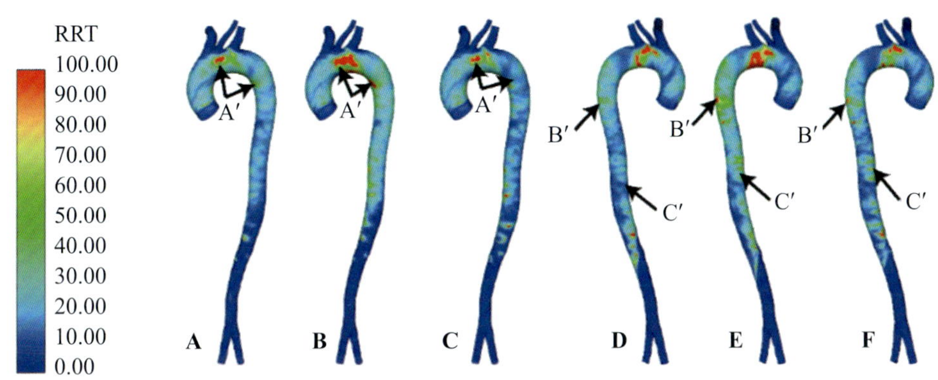

▲ 图 5–11　不同模式下主动脉 RRT 分布

A 和 D. 在恒速模式下主动脉 RRT 分布；B 和 E. 在同步模式下主动脉 RRT 分布；C 和 F. 在反搏模式下主动脉 RRT 分布

（区域 B′，恒定流量模式：21；同步搏动模式：27；反搏模式：19）和降主动脉内壁（区域 C′，恒定流量模式：19；同步搏动模式：36；反搏模式：18）。总体来看，在三种模式中，同步搏动模式下的 RRT 远高于恒定流量模式和反搏模式下的 RRT（区域 A′、B′ 和 C′）。此外，在主动脉弓处，同步搏动模式下高 RRT 区域的面积显著大于恒定流量模式和反搏模式（区域 A′）下的面积。

5. EW、EAL 和 EL 变化

图 5–12 是三种 ECMO 模式下 EW、EAL 和 EL 的比较结果。从图 A 可以看出，在三种 ECMO 模式下，EW 射血期显著增加。在舒张期，EW 减少到零，因为此时通过主动脉根的流速为零。此外，在同步搏动 ECMO 辅助下，EW 的峰值高于其他两种模式的最高值（同步搏动模式：1.51W；恒定流量模式：1.44W；反搏模式：1.30W）。在反搏模式下，与恒定流量模式相比，EW 略微降低。从图 B 可以看出，在反搏 ECMO 辅助下，EAL 达到最小值（恒定流量模式：1.03mmHg · s/ml；同步搏动模式：1.67mmHg · s/ml；反搏模式 0.82mmHg · s/ml）。从图 C 可以看出，研究发现 EL 随着左心室运动而改变，当左心室收缩将血液泵入主动脉时，循环系统的 EL 显著增加，而在舒张期期间 EL 迅速减少。在所有模式中，在收缩峰值（t=0.13s）时，同步搏动模式下 EL 达到最高值（恒

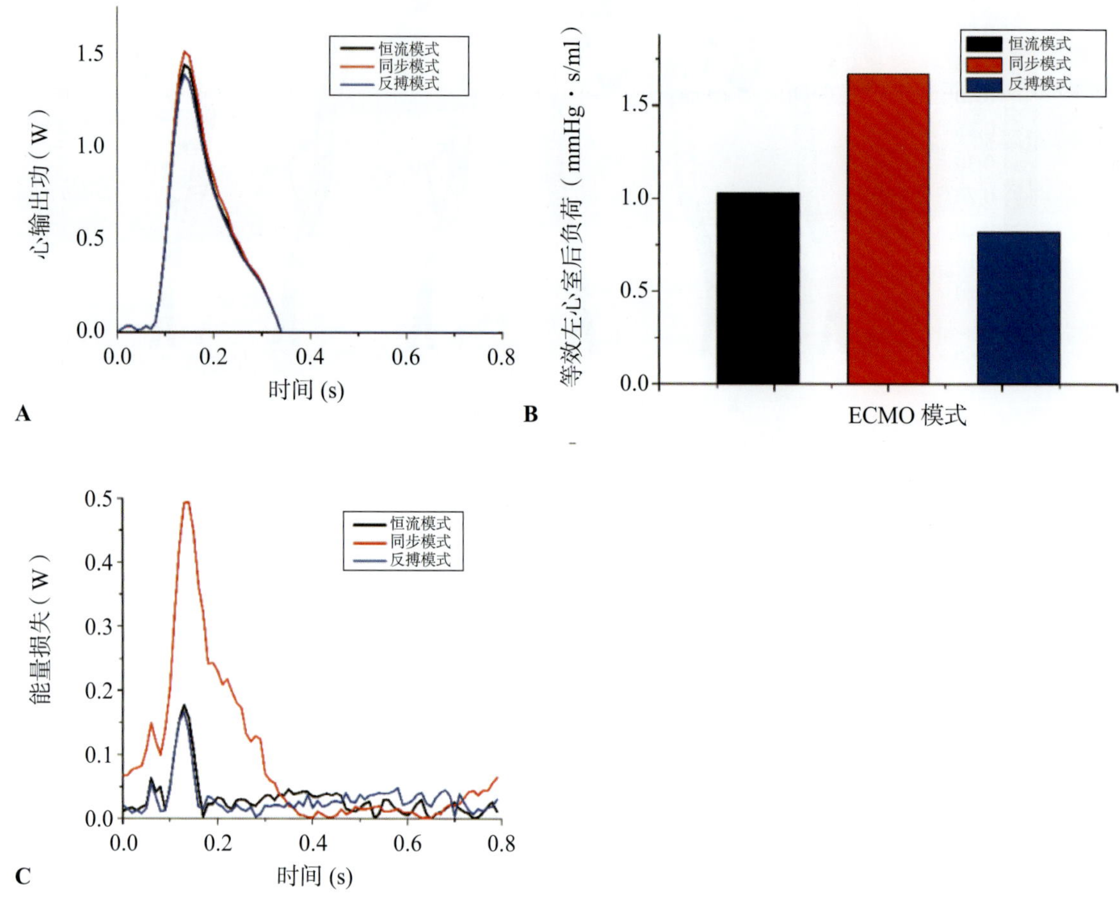

▲ 图 5-12 三种 ECMO 模式下 EW、EAL 和 EL 的变化

A. 整个心动周期内心输出功变化；B. 三种模式之间的 EAL 的差异；C. 是在三种模式下 EL 随时间的变化

定流量模式：0.18W；同步搏动模式：0.50W；反搏模式：0.16W）。

（三）研究结论

针对 VA-ECMO 辅助模式对主动脉血流动力学环境影响的研究，本章通过计算流体力学的方法评估恒定流量 ECMO，同步搏动模式和反搏模式之间的血流动力学差异。我们研究发现，优化心输出量与 ECMO 流出量之间的关系是改善动脉血流动力学状态和心脏功能的可行方案。研究结果表明，在恒定流量模式和反搏模式下，灌注到三个分支血管中的氧合血液更多。这意味着 ECMO 在反搏模式下工作，可以提供更好的氧气灌注性能。此外，在反搏模式下还可以实现最低 RRT（恒定流量模式：220；同步搏动模式：132；反搏模式：93），在三种模式下的 OSI 的峰值基本相等。同时，结果还表明，在反搏模式下工作的 ECMO 可以显著减少心输出功（同步搏动模式：1.51W；恒定流量模式：1.44W；反搏模式：1.30W），左心室后负荷（恒定流量模式：1.03mmHg · s/ml；同步搏动模式：1.67mmHg · s/ml；反搏模式：0.82mmHg · s/ml）和动脉系统能量损失（恒定流量模式 0.18W；同步搏动模式 0.50W；反搏模式 0.16W）。因此我们研究得到以下结论，与恒定流量 ECMO 和同步搏动 ECMO 模式相比，反搏 ECMO 模式可以提供更好的血流动力学性能、心脏功能和脑氧气灌注。

三、相关分析与总结

上肢低氧血症是一种严重的并发症，对危重心肺功能衰竭患者的预后具有重要意义，特别是严重肺功能障碍患者，他们上肢和脑血管的氧饱和度明显低于下肢[125]。因此，医生对患者主动脉中氧分布的评估是非常重要的。在本章第一部分的研究中，我们提出了一种新方法，将计算流体力学、多相流理论和物质运输理论结合起来，研究 VA-ECMO 辅助水平对主动脉氧分布的影响规律。研究结果表明，使用这种新方法可以预测主动脉血液的氧合状态。

VA-ECMO 辅助患者在主动脉处存在“血流交界面”现象[142]，Hoeper 基于计算机断层扫描血管造影（computed tomography angiography，CTA）技术发现在主动脉弓处存在“血液交界面”现象，他的研究证明在自身心功能尚存的 VA-ECMO 患者身上通常会存在“血流交界面”现象。产生这种现象的主要原因是心脏输出的血流沿着主动脉顺行流动，而从 VA-ECMO 辅助流出的血液是从股动脉逆行输送到主动脉，所以在主动脉弓处两股血流交汇形成血液交界面，这与作者我们的研究结果是一致的（图 5–3）。在我们的结果中发现，血流交界面是左心室射出血液和 VA-ECMO 辅助流出血液相交形成的，并且这个交界面的位置受到 VA-ECMO 辅助水平与心输出量大小关系的决定。从本章第一部分的研究结果可知，随着 VA-ECMO 辅助水平的降低，血液交界面的位置从主动脉弓的近端向主动脉弓的远端移动，并且从左心室泵出的血流大部分流入冠状动脉与头臂干动脉。

通过本章第一部分的研究结果可以发现，血浆中氧合红细胞和溶解氧的分布明显受到局部血流模式的影响，并且观察到一种新的现象，命名为“氧交界面”（图 5–4 和图 5–5，区域 A'）。这与 Hoeper[142] 的研究结果一致，这种现象是由于 VA-ECMO 动脉插管输出的氧合血液与左心室射出的非氧合血液在主动脉弓位置交汇产生的。进一步研究发现，虽然随着 VA-ECMO 辅助水平的降低，头臂干动脉和左颈总动脉的氧合红细胞的体积分数和溶解氧分压都逐渐降低，但是辅助水平对左锁骨下动脉的氧合红细胞的体积分数和溶解氧分压无明显影响。这一结果与临床观察结果一致，在临床表现上是右上肢和脑血管的氧饱和度显著低于左上肢的氧饱和度[143]。除此之外，随着 VA-ECMO 辅助水平的降低，观察到升主动脉的氧饱和度显著降低，这可能会损害心肌功能。因此，对于肺功能较差的患者，VA-ECMO 辅助水平应该增加到接近总循环血流量的 100%。

在临床中，为了维持冠状动脉和脑血管的氧气灌注，常常需要尽可能降低心输出量。但是这样会增加左心室后负荷，然后导致左心室扩张与肺充血，特别是在左心室输出极低或主动脉瓣关闭不全的情况下[144]。因此，对于 VA-ECMO 的操作者来说，确定患者最佳辅助水平非常重要，这样能够在满足重要器官的需氧量的同时实现最大限度地降低左心室后负荷水平。此外，出口 1、出口 2 和出口 3 处的氧饱和度随着 VA-ECMO 辅助水平的降低而降低（表 5–5）。从结果可以看出，出口 1 处血液的氧饱和度仅为 73.60%，根据临床实践，如果血氧饱和度＜85%，则血液就不能达到正常的氧交换功能。因此，结果表明，对于患有严重肺功能障碍的患者，VA-ECMO 的输出应该大于总血流速率的 60%。否则大脑和上肢将无法获得足够的氧气输送，这可能导致神经系统并发症。另外，从表 5–5 可以看出，出口 3（左锁骨下动脉）的氧饱和度明显高于出口 1（头臂干动脉），出口 1 处的氧饱和度可以通过 VA-ECMO 辅助水平的改变而显著改变。结果表明，VA-ECMO 的操作者可以通过测量右桡动脉的氧饱和度来估计脑中的氧含量，如果右桡动脉的氧饱和度＞85%，大脑就可以从血液中获得足够的氧气含量。

在本章第二部分的研究中，我们分析了搏动 ECMO 和非搏动 ECMO 引起的血流动力学变化差异。研究结果表明搏动 ECMO 和非搏动 ECMO 均可增强 OSI 和 RRT。此外，与其他两种模式相比，同步搏动模式 ECMO 能达到更高的 OSI、RRT、EW、EAL 和 EL。本研究是首次采用计算流体力学方法分析了 ECMO 临床中常用的三种模式：恒速模式、同步搏动模式和反相搏动模式之间的血流动力学差异，对于临床合理选择不同的辅助模式具有积极的意义。

研究结果显示主动脉有来自左心室的非氧合血液和来自 VA-ECMO 的氧合血液（图 5–8），在射血期开始时，非氧合血液和氧合血液在主动脉弓处混合，并且混合后血液灌注进入主动脉三个分支。随着非氧合血流量的增加，流入三个分支血管的非氧合血液的百分比逐渐增加。在收缩峰值时，三个分支血管完全由非氧合血流灌注。在三种不同模式中，灌注情况完全不同。与同步搏动模式相比，在反搏模式下，非氧合血液更容易流入升主动脉（图 5–8，0.2s）。相反，在舒张期期间，在反搏模式下，更多氧合血流进入三个分支血管（图 5–8，0.6s）。这是由于在舒张期期间氧合血液流速增加。此外，舒张期的持续时间长于收缩期，因此，在反搏 ECMO 模式下可以提供比同步搏动模式和恒定流量模式下更好的灌注性能。

血流动力学因素被认为在血管功能障碍中起重要作用。OSI 是一个重要的血流动力学因素，强调壁切应力在心动周期中方向的变化[145]。许多研究表明 OSI 对血管功能有很强的影响。Wen 等[140]研究表明 OSI 值过高可能导致动脉系统内皮细胞功能障碍。类似地，Goubergrits 等[146]研究发现 OSI 值＞0.2 表示可能易产生动脉粥样硬化和血栓形成的有害流动条件。在搏动 ECMO 和非搏动 ECMO 模式辅助下均观察到高 OSI 值区域（图 5–10）。这意味着搏动和非搏动 ECMO 都可能导致血管功能障碍，这与临床实践一致[147]，分析该研究结果，我们认为高 OSI 可能是由于左心室流出血液的瞬时值变化引起的，随着左心室流速的增加，左心室流出的血液与来自 ECMO 的血流形成的交界面移向降主动脉。相反，在舒张期，该交界面位置向升主动脉移动。在这三种模式中，同步搏动模式下的 OSI 值明显高于恒定流量模式和反搏模式，这说明与恒定流量模式和反搏模式相比，同步搏动模式下工作的 ECMO 可能为动脉系统提供更差的血流动力学环境。RRT 是另一个重要的血流动力学因素，表明相对停留时间[148]，对于具有紧密再循环的区域，RRT 应介于 0 和无限之间。根据 Lee 的研究，高于 8 的 RRT 值应被视为高 RRT。如 Morbiducci[149]和 Sousa 等[150]所证实的，高 RRT 值区域是血栓形成和沉积壁面的潜在区域。从图 5–11 上可以看出，在主动脉弓和降主动脉中部观察到高 RRT 区域，并且在同步搏动模式下的高 RRT 的值和面积远大于与恒定流量模式和反搏模式的值。因此，同步搏动模式产生的血流动力学效果较其他两种模式更差，在临床应用搏动型辅助模式时，ECMO 的泵血峰值时刻应尽量避免与心脏的收缩同步。

除此之外，目前，VA-ECMO 对左心室功能和后负荷的影响已引起更多人的兴趣。Reesink 等[151]发现在收缩期心肌耗氧量显著增加。Cheypesh 等[152]研究表明心肌耗氧量随着 VA-ECMO 流速的增加而增加。我们本章第二部分的研究与前人研究结果一致。EW 用于评估左心室的对外做功，与心肌耗氧量密切相关。从图 5–12 的结果可以看出，EW 随着心脏运动而变化，在收缩期，EW 迅速增加。在这三种模式中，在同步搏动 ECMO 模式下 EW 值是最大的。此外 EAL 是评估左心室工作状况的另一种血流动力学指标。研究表明 EAL 的增加会导致心肌耗氧量的增加。因此，降低 EAL 已成为保护心功能及促进心脏功能恢复的重要目标。在本章研究中，发现 EAL 在三种模式下完全不同。同步搏动 ECMO 模式 EAL 值最大，而在反搏模式下的 EAL 最小。除此之外，EL 是一种有用的血流动力学因素，反映了 ECMO 的效率和血液相容性。较低的 EL 意味着血管壁面和湍流消耗的能量较少，这可能导致血管功能障碍和溶血。在本章研究中，在同步搏动 ECMO 模式下的 EL 是恒定流量模式和反搏模式 EL 值的两倍多。这意味着由同步搏动 ECMO 模式辅助的患者患血管并发症和溶血的可能性更高。因此，本研究证明了反搏 ECMO 模式可以为动脉系统提供更好的血流动力学环境，这可能能为患者带来更好治疗效果。

随着临床对心衰治疗需求的增加，除了心室辅助装置之外，体外生命支持系统作为另外一种有效的辅助手段成为研究的热点，其中体外生命支持系统对心血管系统血流动力学环境的影响规律尚不明确。为解决这一临床问题，本章针对 VA-ECMO 辅助水平对主动脉内氧分布及 VA-ECMO 辅助模式对主动脉血流动力学影响规律开展研究，共获得以下两方面结论。

第一，针对 VA-ECMO 辅助水平对主动脉氧分布规律的研究。本章提出了一种将计算流体力学，多相流体方法和氧输运理论结合起来的新方法，用于评估不同 VA-ECMO 辅助水平下的主动脉内血氧浓度的分布规律。根据临床实践，设计了四例 VA-ECMO 辅助水平从 2.5L/min 逐渐减少到 0L/min 的情况。结果表明，该方法可以准确地评估出主动脉中氧的分布。此外，主动脉中的氧分布受局部血流模式的显著影响。非氧合血流和氧合血流在主动脉弓处相遇并形成氧交界面。当 VA-ECMO 辅助水平降低时，“氧交界面”从主动脉弓的近端移动到主动脉弓的远端。同时，随着辅助水平的降低，头臂动脉和左颈总动脉的氧合红细胞的体积分数和氧分压都降低。相反，辅助水平的变化对左锁骨下动脉的氧灌注状态几乎没有影响。该研究可以为 VA-ECMO 的外科医生和操作者提供有关主动脉氧分布的更多有用信息。

第二，针对 VA-ECMO 辅助模式对主动脉血流动力学环境影响的研究，本章第二部分通过计算流体力学的方法评估恒定流量 ECMO，同步搏动 ECMO 模式和反搏 ECMO 模式之间的血流动力学差异。我们研究发现，优化心输出量与 ECMO 流出量之间的关系是改善动脉血流动力学状态和心脏功能的可行方案。与恒定流量 ECMO 和同步搏动 ECMO 模式相比，反搏 ECMO 模式可以提供更好的血流动力学性能、心脏功能和脑氧气灌注。

本篇总结与展望

本文采用数值方法与 PIV 流体实验方法针对心室辅助装置对主动脉血流动力学特性，特别是主动脉内旋动流特性的影响规律展开研究，共获得以下五方面的研究结论。

第一方面，心室辅助装置的植入会显著改变主动脉内血流动力学环境。其一，心室辅助装置植入后，主动脉内血流速度与壁面切应力水平均显著提高，增加了对于血管壁的冲刷作用；其二，pLVAD 与 sLVAD 的植入均能够显著改变主动脉内的血流旋动特性，但是两者的影响规律并不相同。

第二方面，对于 pLVAD 辅助，其输出的血流能够明显改善主动脉的血流动力学环境。其一，相比于平流流场，pLVAD 输出的旋动流能够明显降低吻合口对侧的壁面切应力水平，保持降主动脉壁面切应力的有序性；其二，随着 pLVAD 辅助水平的增加，吻合口对侧血管壁的壁面切应力水平明显提高，并且其影响范围逐步扩大；其三，pLVAD 辅助水平与主动脉内血液旋动强度正相关，但是对不同旋动方向的血液体积分数无明显影响；其四，pLVAD 辅助能够显著降低主动脉壁面 LDL 浓度水平，增加 LDL 浓度极化程度，并且这种浓度极化主要集中在主动脉弓三根分叉血管根部与降主动脉内壁。此外，研究发现，局部血管的壁面切应力水平是影响其上 LDL 浓度水平的重要血流动力学指标。

第三方面，对于 sLVAD，其辅助水平与输出血流的旋动强度都会直接影响主动脉血流动力学环境。其一，相比于正常条件，sLVAD 辅助下主动脉内的血流流速水平显著提高，从而增加了对血管壁的冲刷作用，特别是增加了升主动脉处的血管壁面切应力水平。其二，随着辅助水平的增加，主动脉内血液旋动强度明显提高，然而血流旋动强度的衰减速率也随之升高，在主动脉弓内，各种条件下血液的旋动强度达到相同水平。其三中分两点，第一点为 sLVAD 输出血流的旋动强度与旋动方向都是影响主动脉血流动力学的因素，其中输出血流的旋动强度主要影响升主动脉内的血液旋动强度，而对于主动脉弓与降主动脉的血液旋动强度无显著影响；第二点为 sLAVD 的旋转方向对主动脉的血流动力学和旋动流特征具有显著的影响，sLAVD 流出的旋动流成分可以增强主动脉旋动流的强度，其中逆时针旋动流对血管壁冲刷效果更明显，且旋动流的影响范围更广。其四，sLVAD 辅助下主动脉壁面 LDL 浓度分布主要受到辅助水平与血流旋动方向两方面的影响，其中随着辅助水平的提高，LDL 浓度水平显著降低，此外，相比于逆时针旋动流，顺时针旋动流的 LDL 浓度极化程度更明显，并且主要集中在头臂干动脉根部与降主动脉部分。

第四方面，在体外模型研究中，采用 PIV 技术研究两类心室辅助装置对主动脉的宏观血流流场的影响规律，并对前面三章研究采用的数值模拟方法的有效性进行验证。由于临床中主动脉具有高度复杂的空间形态，且流动结构复杂，采用传统的简化几何模型无法准确评价其内部血流动力学特性，因此采用主动脉真实模型开展流动结构的研究势在必行。为了解决 PIV 实验中主动脉真实模型加工的技术难题，我们将医学三维重建方法与高精度 3D 打印技术相结合，分别建立了 pLVAD 辅助与 sLVAD 辅助两个全透明光学流道主动脉模型解决了 PIV 真实实验模型制备的难题，并形成了一套成熟的实验模型制备流程。此外，在 PIV 预实验中采用折射率补偿方法成功解决了图像畸变问题，提高了 PIV 实验的准确性。实验结果表明在 pLVAD 与 sLVAD 两种装置辅助条件下，主动脉内血流的旋动型都会增加，并且能够在径向界面上观察到明显的旋动流流场。同时上述结果与数值模拟获得的界面速度矢量与速度分布具有较高的吻合度，从而证明了数值模拟结果的可行性与准确性。

第五方面，VA-ECMO 作为心衰的一种有效的临床治疗方案，其对主动脉的血流动力学环境的影响属于业内研究的前沿。本篇针对 VA-ECMO 辅助对主动脉内血氧分布情况及其辅助模式对主动脉血流动力学的影响规律开展数值研究，针对 VA-ECMO 辅助水平对主动脉氧分布规律的研究，提出了一种将计算流体力学、多相流体方法和氧输运理论结合起来的新方法，用于评估不同 VA-ECMO 辅助水平下的主动脉内血氧浓度的分布规律。研究发现，非氧合血流和氧合血流在主动脉弓处相遇并形成氧交界面，并且氧交界面的位置随着 VA-ECMO 辅助水平的降低而逐渐向降主动脉移动。针对 VA-ECMO 辅助模式对主动脉血流动力学环境影响的研究，本篇通过计算流体力学的方法评估恒定流量 ECMO、同步搏动 ECMO 模式和反搏 ECMO 模式之间的血流动力学差异。研究发现，优化心输出量与 ECMO 流出量之间的关系是改善动脉血流动力学状态和心脏功能的可行方案。与恒定流量 ECMO 和同步搏动 ECMO 模式相比，反搏 ECMO 模式可以提供更好的血流动力学性能、心脏功能和脑氧气灌注。

本研究具有以下三方面的创新性。

第一，首次提出心室辅助装置产生的旋动流具有重要的生理意义这一假设，并通过数值模拟与体外 PIV 实验方法加以验证。

第二，首次将计算流体力学、物质运输方程与 PIV 实验方法相结合，研究心室辅助装置对主动脉的血流动力学环境、血液旋动特性及主动脉壁面 LDL 浓度的影响规律。

第三，将计算流体力学方法、物质运输理论与多相流方法相结合，建立一种新的血氧分布量化方法，阐明 VA-ECMO 辅助对主动脉内血氧分布的影响规律。

我们针对心室辅助装置对主动脉血流动力学特性的影响机制，特别是针对主动脉旋动流特性开展了研究。本文的研究结论可以结合生物力学、心室辅助装置优化设计及心血管力学生物学等方面开展进一步工作。

第一，将心室辅助装置结构优化与心血管系统力学生物学机制相结合将成为心室辅助装置新的研究方向。随着心力衰竭患者数量的增加，临床对心室辅助装置的需求愈发迫切，因而近年来心室辅助装置的研究成了业内的前沿与热点。提高心室辅助装置与人体的相容性一直是相关研究的核心与目标。除了提高材料与加工工艺之外，改善心室辅助装置的血流动力学特性是研究的核心。目前，相关研究主要局限在心室辅助装置内部的血流动力学特性优化，大量研究者在此方面做出了大量的工作并且取得了丰硕的成果。但是在心室辅助装置对心血管系统（特别是主动脉部分）的血流动力学影响未见报道。根据力学生物学研究成果，血流动力学环境能够引起血管结构与功能的重构。Chien [153] 撰文指出扰动剪切力会导致内皮细胞的增生。Yao [154] 指出动脉血压能够影响血管壁重塑。Helderman [155] 研究发现长期高血压刺激会引起血管平滑肌细胞增大与异常增殖。上述研究表明血流动力学刺激会影响心血管组织的结构与功能等力生物学特性。因此将心室辅助装置结构优化与心血管系统力学生物学理论相结合，在心室辅助装置的设计过程中考虑输出血流对主动脉血管的力学刺激，从而进一步提高心室辅助装置的临床应用效果将成为相关研究的新方向。本文正是遵循这一思想，通过计算流体力学与 PIV 实验方法相结合，第一次证明了心室辅助装置输出血流中包含的旋动流成分对主动脉血管具有重要的力学－生物学影响。本文的工作是将力学－生物学理论纳入心室辅助装置的结构设计的初步探索，相关研究结论为后续研究提供了初步的研究结论。

第二，旋动流将成为心室辅助装置进一步优化设计的新指标。前期有研究表明旋动流是主动脉中一种重要的流动特性，对于保持主动脉的正常结构与功能、防止脂质沉积与斑块的形成具有重要的作用。然而随着心室辅助装置的植入，主动脉内正常的血流流动结构遭到了破坏，从而使主动脉丧失了旋动流的保护，这也是植入心室辅助装置后，血管功能发生病理性改变的重要原因。目前主流的心室辅助装置均通过叶轮旋转推动血液前进，因而其输出血液本身包含强烈的旋动成分。但是传统观点认为这种旋动流对于改善心室辅助装置的性能无明显作用，因此各种心室辅助装置均通过设计导尾的叶片将这部分旋转动能转变为压力势能。本文的研究结论表明，心室辅助装置产生的旋动血流对主动脉血管具有积极的生理意义，能够有效缓解心室辅助装置植入造成的异常血流动力学刺激，对于降低心室辅助装置引起的主动脉病变具有重要的临床应用潜力。

参考文献

[1] 宿宁，万新红，罗玉梅，等 . 心力衰竭治疗研究进展 [J]. 医学综述，2017，23（10）：1954–1957.

[2] NORTON C, GEORGIOPOULOU VV, KALOGEOPOULOS AP, et al. Epidemiology and cost of advanced heart failure [J]. Progress Cardiovascular Diseases, 2011, 54: 78–85.

[3] 卫生部心血管病防治研究中心 . 中国心血管病报告 [M]. 北京：中国百科全书出版社，2013: 112–114.

[4] 2007 Annual Report of the U.S. Organ Procurement and Transplantation Network and the Scientific Registry of Transplant Recipients: Transplant Data 1997–2006. Rockville, MD: Health Resources and Services Administration HSB, Division of Transplantation, 2007.

[5] LOEBE M, SOLTERO E, THOHAN V, et al. New surgical therapies for heart failure [J]. Current Opinion in Cardiology, 2003, 18(3): 194–198.

[6] ANASTASIADIS K. Mechanical support of circulatory system. Hellenic J Cardiol, 2003, 44：341–347.

[7] MULLOY DP, BHAMIDIPATI CM, STONE ML, et al. Orthotopic heart transplant versus left ventricular assist device：a national comparison of cost and survival [J]. Journal of Thoracic and Cardiovascular Surgery, 2013, 145(2): 566–574.

[8] ROSE EA, GELIJNS AC, MOSKOWITZ AJ, et al. Long-term use of a left ventricular sssist device for end-stage heart failure [J]. New England Journal of Medicine, 2001, 345(20): 1435–1443.

[9] JOYCE DL, CROW SS, JOHN R, et al. Mechanical circulatory support in patients with heart failure secondary to transposition of the great arteries [J]. Journal of Heart and Lung Transplantation, 2010, 29(11): 1302–1305.

[10] BENTON CR, SAYER G, NAIR AP, et al. Left ventricular assist devices improve functional class without normalizing peak oxygen consumption [J]. Asaio Journal, 2015, 61(3): 237–243.

[11] TARZIA V, BURATTO E, BORTOLUSSI G, et al. Hemorrhage and thrombosis with different LVAD technologies: a matter of flow? [J]. Annals of Cardiothoracic Surgery, 2014, 3(6): 582–584.

[12] CHENG A, SWARTZ MF, MASSEY HT. Impella to unload the left ventricle during peripheral extracorporeal membrane oxygenation [J]. Asiao Journal, 2013, 59(5): 533–536.

[13] RIEBANDT J, SANDNER S, MAHR S, et al. Minimally invasive thoratec heartmate II implantation in the setting of severe thoracic aortic calcification [J]. Annals of Thoracic Surgery, 2013, 96(3): 1094–1096.

[14] MACKLING T, SHAH T, DIMAS V, et al. Management of single-ventricle patients with berlin heart excor ventricular assist device: single-center experience [J]. Artificial Organs, 2012, 36(6): 555–559.

[15] KARMONIK C, PARTOVI S, LOEBE M, et al. Computational fluid dynamics in patients with continuous-flow left ventricular assist device support show hemodynamic alterations in the ascending aorta [J]. Journal of Thoracic and Cardiovascular Surgery, 2014, 147(4): 1326–1333.

[16] KARMONIK C, PARTOVI S, LOEBE M, et al. Influence of LVAD cannula outflow tract location on hemodynamics in the ascending aorta: a patient-specific computational fluid dynamics approach [J]. Asiao Journal, 2012, 58(6): 562–567.

[17] LOGHMANPOUR NA, DRUZDEEL MJ, ANTAKI JF. Cardiac health risk stratification system (CHRiSS): a bayesian-based decision support system for left ventricular assist device (LVAD）therapy [J]. Plos One, 2014, 9(11): e111264.

[18] THOMAS SS, NAHUMI N, HAN J, et al. Pre-operative mortality risk assessment in patients with continuous-flow left ventricular assist devices：application of the

heartmate II risk score [J]. Journal of Heart and Lung Transplantation, 2014, 33(7): 675–681.

[19] NAVARATNARAJAH M, SIEDLECKA U, IBRAHIM M, et al. Impact of combined clenbuterol and metoprolol therapy on reverse remodeling during mechanical unloading [J]. Plos One, 2014, 9(9): e92909.

[20] ROMMEL JJ, O'NEILL TJ, LISHMANOV A, et al. The role of heart failure pharmacotherapy after left ventricular assist device support [J]. Heart Failure Clinics, 2014, 10(4): 653–660.

[21] KURAZUMI H, KUBO M, OHSHIMA M, et al. The effects of mechanical stress on the growth, differentiation, and paracrine factor production of cardiac stem cells [J]. Plos One, 2011, 6(12): e28890.

[22] 陈琛，尹成科，徐博翎，等 . 磁悬浮人工心脏电涡流位移传感线圈特性研究 [J]. 传感器与微系统，2015, 34（11）：38–41.

[23] 吴广辉，蔺嫦燕，陈琛，等 . 植入型心室辅助装置溶血及可植入性实验 [J]. 首都医科大学学报，2011, 32（6）：806–810.

[24] 许剑，王伟，张杰民，等 . 基于 CFD 的磁液悬浮式血泵优化设计 [J]. 液压与气动，2013, 2：61–63.

[25] 吴广辉，蔺嫦燕，陈琛，等 . 磁悬浮离心式左心室辅助装置溶血实验研究 [J]. 北京工业大学学报，2013, 39（10）：1596–1600.

[26] 张锡文，祝雪娇，象天工，等 . 一种植入式中空微型轴流血泵 [P]. 中国 .2010, CN102019002A.

[27] HUANG F, RUAN X, FU X. Pulse-pressure-enhancing controller for better physiologic perfusion of rotary blood pumps based on speed modulation [J]. Asiao Journal, 2014, 60(3): 269–279.

[28] CHANG Y, GAO B. Modeling and identification of an intra-aorta pump [J]. Asiao Journal, 2010, 56(6): 504–509.

[29] KABBANI L, ABAUNZA M, Balraj P, et al. Vascular complications associated with percutaneous placement of left ventricular assist device [J]. Journal of Vascular Surgery, 2014, 60(4): 1106–1107.

[30] AMBARDEKAR AV, HUNTER KS, BABU AN, et al. Changes in aortic wall structure, composition, and stiffness with continuous-flow left ventricular assist devices：a pilot study [J]. Circulation-Heart Failure, 2015, 8(5): 944–952.

[31] WITMAN MA, GARTEN RS, GIFFORD JR, et al. Further peripheral vascular dysfunction in heart failure patients with a continuous-flow left ventricular assist device：the role of pulsatility [J]. Jacc-heart Failure, 2015, 3(9): 703–711.

[32] QUAINI A, CANIC S, PANIAGUA D. Numerical characterization of hemodynamics conditions near aortic valve after implantation of left ventricular assist device [J]. Mathematical Biosciences and Engineering, 2011, 8(3): 785–806.

[33] TEMPLETON DL, DENGEL DR, KELLY AS, et al. Impact of continuous flow left ventricular assist device（LVAD）on carotid artery compliance and distensibility [J]. Journal of Heart and Lung Transplantation, 2011, 30(4): 156–157.

[34] TEMPLETON DL, JOHN R, PAINTER P, et al. Effects of the left ventricular assist device on the compliance and distensibility of the carotid artery [J]. Heart Vessels, 2013, 28(3): 377–384.

[35] BOILSON BA, PARK SJ, KUSHWAHA SS, et al. Continuous flow left ventricular assist device therapy promotes increased systemic vascular resistance：evidence of possible sympathetic activation [J]. Journal of Heart and Lung Transplantation, 2011, 30(4): 157–157.

[36] KLOTZ S, FORONJY RF, DICKSTEIN ML, et al. Mechanical unloading during left ventricular assist device support increases left ventricular collagen cross-linking and myocardial stiffness [J]. Circulation, 2005, 112(3): 364–374.

[37] JOHN R, PANCH S, HRABE J, et al. Activation of endothelial and coagulation systems in left ventricular assist device recipients [J]. Annals of Thoracic Surgery, 2009, 88(4): 1171–1179.

[38] HASIN T, MATSUZAWA Y, GUDDETI RR, et al. Attenuation in peripheral endothelial function after continuous flow left ventricular assist device therapy is associated with cardiovascular adverse events [J]. Circulation Journal, 2015, 79(4): 770–777.

[39] IVAK P, PITHA J, WOHLFAHRT P, et al. Endothelial dysfunction expressed as endothelial microparticles in patients with end-stage heart failure [J]. Physiological Research, 2014, 63(Suppl.3): S369–S373.

[40] SANSONE R, STANSKE B, KEYMEL S, et al. Macrovascular and microvascular function after implantation of left ventricular assist devices in end-stage heart failure: role of microparticles [J]. Journal of Heart and Lung Transplantation, 2015, 34(7): 921–932.

[41] DRAKOS SG, KFOURY AG, HAMMOND EH, et al. Impact of mechanical unloading on microvasculature and associated central remodeling features of the failing human heart [J]. Journal of American College of Cardiology, 2010, 56(5): 382–391.

[42] SEGURA AM, GREGORIC I, RADOVANCEVIC R, et al. Morphologic changes in the aortic wall media after support with a continuous-flow left ventricular assist device [J]. Journal of Heart and Lung Transplantation, 2013, 32(11): 1096–1100.

[43] YASHIRO K, SHIRATORI H, HAMADA H. Haemodynamics determined by a genetic programme govern asymmetric development of the aortic arch [J]. Nature, 2007, 450(7167): 285–288.

[44] STONEBRIDGE PA, BROPHY CM. Spiral laminar flow in arteries? [J]. Lancet, 1991, 338: 1360–1361.

[45] MORBIDUCCI U, PONZINI R, RIZZO G, et al. Mechanistic insight into the physiological relevance of helical blood flow in the human aorta: an in vivo study [J]. Biomechanics and Modeling in Mechanobiology, 2011, 10(3): 339–355.

[46] JAVADZADEGAN A, FAKHIM B, BEHNIA M, et al. Fluid-structure interaction investigation of spiral flow in a model of abdominal aortic aneurysm [J]. European Journal of Mechanics B-Fluid, 2014, 46: 109–117.

[47] CHEN Z, FAN Y, DENG X, et al. Swirling flow can suppress flow disturbances in endovascular stents: a numerical study [J]. Asaio Journal, 2009, 55(6): 543–549.

[48] MORBIDUCCI U, GALLO D, CRISTOFANELLI S, et al. A rational approach to defining principal axes of multidirectional wall shear stress in realistic vascular geometries, with application to the study of the influence of helical flow on wall shear stress directionality in aorta [J]. Journal of Biomechanics, 2015, 48(6): 899–906.

[49] HOUSTON JG, GANDY SJ, SHEPPARD DG, et al. Two-dimensional flow quantitative MRI of aortic arch blood flow patterns: effect of age, sex, and presence of carotid atheromatous disease on prevalence of spiral blood flow [J]. Journal of Magnetic Resonance Imaging, 2003, 18(2): 169–174.

[50] ZHAN F, FAN YB, DENG XY. Effect of swirling flow on platelet concentration distribution in small-caliber artificial grafts and end-to-end anastomoses [J]. Acta Mechanica Sinica, 2011, 27(5): 833–839.

[51] LIU XIAO, FAN YUBO, DENG XIAO YAN. Effect of spiral flow on the transport of oxygen in the aorta: a numerical study [J]. Annals of Biomedical Engineering, 2010, 38(3): 917–926.

[52] QIU J, DENG X, FAN Y, et al. Biomechanical regulation of vascular smooth muscle cell functions: from in vitro to in vivo understanding [J]. Journal of the Royal Society Interface, 2013, 11(90): 20130852.

[53] DING Z, FAN Y, DENG X, et al. Effect of swirling flow on the uptakes of native and oxidized LDLs in a straight segment of the rabbit thoracic aorta [J]. Experimental Biology and Medicine, 2010, 235(4): 506–513.

[54] LIU X, FAN Y, DENG X, et al. Effect of non-newtonian and pulsatile blood flow on mass transport in the human aorta [J]. Journal of Biomechanics, 2011, 44(6): 1123–1131.

[55] WANG Z, LIU X, KANG H, et al. Enhanced accumulation of LDLs within the venous graft wall induced by elevated filtration rate may account for its accelerated atherogenesis [J]. Atherosclerosis, 2014, 236(1): 198–206.

[56] ALIN F. TOTOREAN, SANDOR I. BERNAD, ROMEO F. SUSAN-RESIGA. Fluid dynamics in helical geometries with applications for by-pass grafts [J]. Applied Mathematics and Computation, 2016, 272: 604–613.

[57] ZHANG ZHIGUO, FAN YUBO, DENG XIAOYAN, et al. Simulation of blood flow in a small-diameter vascular graft model with a swirl (spiral) flow guider [J]. Science in China Series C-Life Sciences, 2008, 51(10): 913–921.

[58] XIAO LIU, LIBING WANG, ZHENZE WANG, et al. Bioinspired helical graft with taper to enhance helical flow [J]. Journal of Biomechanics, 2016, 49(15): 3643–3650.

[59] INCI G, SORGUVEN E. Effect of LVAD outlet graft anastomosis angle on the aortic valve, wall, and flow [J]. Asaio Journal, 2012, 58(4): 373–381.

[60] ZHANG Q, GAO B, GU K, et al. The Study on hemodynamic effect of varied support models of BJUT-II VAD on coronary artery：a primary CFD study [J]. Asaio Journal, 2014, 60(6): 643–651.

[61] MCCORMICK M, NORDSLETTEN D A, KAY D, et al. Simulating left ventricular fluid–solid mechanics through the cardiac cycle under LVAD support [J]. Journal of Computational Physics, 2013, 244：80–96.

[62] ZHANG Q, GAO B, CHANG Y. Computational analysis of intra-ventricular flow pattern under partial and full support of BJUT-II VAD [J]. Medical Science Monitor, 2017, 23：1043–1054.

[63] WONG K, SAMAROO G, LING I, et al. Intraventricular flow patterns and stasis in the LVAD-assisted heart [J]. Journal of Biomechanics, 2014, 47(6): 1485–1494.

[64] REIDER C, MOON J, RAMESH V, et al. Intraventricular thrombus formation in the LVAD-assisted heart studied in a mock circulatory loop [J]. Meccanica, 2017, 52(3): 515–528.

[65] GAO B, GU K, ZENG Y, et al. A blood assist index control by intraaorta pump：a control strategy for ventricular recovery [J]. Asaio Journal, 2011, 57(5): 358–362.

[66] GAO B, CHANG Y, GU K, et al. Physiological controller of an intra-aorta pump based on baroreflex sensitivity [J]. Artificial Organs, 2012, 36(12): 1015–1025.

[67] GAO B, CHANG Y, XUAN Y, et al. The hemodynamic effect of the support mode for the intra - aorta pump on the cardiovascular system [J]. Artificial Organs, 2013, 37(2): 157–165.

[68] XUAN Y, CHANG Y, GU K, et al. Hemodynamic simulation study of a novel intra-aorta left ventricular assist device [J]. Asaio Journal, 2012, 58(5): 462–469.

[69] GU K, GAO B, CHANG Y, et al. Pulsatile support mode of BJUT-II ventricular assist device (VAD) has better hemodynamic effects on the aorta than constant speed mode：a primary numerical study [J]. Medical Science Monitor, 2016, 22：2284–2294.

[70] LIU X, SUN A, FAN Y, et al. Physiological significance of helical flow in the arterial system and its potential clinical applications [J]. Annals Biomedical Engineering, 2015, 43(1): 3–15.

[71] SINGH SD, XU XY, WOOD NB, et al. Aortic flow patterns before and after personalised external aortic root support implantation in marfan patients [J]. Journal of Biomechanics, 2016, 49(1): 100–111.

[72] LI ZY, TAN FP, SOLOPERTO G, et al. Flow pattern analysis in a highly stenotic patient-specific carotid bifurcation model using a turbulence model [J]. Computer Methods in Biomechanics Biomedical Engineering, 2015, 18(10): 1099–1107.

[73] CHENG Z, KIDHER E, JARRAL OA, et al. Assessment of hemodynamic conditions in the aorta following root replacement with composite valve-conduit graft [J]. Annals of Biomedical Engineering, 2016, 44(5): 1392–404.

[74] FILIPOVIC N, SCHIMA H. Numerical simulation of the flow field within the aortic arch during cardiac assist [J]. Artificial Organs, 2011, 35(4): E73–E83.

[75] GALLO D, STEINMAN DA, BIJARI PB, et al. Helical flow in carotid bifurcation as surrogate marker of exposure to disturbed shear [J]. Journal of Biomechanics, 2012, 45(14): 2398–2404.

[76] DE NISCO G, KOKA M, CHIASTRA C, et al. The atheroprotective nature of helical flow in coronary arteries [J]. Annals of Biomedical Engineering, 2019, 47(2): 425–438.

[77] LIU X, PU F, FAN Y, et al. A numerical study on the flow of blood and the transport of LDL in the human aorta：the physiological significance of the helical flow in the aortic arch [J]. American Journal Physiology-Heart and Circulatory Physiology, 2009, 297(1): H163–H170.

[78] IASIELLO M, VAFAI K, ANDREOZZI A, et al. Analysis of non-newtonian effects on low-density lipoprotein accumulation in an artery [J]. Journal of Biomechanics, 2016, 49(9): 1437–1446.

[79] SUN A, FAN Y, DENG X. Intentionally induced swirling flow may improve the hemodynamic performance of coronary bifurcation stenting [J]. Catheterization and Cardiovascular Interventions, 2012, 79(3): 371–377.

[80] ZHENG T, WEN J, JIANG W, et al. Numerical investigation of oxygen mass transfer in a helical-type artery bypass graft [J]. Computer Methods in Biomechanics and Biomedical Engineering, 2014, 17(5): 549–559.

[81] KARMONIK C, PARTOVI S, SCHMACK B, et al.

Comparison of hemodynamics in the ascending aorta between pulsatile and continuous flow left ventricular assist devices using computational fluid dynamics based on computed tomography images [J]. Artificial Organs, 2014, 38(2): 142–148.

[82] HA H, CHOI W, LEE SJ. Beneficial fluid-dynamic features of pulsatile swirling flow in 45 degrees end-to-side anastomosis [J]. Medical Engineering & Physics, 2015, 37(3): 272–279.

[83] HA H, LEE S J. Effect of swirling inlet condition on the flow field in a stenosed arterial vessel model [J]. Medical Engineering & Physics, 2014, 36(1): 119–128.

[84] CHEN Y, ZHANG P, DENG X, et al. Improvement of hemodynamic performance using novel helical flow vena cava filter design [J]. Scientific Reports, 2017, 7: 40724.

[85] BUSEN M, ARENZ C, NEIDLIN M, et al. Development of an in vitro PIV setup for preliminary investigation of the effects of aortic compliance on flow patterns and hemodynamics [J]. Cardiovascular Engineering and Technology, 2017, 8(3): 368–377.

[86] SLAUHTER MS, ROGERS JG, MILANO CA, et al. Advanced heart failure treated with continuous-flow left ventricular assist device [J]. New England Journal of Medicine, 2009, 361(23): 2241–2251.

[87] ROGERS JG, PAGANI FD, TATOOLES AJ, et al. Intrapericardial left ventricular assist device for advanced heart failure [J]. New England Journal of Medicine, 2017, 376(5): 451–460.

[88] ZHANG Q, GAO B, CHANG Y. Helical flow component of left ventricular assist devices (LVADs) outflow improves aortic hemodynamic states [J]. Medical Science Monitor, 2018, 24: 869–879.

[89] NEIDLIN M, CORSINI C, SONNTAG S J, et al. Hemodynamic analysis of outflow grafting positions of a ventricular assist device using closed-loop multiscale CFD simulations: preliminary results [J]. Journal of Biomechanics, 2016, 49(13): 2718–2725.

[90] KILNER PJ, YANG GZ, MOHIADDIN RH, et al. Helical and retrograde secondary flow patterns in the aortic arch studied by three-directional magnetic resonance velocity mapping [J]. Circulation, 1993, 88(5 Pt 1): 2235–2247.

[91] 刘明，刘肖，康红艳，等. 主动脉处血流动力学特性及其生理意义 [J]. 医用生物力学，2012, 27（5）: 0481–0487.

[92] ZABIELSKI L, MESTEL A. J. Steady flow in a helically symmetric pipe [J]. Journal of Fluid Mechanics, 1998, 370: 297–320.

[93] FRYDRYCHOWICZ A, MARKL M, HIRTLER D, et al. Aortic hemodynamics in patients with and without repair of aortic coarctation: in vivo analysis by 4D flow-sensitive magnetic resonance imaging [J]. Investigative Radiology, 2011, 46(5): 317–325.

[94] 柳光茂，周建业，胡盛寿，等. 轴流式左心辅助泵的出口管道流场 PIV 实验研究 [J]. 中国生物医学工程学报，2013，32（6）: 678–684.

[95] KABINEJADIAN F, CHUA LP, GHISTA DN, et al. A novel coronary artery bypass graft design of sequential anastomoses [J]. Annals of Biomedical Engineering, 2010, 38(10): 3155–3150.

[96] TAN FP, SOLOPERTO G, BASHFORD S, et al. Analysis of flow disturbance in a stenosed carotid artery bifurcation using two-equation transitional and turbulence models [J]. Journal of Biomechanical Engineering, 2008, 130: 061008-1–061008-12.

[97] KU DN, GIDDENS DP, ZARINS CK, GLAGOV S. Pulsatile flow and atherosclerosis in the human carotid bifurcation [J]. Arteriosclerosis, 1985, 5(3): 293–302.

[98] GALLO D, ISU G, MASSAI D, et al. A survey of quantitative descriptors of arterial flows [J]. Visualization and Simulation of Complex Fows in Biomedical Engineering Lecture Notes in Computational Vision and Biomechanics, 2014, 12: 1–24.

[99] SHTILMANA L, LEVICHB E, ORSZAGA SA, et al. On the role of helicity in complex fluid-flows [J]. Physics Letters A, 1985, 113(1): 32–37.

[100] BIYKEM. Contributory risk and management of comorbidities of hypertension, obesity, diabetes mellitus, hyperlipidemia, and metabolic syndrome in chronic heart failure [J]. Circulation, 2016, 134: e535–e578.

[101] WADA S, KARINO T. Theoretical prediction of low-density lipoproteins concentration at the luminal surface of an artery with a multiple bend [J]. Annals Biomedical Engineering, 2002, 30(6): 778–791.

[102] CARUSO MV, GRAMIGNA V, ROSSI M et al. A computational fluid dynamics comparison between different outflow graft anastomosis locations of left

ventricular assist device (LVAD) in a patient-specifc aortic model [J]. International Journal for Numerical Methods in Biomedical Engineering, 2015, 31(2).

[103] YANG N, DEUTSCH S, PATERSON EG et al. Numerical study of blood flow at the end-to-side anastomosis of a left ventricular assist device for adult patients [J]. Journal of Biomechanical Engineering-Transactions of the asme, 2009, 131(11): 111005.

[104] ZHANG Y, GAO B, YU C. The hemodynamic effects of the LVAD outflow cannula location on the thrombi distribution in the aorta：a primary numerical study [J]. Computer Methods and Programs in Biomedicine, 2016, 133：217–227.

[105] FRAZIN LJ, LANZA G, VONESH M et al. Functional chiral asymmetry in descending thoracic aorta [J]. Circulation, 1990, 82(6): 1985–1994.

[106] UZARSKI JS, SCOTT EW, MCFETRIDGE PS. Adaptation of endothelial cells to physiologically-modeled variable shear stress [J]. Plos One, 2013, 8(2): e57004.

[107] PEIFFER V, SHERWIN SJ, WEINBERG PD. Computation in the rabbit aorta of a new metric-the transverse wall shear stress-to quantify the multidirectional character of disturbed blood flow [J]. Journal Biomechanics, 2013, 46(15): 2651–2658.

[108] WANG C, BAKER BM, CHEN CS et al. Endothelial cell sensing of flow direction [J]. Arteriosclerosis Thrombosis and Vascular Biology, 2013, 33(9): 2130–2136.

[109] STEPHENS EH, HAN J, TRAWICK EA, et al. Left-ventricular assist device impact on aortic valve mechanics, proteomics and ultrastructure [J]. Annals of Thoracic Surgery, 2017, 105(2): 572–580.

[110] ZHANG Q, GAO B, YU C. The effects of left ventricular assist device support level on the biomechanical states of aortic valve [J]. Medical Science Monitor, 2018, 24：2003–2017.

[111] GAO B, NIE LY, CHANG Y, et al. Physiological control of intra-aorta pump based on heart rate [J]. Asiao Journal, 2011, 57：152–157.

[112] CHANG Y, GAO B, GU KY. A model-free adaptive control to a blood pump based on heart rate [J]. Asaio Journal, 2011, 57(4): 262–267.

[113] GAO B, GU KY, CHANG Y. An anti-suction control for an intro-aorta pump using blood assistant index [J]. Artificial Organs, 2012, 36(3): 275–282.

[114] CHIU JJ, CHIEN S. Effects of disturbed flow on vascular endothelium：pathophysiological basis and clinical perspectives [J]. Physiological Reviews, 2011, 91(1): 327–387.

[115] ZHANG J, FRIEDMAN MH. Adaptive response of vascular endothelial cells to an acute increase in shear stress magnitude [J]. American Journal of Physiology-Heart and Circulatory Physiology, 2012, 302(4): H983–H991.

[116] ZHANG J, FRIEDMAN MH. Adaptive response of vascular endothelial cells to an acute increase in shear stress frequency [J]. American Journal of Physiology-Heart and Circulatory Physiology, 2013, 305(6): H894–H902.

[117] CHAKRABORTY A, CHAKRABORTY S, JALA VR, et al. Impact of bi-axial shear on atherogenic gene expression by endothelial cells [J]. Annals Biomedical Engineering, 2016, 44(10): 3032–3045.

[118] DOLAN JM, KOLEGA J, MENG H. High wall shear stress and spatial gradients in vascular pathology：a review [J]. Annals Biomedical Engineering, 2013, 41(7): 1411–1427.

[119] TAGUCHI E, NISHIGAMI K, MIYAMOTO S, et al. Impact of shear stress and atherosclerosis on entrance-tear formation in patients with acute aortic syndromes [J]. Heart and Vessels, 2014, 29(1): 78–82.

[120] HYUN S, KLEINSTREUER C, ARCHIE JP Jr. Hemodynamics analyses of arterial expansions with implications to thrombosis and restenosis [J]. Medical Engineering & Physics, 2000, 22(1): 13–27.

[121] MORBIDUCCI U, PONZINI R, GRIGIONNI M, et al. Helical flow as fluid dynamic signature for atherogenesis risk in aortocoronary bypass. a numeric study [J]. Journal of Biomechanics, 2007, 40(3): 519–534.

[122] PAUL MC, LARMAN A. Investigation of spiral blood flow in a model of arterial stenosis [J]. Medical Engineering & Physics, 2009, 31(9): 1195–1203.

[123] 邱晓宁．颅颈动脉支架后的血流动力学数值模拟与 PIV 实验研究 [D]. 上海交通大学博士学位论文．2014：95–98

[124] Extracorporeal Life Support Organization. Extracorporeal

life support registry report: international summary. Ann Arbor, ELSO.2013.

[125] AVGERINOS DV, DEBOIS W, VOEVIDKO L, et al. Regional variation in arterial saturation and oxygen delivery during venoarterial extracorporeal membrane oxygenation [J]. The Journal of Extra-corporeal Technology, 2013, 45(3): 183–186.

[126] HOU X, YANG X, DU Z, et al. Superior vena cava drainage improves upper body oxygenation during veno-arterial extracorporeal membrane oxygenation in sheep [J]. Critical Care, 2015, 19: 68.

[127] MESSAI E, BOUGUERRA A, HARMELIN G, et al. A numerical model of blood oxygenation during veno-venous ECMO: analysis of the interplay between blood oxygenation and its delivery parameters [J]. Journal of Clinical Monitoring and Computing, 2016, 30(3): 327–332.

[128] MOORE JA, ETHIER CR. Oxygen mass transfer calculations in large arteries [J]. Journal of Biomechanical Engineering-transactions of the Asme, 1997, 119(4): 469–475.

[129] WEN J, LIU K, KHOSHMANESH K, et al. Numerical investigation of haemodynamics in a helical-type artery bypass graft using non-Newtonian multiphase model [J]. Computer Methods in Biomechanics and Biomedical Engineering, 2015, 18(7): 760–768.

[130] OU C, HUANG W, YUEN MM, et al. Hemodynamic modeling of leukocyte and erythrocyte transport and interactions in intracranial aneurysms by a multiphase approach [J]. Journal of Biomechanics, 2016, 49(14): 3476–3484.

[131] HUFNER CG. Neue versuche zur bestimmung der sauerstoffcapacitat der blutfarbstoffs [J]. Arch Physiol, 1902, 17: 130–176.

[132] GUAN Y, KARKHANIS T, WANG S, et al. Physiologic benefits of pulsatile perfusion during mechanical circulatory support for the treatment of acute and chronic heart failure in adults [J]. Artificial Organs, 2010, 34(7): 529–536.

[133] TRUMMER G, FOERSTER K, BUCKBERG G, et al. Superior neurologic recovery after 15 minutes of normothermic cardiac arrest using an extracorporeal life support system for optimized blood pressure and flow [J]. Perfusion-UK, 2014, 29(2): 130–138.

[134] ADEDAYO P, WANG S, KUNSELMAN AR, et al. Impact of pulsatile flow settings on hemodynamic energy levels using the novel diagonal medos DP3 pump in a simulated pediatric extracorporeal life support system [J]. World Journal for Pediatric and Congenital Heart Surgery, 2014, 5(3): 440–448.

[135] WANG S, KUNSELMAN AR, CLARK JB, et al. In vitro hemodynamic evaluation of a novel pulsatile extracorporeal life support system: impact of perfusion modes and circuit components on energy loss [J]. Artificial Organs, 2015, 39(1): 59–66.

[136] WOLFE R, STROTHER A, WANG S, et al. Impact of pulsatility and flow rates on hemodynamic energy transmission in an adult extracorporeal life support system [J]. Artificial Organs, 2015, 39(7): E127–E137.

[137] CARUSO MV, GRAMIGNA V, SERRAINO GF, et al. Influence of aortic outflow cannula orientation on epiaortic flow pattern during pulsed cardiopulmonary bypass [J]. Journal of Medical and Biological Engineering, 2015, 35(4): 455–463.

[138] ASSMANN, A, GUL, F, BENIM, AC, JOOS, F, AKHYARI, P, et al. Dispersive aortic cannulas reduce aortic wall shear stress affecting atherosclerotic plaque embolization [J]. Artificial Organs, 2015, 39(3): 203–211.

[139] YU SCH, LIU W, WONG RHL, et al. The potential of computational fluid dynamics simulation on serial monitoring of hemodynamic change in type B aortic dissection [J]. Cardiovascular and Interventional Radiology, 2016, 39(8): 1090–1098.

[140] WEN CY, YANG AS, TSENG LY, et al. Investigation of pulsatile flowfield in healthy thoracic aorta models [J]. Annals of Biomedical Engineering, 2010, 38(2): 391–402.

[141] RIKHTEGAR F, KNIGHT JA, OLGAC U, et al. Choosing the optimal wall shear parameter for the prediction of plaque location-A patient-specific computational study in human left coronary arteries [J]. Atherosclerosis, 2012, 221(2): 432–437.

[142] HOEPER MM, TUDORACHE I, KUEHN C, et al. Extracorporeal membrane oxygenation watershed [J]. Circulation, 2014, 130(10): 864–865.

[143] MOISAN M, LAFARGUE M, CALDERON J, et

al. Pulmonary alveolar proteinosis requiring bhybrid extracorporeal life support, and complicated by acute necrotizing pneumonia [J]. Annales Francaises d'Anesthesie et de Reanimation, 2013, 32(4): e71–e75.

[144] CHUNG M, SHILOH AL, CARLESE A. Monitoring of the adult patient on venoarterial extracorporeal membrane oxygenation [J]. The Scientific World Journal, 2014, 393258.

[145] HE XJ, KU DN. Pulsatile flow in the human left coronary artery bifurcation: Average conditions [J]. Journal of Biomechanical Engineering, 1996, 118(1): 74–82.

[146] GOUBERGRITS L, KERTZSCHER U, SCHONEBERG B, et al. CFD analysis in an anatomically realistic coronary artery model based on non-invasive 3D imaging: Comparison of magnetic resonance imaging with computed tomography [J]. International Journal of Cardiovascular Imaging, 2008, 24(4): 411–421.

[147] BISDAS T, BEUTEL G, WARNECKE G, et al. Vascular complications in patients undergoing femoral cannulation for extracorporeal membrane oxygenation support [J]. Annals of Thoracic Surgery, 2011, 92(2): 626–631.

[148] PINTO SIS, CAMPOS JBLM. Numerical study of wall shear stress-based descriptors in the human left coronary artery [J]. Computer Methods in Biomechanics and Biomedical Engineering, 2016, 19(13): 1443–1455.

[149] MORBIDUCCI U, GALLO D, MASSAI D, et al. On the importance of blood rheology for bulk flow in hemodynamic models of the carotid bifurcation [J]. Journal of Biomechanics, 2011, 44(13): 2427–2438.

[150] SOUSA LC, CASTRO CF, ANTONIO CC, et al. Computational simulation of carotid stenosis and flow dynamics based on patient ultrasound data-A new tool for risk assessment and surgical planning [J]. Advances in Medical Sciences, 2016, 61(1): 32–39.

[151] REESINK KD, SAUREN LD, et al. Synchronously counter pulsating extracorporeal life support enhances myocardial working conditions regardless of systemic perfusion pressure [J]. European Journal of Cardio-Thoracic Surgery, 2005, 28(6): 790–796.

[152] CHEYPESH, A, YU, X, LI, J. Measurement of systemic oxygen consumption in patients during extracorporeal membrane oxygenation-description of a new method and the first clinical observations [J]. Perfusion-UK, 2014, 29(1): 57–62.

[153] Chiu JJ, Wang DL, Chien S, et al Effects of Disturbed Flow on Endothelial Cells [J]. Journal of biomechanical engineering.1998.120(1): 2–8.

[154] Qingping Yao, Danika M hayman, Qiuxia Dai, et al. Alterations of Pulse Pressure Stimulate Arterial Wall Matrix Remodeling [J]. Journal of biomechanical engineering.2009, 131(10): 101011.

[155] Helderman F, Segers D, Crom RD, et al. Effect of shear stress on vascular inflammation and plaque development [J]. Current opinion in lipidology. 2007. 18(5): 527–533.

第二篇
生命支持装置对红细胞与脑供血的影响

张亚歌　李　澍　舒　强　**著**

第6章 对红细胞及脑供血影响的研究概述

一、研究背景及意义

心力衰竭是一种严重威胁人类健康的疾病，是被全球所关注的重大疾病之一。在美国，将近600万患者遭受心衰折磨，而且人数还在不断上升[1]。在2011年，中国的心衰患者总数就超过400万，而且随着社会人口老龄化进程的加快，发病率还在逐年增高[2]。目前，对于早期心衰患者主要采用药物治疗为主，对于晚期患者采用外科手术治疗为主，其中外科治疗主要包括心脏移植和人工心脏辅助[3]。但是由于供心不足，限制了心脏移植治疗[4, 5]。因此，人工心脏已逐渐成为心脏移植过渡治疗及替代治疗方法[6]。

人工心脏是治疗心衰的一种有效手段[7]，它可以辅助或代替心脏泵血，为血液循环提供能量。目前，国内外已有关于人工心脏的多种研究。国外研究人员对Jarvik[8]、Incor[9]、DeBakey[10]、Novacor[11]、Thoratec[12]和CardioWest[13]等人工心脏进行了移植手术、临床试验和统计学方面的研究，而且大多取得了存活几百天的统计结果。我国在心室辅助研究中取得了许多成果。尤其是轴流式心室辅助装置方面的研究。从事该领域研究的单位包括江苏大学、中国医学科学院阜外医院、北京安贞医院、中山大学附属医院，以及本人所在课题组北京工业大学心衰与人工心脏项目组等诸多家机构。罗征祥[14]、钱坤喜[15]等进行了大量实验研究了血泵的力学、血流特性；蔺嫦燕等[16]对血流动力学特性和血破坏性等方面进行了研究；白净[17]、张锡文[18]等针对血泵建模、力学特性、设计等方面进行了大量研究；李国荣等[19]对轴流血泵流体力学特性进行了深入的研究；陈琛等[20]对磁悬浮人工心脏进行了深入的研究；高殿荣[21]、夏东[22]等也在血泵转子远场驱动、永磁齿轮等方面进行了有益的探讨。该课题组设计研究了一种新式轴流左心室辅助装置人工心脏泵，进行了实验研究和建模研究，并取得了一定成果[23]。

人工心脏植入血管内，其产生的不同于正常生理的血流对红细胞的形态有很严重的影响，但是目前影响机制还未清楚。血液中血细胞的体积含量达到了40%～50%，红细胞血小板占血细胞的体积含量更是达到了95%以上[24]。人工心脏由于转动的叶轮与血液直接接触，产生的特殊流场直接作用于血细胞。已有研究发现人工心脏所产生的流场对血液中的红细胞破坏和血小板激活有一定影响[25]。因此，研究人工心脏对血液的影响一直是人工心脏泵的设计和临床应用过程中的一个关键问题[26, 27]。人工心脏由于叶轮的转动，其产生的切应力作用于红细胞，引起红细胞形变[28]。当这种形变程度超过一定程度，会造成红细胞破裂溶血，而严重溶血会引发人体异常生理条件，危及患者生存[29]。目前已有研究发现，不同量级的切应力及其作用时间会对红细胞造成不同程度的破坏[30]，针对这一现象，国内外学者进行了实验研究[31]和计算研究[32]，并建立了多种形式的数值预测模型[33]。随着研究的深入，人工心脏对血液影响的研究不再局限于切应力大小等时域方面的特点，开始向频率领域延伸研究。由于血液流动随时间变化，流体切应力受心率、心输出量、血管阻力、血管顺应性等因素的影响，切应力波形一般被认为呈周期变化[34]。因此可以利用傅里叶变换分析切应力频率分量的特性。已有研究发现切应力的频率成分对血管细胞的生理发展产生影响，如血管重建、动脉粥样硬化等疾病的形成[35]等。但是，切应力频率成分对血液细胞的影响少有研究，此外，作为新型串联手术方式代表的人工心脏泵也尚未开展此方面的研究，其产生的流体切应力的频域特点尚未确定。

人工心脏的出口流场直接影响主动脉及其各分叉血管的血流动力学环境，进而影响脑部供血情况。人工心脏的植入不仅为循环系统提供能量，也改变了出口血流的血流动力学特点，比如血流分配、涡流情况和壁面切应力等[36]。目前，虽然已有针对血泵辅助下的心血管系统的血流动力学情况的研究[37]，但是考虑血泵产生的旋转流场对脑部供血的影响还比较少见。同时，多相流方法是一种细化的血流数值计算手段，该方法不再将血液看作是单一流体，而将血浆和血细胞看作不同流体相，分别获得其血流动力学特点，对研究血流不同成分的分布特点提供新的思路，而且人工心脏对脑部供血的影响的多相流数值计算尚未有发表研究。

以本研究组设计的人工心脏泵为研究中心，本文的研究目标是针对不同辅助水平的人工心脏泵对血液细胞的影响和脑部供血的影响进行两部分研究。为实现这一目标，本文利用多相流数值模拟方法和实验方法解决以下研究问题：人工心脏泵不同辅助水平下红细胞受切应力的时频域特性如何；人工心脏泵切应力时频域分量对红细胞损伤有何影响；人工心脏泵不同辅助水平对脑部供血有何影响。

本研究首先对人工心脏泵内部的血液流场进行多相流数值研究，利用离散方法获得红细胞受到的不同辅助水平下的切应力场，并进行时频域分析，然后利用数值计算获得人工心脏泵切应力的时频域范围，对红细胞进行体外流体剪切实验，分析不同量级和不同频率的切应力对红细胞的损伤的影响规律。此外，本研究对人工心脏泵辅助下脑部供血进行多相流数值研究，利用多相流模型分析在串联手术方式下，获得不同辅助水平下脑部供血的变化情况，对主动脉弓及其分支血管在血泵辅助下的血流动力学变化进行计算分析，并结合动物实验的数据研究不同辅助对血流分布的影响情况。

二、研究对象

本研究采用的人工心脏泵（血泵）为北京工业大学人工心脏小组设计的外磁场驱动轴流式血泵[38]，2013 年 4 月 20 日，在北京工业大学人工心脏泵研讨会上，中国科学院院士汪忠镐教授、中国科学院院士曾毅教授和北京大学第三医院心脏外科主任万峰教授等共同将其命名为 BJUT-Ⅱ型人工心脏泵。

该血泵属于左心室辅助，它是一种非接触式磁力驱动系统，该系统主要由血泵和体外动力系统组成（图 6–1）。血泵植入主动脉，动力系统置于体外。血泵本体由叶轮、导尾、轴承与外壳组成。永磁体在叶轮内部，并且处于同轴位置关系；体外动力系统的血泵电机由励磁线圈和永磁体构成，是整个系统的动力核心。当血泵的转子转动时，根据磁场的耦合作用，血泵内的永磁铁会在磁扭转距的作用下带动叶轮旋转，使血泵产生额定的输出流量，以实现对心室的辅助功能[39]。

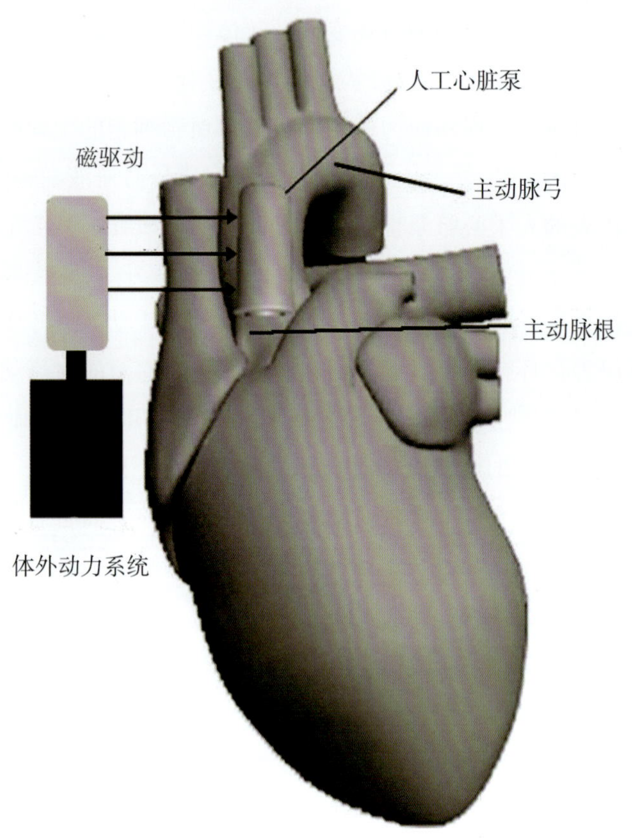

▲ 图 6–1　人工心脏泵示意

人工心脏泵植入升主动脉，采用独特的主动脉手术方式。血泵和左心室是串联关系，与传统血泵相比，一方面它避免了传统血泵产生热量的问题，另一方面也避免了因使用经皮导线而产生的感染[39]。本研究小组围绕人工心脏泵开展了一系列研究，针对血泵的控制策略、血流动力学影响和相关实验进行研究，并取得一定成果。

三、研究现状分析

（一）人工心脏对血流的影响

人工心脏植入体内，由于叶轮的旋转产生的高速血流场势必会对人体的血液组织造成影响，主要表现在对红细胞的损伤[40]、血小板的激活[41]等。红细胞损伤现象是指红细胞受到破坏，细胞膜发生形态变化，直至破裂，破裂后的血红蛋白游离于血浆中，从而降低血液的质量，影响人体供血；血小板被激活后聚集沉淀在血泵与血液的接触表面，会形成血栓，影响血液流通。这两种现象都会导致生理紊乱，严重时危及生命。

针对人工心脏对血流的影响，许多学者利用实验和数值计算方法进行了多方面研究。Yamane 等[42]对人工心脏进行了血液相容性分析，表明血泵的机械结构与其溶血程度和血栓形成有密切关系。Kosaka 等[43]同样利用体外血液相容性测试，改善了血泵结构进而降低溶血和血栓的形成。Kitao 等[44]通过体内血液相容性实验，研究了其设计的血泵的溶血和血栓情况并进行了结构改进。蔺嫦燕等[45, 46]通过体外溶血实验研究，发现不同的血泵均存在溶血现象血泵旋转产生的流场对红细胞有破坏作用。王芳群等[47]通过数值模拟和溶血实验等方法，认为血泵流场与溶血程度存在关系。陈建中等[48]通过对人工心脏进行数值模拟，得到了不同转速下血泵的溶血值，认为血泵产生的切应力与溶血相关。谭建平等[49-51]通过数值模拟和实验对血液的机械损伤机制进行了研究。Shimono 等[52]通过对离心血泵进行体外实验，发现在血泵作用下，有一部分红细胞虽然没有破裂，但是膜的形态发生了改变。钱坤喜等[53]的研究表明，牛顿切应力不是造成溶血的主要原因，雷诺切应力才是造成血泵溶血的主要原因。以上研究表明，红细胞膜的破裂和血小板的激活与机械切应力有关，湍流也是造成血栓的主因。

总之，人工心脏对血液的影响是其设计应用中的重要考虑部分，研究方法也多种多样，其中数值研究和体外血液实验研究是比较常用的方法。这些研究大多关注心室辅助引起的溶血，忽略了由较低切应力导致的红细胞非溶血性破坏，这些细胞尽管没有破裂但依然受到损伤，这可能表现在膜的形态变化[51]。然而，人工心脏由于其结构特点，产生的切应力范围广，其产生的切应力可能会引发红细胞形态变化。

（二）血流切应力的时频域特性

切应力在血液循环中有重要作用，它对血液细胞的膜结构和生理功能有重要影响，如红细胞和血小板的聚集形变[54, 55]，同时，切应力对内皮细胞也有重要作用，会影响内皮细胞的形态、骨架结构、迁移、增殖和凋亡[56]，并且是影响血管疾病发展的重要因素。

切应力的时域指标主要指切应力的大小均值。目前，大多数的研究均针对切应力的时域特点进行研究。流体切应力对红细胞也有重要的作用。针对流体切应力对红细胞的影响作用，许多研究者进行了研究。Blackshear[57]定义了机械溶血的三个级别：第一，表面诱发，即溶血和接触面的范围及边界层的切变率的平方成正比；第二，溶血，在中等切应力作用下（100～200Pa）；第三，大量溶血，高切应力（约 4000Pa）。根据 Nilmi 等[58]的研究，当切应力＞150Pa 时，红细胞会开始受到破坏。切应力＞250Pa 时，红细胞被破坏，血液中的游离血红蛋白开始升高[59]。Nevaril[60]报道，超过 300Pa 切应力会造成红细胞破裂。因此，当切应力过高，红细胞破裂，释放出血红蛋白引起溶血[61]。然而，较低的切应力作用于红细胞时，虽然没有造成溶血，但是也会引起膜形态学变化，成为非常态红细胞[62-64]，从而导致红细胞寿命缩短和功能障碍[65]。随着研究的深入，研究不再局限于红细胞破裂即溶血研究，开始关注切应力对红细胞的非溶血损伤。Indeglia[66]的研究表明，非常态的红细胞的产生原因有红细胞膜的相互作用，间歇性正压力和低于溶血阈值的非溶血切应力。Baskurt[67]认为切应力＜120Pa 可以诱导红细胞亚损伤并且随着暴露时间增加，切应力可以显著降低红细胞可变形性。总之，切应力和其作用在红细胞上的时间共同决定红细胞的损伤程度。由于人工心脏的特殊结构，其叶片旋转产生的流体切应力的大小、均值和波形均不同于生理流体切应力，关于人工心脏产生的切应力对红细胞的影响，不同学者也进行了研究。Guan 等[68]利用数值计算得到了人工心脏产生的切应力并得出其产生的切应力是时变的。Dong 等[69]利用数值计算分析了五种不同轴流泵的流体动力学特性，计算出相应的雷诺剪切应力，并认为切应力与溶血有关，并做出预测模型。可见，人工心脏的切应力与溶血之间的关系已有学者进行了研究，但是人工心脏切应力对红细胞的非溶血影响则少有研究。

目前，针对切应力对细胞影响的研究开始向其频域分量的研究扩展，时域信号可以通过傅里叶变换转换为频域信号，因此，可以将时变的切应力信号转化为频域切应力信号，进一步研究其影响。Efstathios 等[70]研究表明升主动脉的血液流动是随心动周期变化的，升主动脉的流体切应力同样是时变的。目前，已有一些研究针对血流切应力的频域特性。例如，Gelfand 等[71]对切应力进行傅里叶变换，并表明在体切应力的作用时间和频率对动脉粥样硬化的发展有重要作用。Himburg 等[72, 73]进行了体外实验来评价切应力的频率变化对内皮细胞表达的影响，并且研究发现血管正常生理壁面切应力的主要频带和心率值相同，而病灶区域的切应力频率分量中高频成分占主导，同时，这些区域的切应力时域量级相对较低，血管疾病与切应力的异常频率分量有关。Feaver 等[74]表明切应力的频谱对细胞生长是一个重要的调节因子。Zhang 等[75]发现切应力的频率增加会影响内皮细胞的通透性和基因表达，并且发现频率的增加促进血管生长，幅值的增加会增加内皮细胞的炎症和氧化应激的发生。从以上研究可以发现血流产生的切应力的频率成分对细胞的生长，结构和基因表达有影响并且是相关疾病的影响因子。但是以上研究仅关注生理切应力和其对血管细胞的影响，其对血细胞的力的生物学影响尚未清楚。而且，人工心脏切应力的频率特性同样也是研究的空白。因此，本研究针对不同辅助的人工心脏泵的切应力频率对红细胞影响进行研究。

（三）人工心脏对脑部供血的影响

人工心脏泵植入升主动脉，其产生的流场直接影响主动脉弓和其分叉血管的血流动力学情况。左右锁骨下动脉起自主动脉弓，提供大脑后 1/3 及部分间脑、脑干和小脑，以及同侧肩部、上肢的血液供应。左右颈总动脉起自主动脉弓，为大脑前 2/3 和部分间脑提供营养，其分支血管与来自椎动脉的血管形成广泛的交通，如左椎动脉通过基底动脉、Willis 环与颈内动脉分支相交通参与脑部血液供应[76]。颈内动脉和椎动脉为脑供血的主要血管，分支于锁骨下动脉和颈总动脉（图 6–2）[77]，因此，主动脉上行分叉血管锁骨下动脉和颈总动脉与脑部供血密切相关。

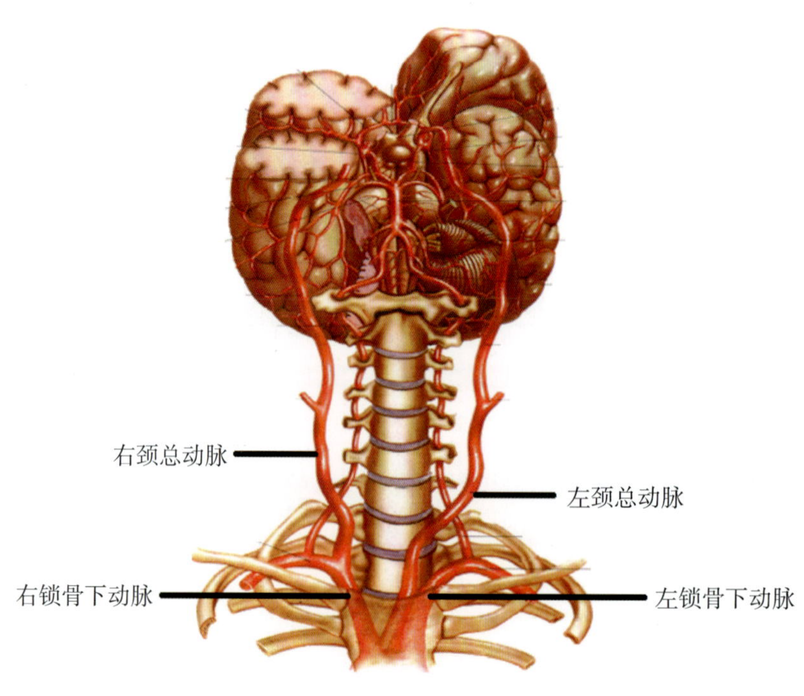

▲ 图 6–2　脑部供血血管示意

人工心脏对主动脉弓和分叉血管的血流也有一定的影响，这些血管的血流动力学特性和脑部供血密切相关。Osorio 等[78] 研究了在颈动脉分叉处连续流辅助装置在不同辅助水平下，产生的流场和剪切力情况。Bonnemain[79]、Ning[80] 等应用数值模拟的方法研究了心室辅助下，主动脉内尤其是吻合口附近的血流动力学特性，研究不同血泵辅助条件下变化的血流对主动脉血流分布的影响。Vasava 等[81] 应用计算流体力学的方法研究了脉动流对主动脉弓血流分布的影响。同样，本研究组的 Xuan[82] 针对人工心脏泵不同辅助水平下主动脉弓及分叉血管的血流动力学情况进行了分析对比，研究人工心脏对分叉血管的血流动力学特性和血流分布情况。研究体外循环装置对脑供血的影响，不仅可以深入研究体外循环装置的治疗效果，同时也可以优化灌注流量，为循环装置的使用提供科学指导。但是大多数研究仅单独研究血管血流的血流动力学情况，没有考虑人工心脏泵的旋转流场，利用数值方法，建立人工心脏泵和主动脉及分叉血管的系统计算模型，考虑血泵的真实旋转流场，这种研究方式尚未有发表研究。因此，本研究计划对血泵流场对脑部供血的影响进行研究。

四、计算流体力学在人工心脏中的应用

（一）血流动力学计算中的多相流研究

目前，计算流体力学方法为血液多相流研究提供了方便。在数值计算中，主要有欧拉 – 欧拉方法和欧拉 – 拉格朗日方法两种方法计算多相流。欧拉 – 欧拉计算模型有流体体积模型、混合模型和欧拉模型，其中欧拉模型最为全面，其计算过程中将不同相看作连续流体，可分别计算不同相的血流动力学参数及各相分布体积。欧拉 – 拉格朗日主要应用于离散相计算模型，不同相分为连续相和离散颗粒相，可以计算分布在连续相中的颗粒流动轨迹，如颗粒速度受力等[83]。

欧拉模型是一种通用的多相流模型，模拟由液体、气体和固体的任意组合组成的互相分离但又相互作用的多个相的运动。守恒方程是通过对每一相局部瞬时平衡的总体平均或混合理论方法推导得到的[83]。离散模型[83] 将流体看作离散相和连续相组成，离散相一般是球形颗粒弥散在连续相中，离散模型在拉格朗日坐标下可以计算离散相在定常和非定常流动中的粒子流动轨迹。血液可以看作是由离散相的红细胞弥散在连续相血浆中，由拉格朗日方法计算获得切应力和受力时间。

Jung 等[84–86] 进行了多相流血流动力学计算，其将血液看作由红细胞和血浆组成的两相流流体，建立了右冠状动脉的几何模型，计算得出壁面切应力、粒子滞留时间，分析得出人体有冠状动脉中血流红细胞积聚情况。同时，建立了血流的三相流 CFD 分析模型，仿真了血液里血浆、红细胞和白细胞的流动状态，该模型跟踪了每一相的壁面切应力、相分布和流线，预测了低切应力区域的血细胞的移动和分离。Alemu 等[87] 建立了心脏瓣膜处的血浆和血小板的两相流模型，分析了切应力湍流对血小板激活和破坏的影响。Song 等[88] 利用 CFD 方法，建立多相流模型，预测了离心血泵血液破坏水平，认为利用数值模拟来预测血泵的机械破坏是一种有效方法。Girdhar 等[89] 利用多相流模型计算了流经心室辅助的血小板所受的切应力，预测了血栓的形成。多相流方法是一种细化的血流数值计算手段，该方法不再将血液看作是单一流体，而将血浆和血细胞看作不同流体相，分别研究其血流动力学特点，可以分别获得不同血液成分的血流动力学情况，进而研究人工心脏泵对脑部供血的影响。

（一）计算模型与网格划分

人工心脏泵由于其复杂的几何结构，由于叶片旋转产生的血液流场不同于正常生理血液流场，其产生的流体切应力对流经血泵的血细胞有重要作用，并且血泵出口血流对生理灌注和血管重塑也有影响。本章利用数值计算软件 Fluent 对人工心脏泵进行数值计算，分析其不同辅助水平下，产生切应力的时域和频域的特性，并为实验研究切应力对红细胞的影响提供条件。

首先，建立血泵的三维几何模型（图 7–1）。该血泵为北京工业大学人工心脏研究小组设计的轴流式人工心脏泵，通过串联手术方式，血泵植入在主动脉根部和主动脉弓之间。血泵本体由叶轮、泵头、泵尾、轴承和外壳组成。血泵本体全长 30mm，最大外径 20mm，总重量 30g。血流由泵头流向泵尾，叶轮部分为旋转区域，提供动能。

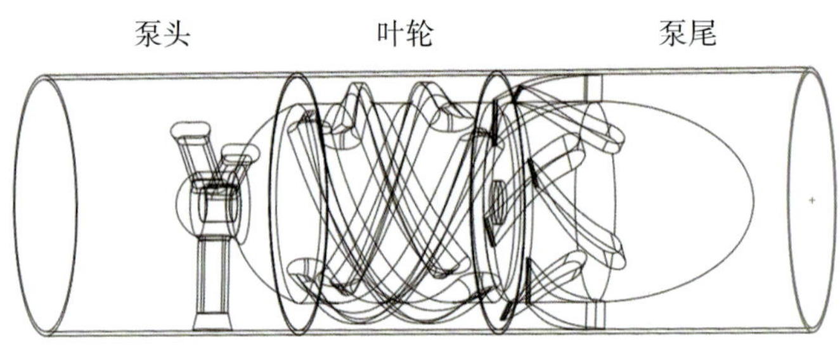

▲ 图 7–1　人工心脏泵的三维几何模型

然后，对几何模型进行网格划分，采用六面体方法，网格总数为 1 305 056（图 7–2）。网格数目不同数值计算结果会略有差异，因此，进行网格无关性检验，设置几种不同网格数目（523 300、1 305 056、2 310 560），计算结果表示，超过 1 305 056 网格数目后，出口流量稳定，该网格数目可靠。并且在网格划分后，对几何模型的各个面和流体区域进行命名，方便后续设置。

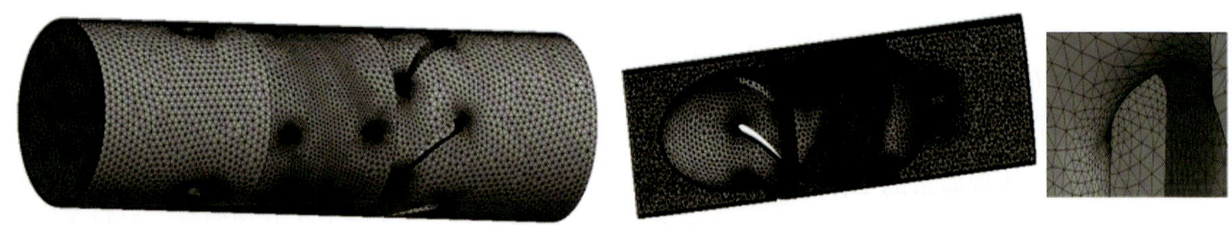

▲ 图 7–2　人工心脏泵的网格划分

（二）湍流设置

血泵叶轮的旋转会引起湍流。雷诺数（Re）表示见公式 7–2[100]。

$$Re = \frac{\rho v L}{\mu} \qquad \text{（公式 7–2）}$$

式中，Re 为雷诺数；ρ 为流体的密度（kg/m^3）；μ 为流体的黏度 [kg/（m · s）]；v 为流体表征速度（m/s）；L 为流体特征长度，即血泵的管道直径（m）。

血泵入口处的雷诺数为 20 000～45 000，当雷诺数＞2300 时可以考虑湍流模型，因此在计算中应该设置湍流，采用 k-e 湍流模型[101]。

假设血泵流场为充分发展的湍流，湍流动能 k 和耗散率 e 根据湍流强度 I 和水力直径 D 计算见公式 7–3。

$$k = \frac{3(v_{inlet}I)^2}{2} \qquad (公式 7–3)$$

式中，k 为湍流动能（m^2/s^2）；v_{inlet} 为入口平均速度（m/s）；I 为湍流强度。

如果管道中的流动是充分发展的湍流，则湍流强度可以由公式 7–4 计算得到。

$$I = 0.16 \times Re^{-1/8} \qquad (公式 7–4)$$

经计算，本研究取 I=5%。

$$e = C_{\mu}^{3/4} \times k^{3/2}/(0.07D) \qquad (公式 7–5)$$

式中，e 为湍流耗散率（m^2/s^3）；C_{μ} 为湍流模型中的一个经验常数，为 0.09；D 为水力直径，本研究取 D=0.02m。

（三）离散模型设置

选择离散模型进行轨迹计算。流体被分为两相：液相和离散相。液相被看作连续流体。离散相入射进入液相并通过跟踪穿过流场的颗粒计算。血浆设置为液相，假设为不可压缩牛顿流体，密度为 1020kg/m^3，黏度为 0.0035kg/(m・s)。红细胞简化设置为惰性颗粒，直径为 8.2μm，密度为 1100kg/m^3。从血泵入口平面均匀入射大约 1000 个粒子。

（四）边界条件与旋转模型设置

边界条件为压力入口和压力出口。边界条件由集中参数模型计算。设置压力为入口边界条件和出口边界条件，入口压力为 0。研究不同辅助水平下的血液流场，同时也需满足正常人工心脏泵工作情况，故选取 BAI 和压差满足流量为 3～15L/min 的数据（表 7–1）。

表 7–1　边界条件

	算例 1	算例 2	算例 3	算例 4
转速（rpm）	5000	6000	7000	8000
BAI	47%	62%	74%	82%
压差（mmHg）	30	50	70	90

rpm. 转 / 分

利用滑移网格实现血泵叶片的旋转，并用右手定则设定旋转方向。叶轮部分被设定为动区域，设定旋转速度，其余部分被设定为静区域。动静区域设置交界面。

（五）计算指标

通过数值计算获得血流动力学参数，血泵入口处释放的粒子受到时变的切应力，该切应力包括黏性应力和湍流应力。粒子受到的切应力标量由公式 7–6 计算。

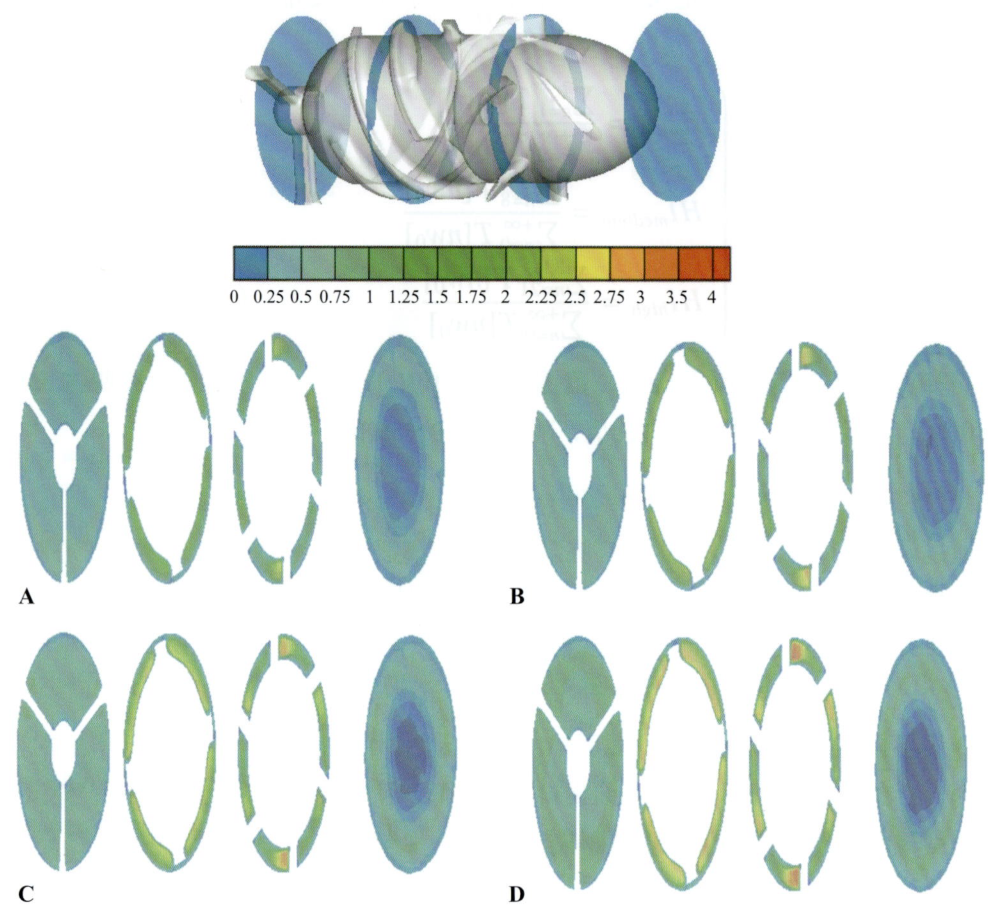

▲ 图 7-3 不同 **BAI** 下截面轴向速度云图（**m/s**）

A. BAI 为 47%；B. BAI 为 62%；C. BAI 为 74%；D. BAI 为 82%

的均值，最大值和最小值也随 BAI 的增加而增大。图 7-6 是 τ 的在不同大小范围内的分布直方图。图 7-5 和图 7-6 显示，不同 BAI 的 τ 曲线形状相似，但是其分布随 BAI 变化而变化。

图 7-7 是不同 BAI 的 τ 傅里叶变换后的单边频谱图。切应力的谐波成分的幅值随谐波数增大而减少。0 次谐波和 1 次谐波的幅值较其他谐波大。不同 BAI 的频谱图形状相似。图 7-8 是不同 BAI 的谐波指数 HI。不同 BAI 的 HI 没有显著差异。不同 BAI 的 HI 为 0.6～0.65，切应力的 0 次谐波为主要频率成分，比值占 30% 以上。

图 7-9 是谐波频率的分布直方图。不同 BAI 的低中高次谐波的分布没有显著差异，低次谐波为切应力的主要成分。血泵静止时的频率分布相比旋转有显著差异，血泵静止时低中高次谐波所占比值分别为 0.273、0.277 和 0.237。

图 7-8 表明血泵产生的切应力的频率成分中 0 次谐波占主导，并且辅助程度的不同对谐波指数

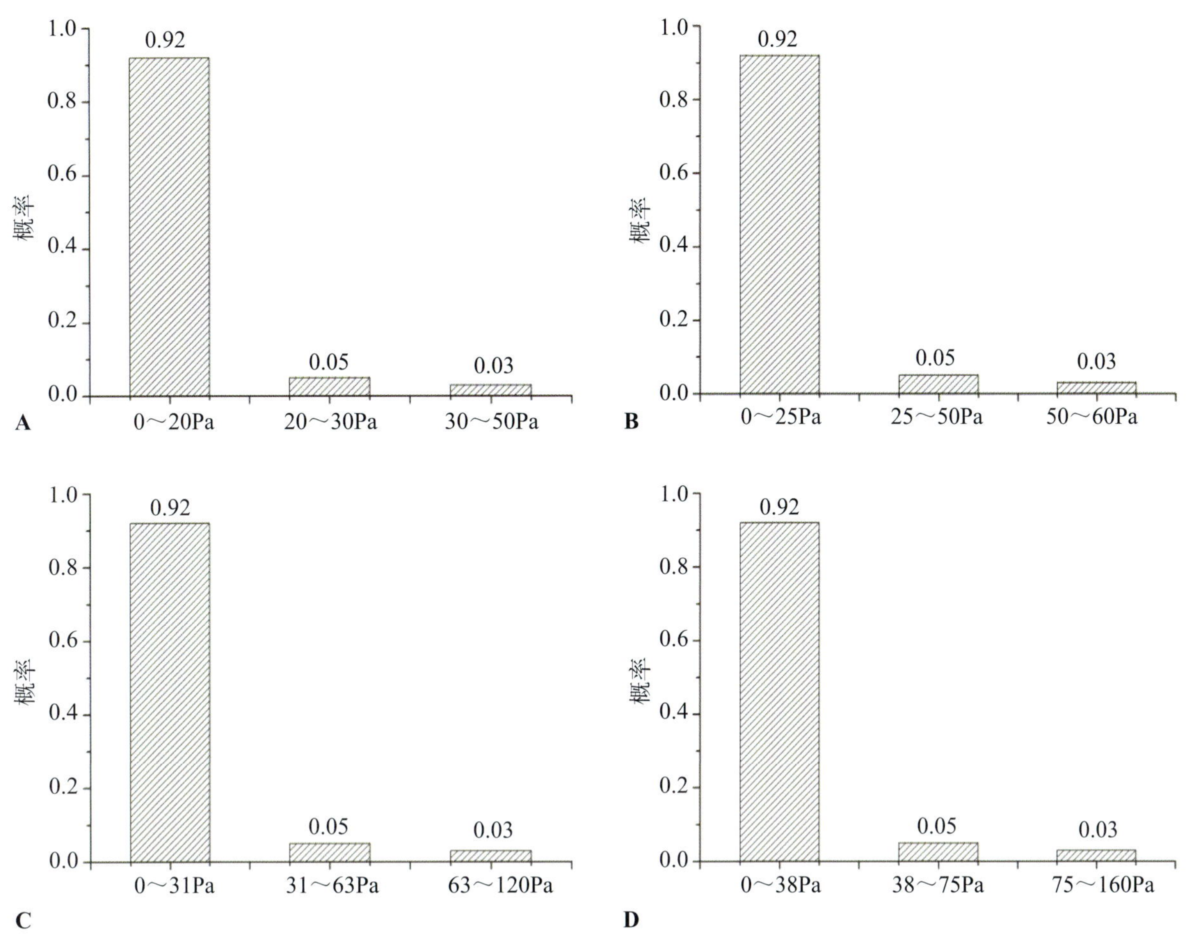

▲ 图 7–4　不同 **BAI** 下切应力直方图

A. BAI 为 47%；B. BAI 为 62%；C. BAI 为 74%；D. BAI 为 82%

没有显著影响，结合图 7–9，辅助程度对切应力的频率分布没有显著影响，低次谐波依然占主要成分。由图 7–6 可知，辅助程度对切应力的大小有显著影响，切应力大小随辅助程度增加而增大。血泵未转动时的 HI 为 0.921，高于血泵转动的 HI 值，血泵的转动增加了 0 次谐波的比重，即旋转为血流前进提供能量。由图 7–9，血泵的旋转增加了低次谐波的比值，而当血流流经血泵，低中高次谐波分布没有显著差异，所占比值，低次和中次谐波较高次谐波大。血泵辅助增加了切应力的幅值和低次谐波的成分，但是不同辅助程度对其频率分布无显著影响。切应力的频域成分与流道相关，其可作为心室辅助设备设计的一个新指标。而根据研究结果，即切应力的高频成分对血管疾病的发展有联系，血泵的植入增加了低频谐波的比重，降低了高频成分，其对血管疾病可能有抑制作用，但这一假设需要进一步的体外实验论证。

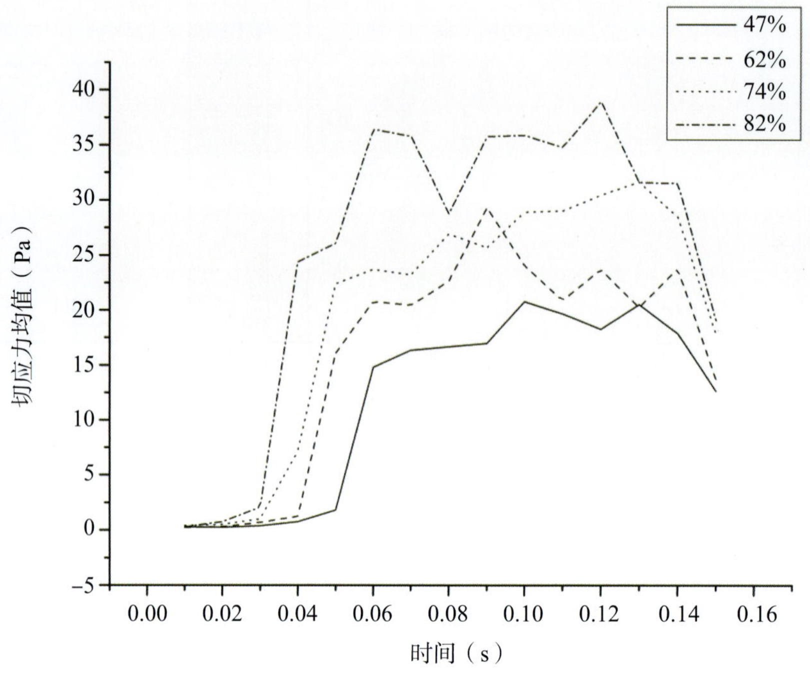

▲ 图 7–5　不同 **BAI** 的切应力平均曲线

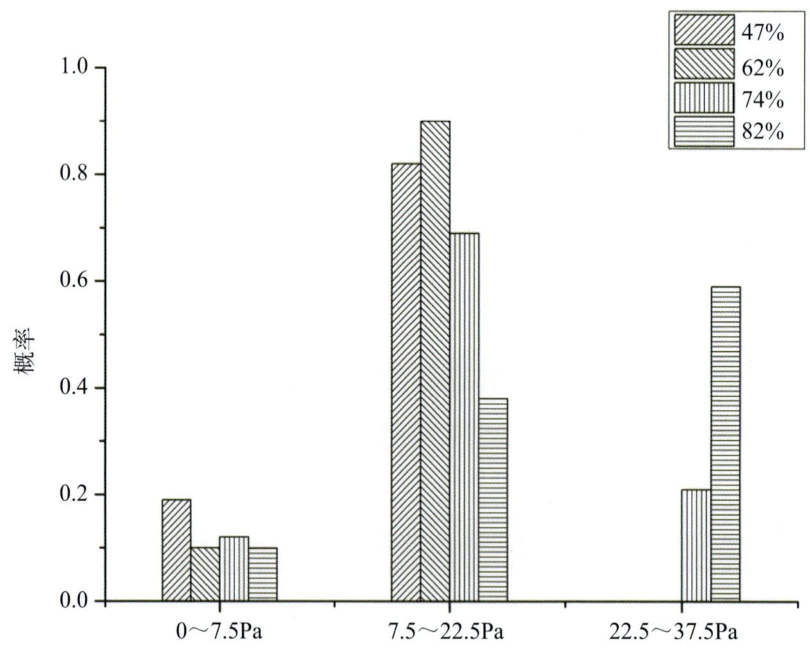

▲ 图 7–6　不同 **BAI** 的切应力平均分布直方图

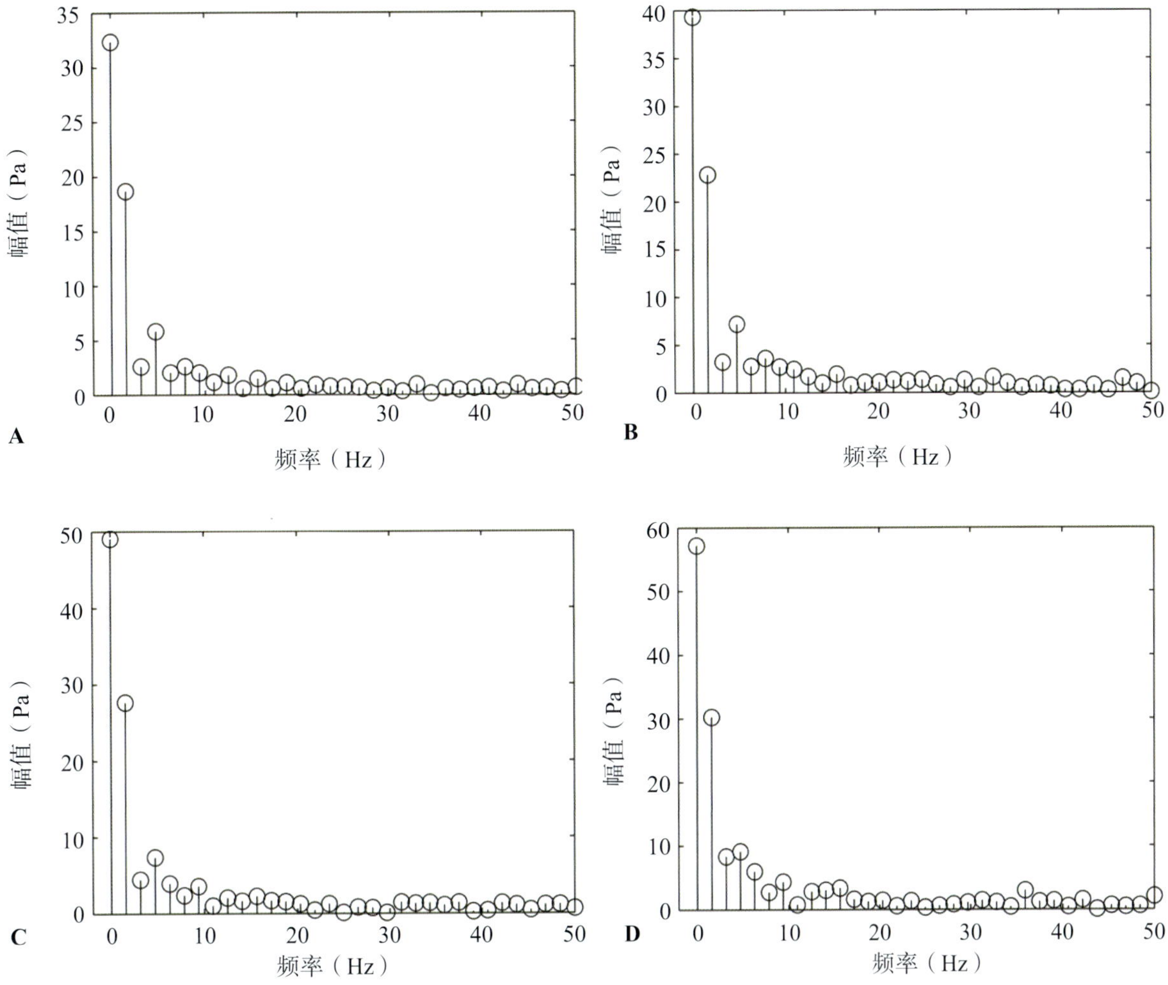

▲ 图 7-7　不同 **BAI** 的切应力单边频谱

A. BAI 为 47%；B. BAI 为 62%；C. BAI 为 74%；D. BAI 为 82%

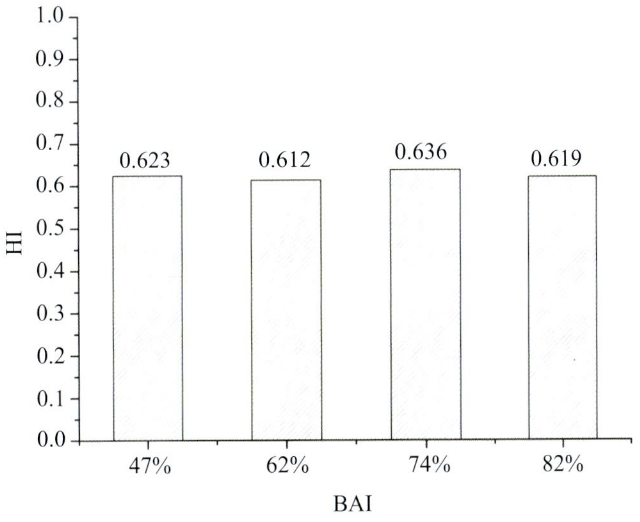

▲ 图 7-8　不同 **BAI** 的谐波指数 **HI**

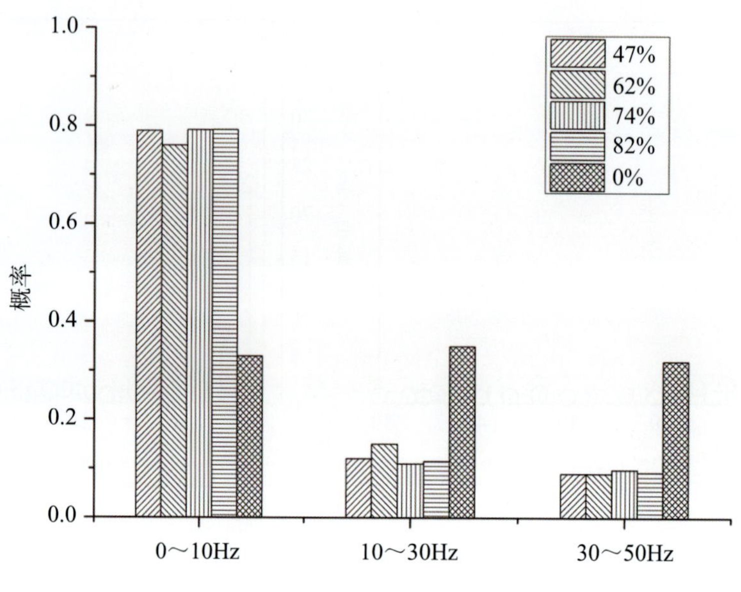

▲ 图 7-9 不同 BAI 的频率分布直方图

三、相关分析与总结

本章通过计算流体力学方法对人工心脏泵内部流场进行数值模拟，利用离散模型计算人工心脏泵内部的切应力场。首先，针对人工心脏泵进行数值模拟，对不同的辅助水平设置进行 4 组算例，然后，从入口平面释放一组粒子代表血液细胞，利用离散模型，跟踪计算粒子在流动过程中受到的切应力，最后，对计算结果进行提取分析。结果显示时域计算指标切应力最大值和平均值随 BAI 增加而增加。不同 BAI 的切应力的幅值、谐波指数 HI、低中高谐波指数均没有显著差异。辅助水平影响切应力的时域特性，并不影响其频域分布。

此外，本章还获得了血泵辅助下切应力曲线，不同辅助水平下切应力的最大值、平均值，为研究血泵辅助下切应力对血液的影响实验提供了输入条件。

第 8 章 切应力时频特性对红细胞的影响规律

一、实验目的

由于心室辅助装置的独特的结构，其对红细胞的破坏是研究心脏辅助装置应用和设计中需要考虑的一个重要因素。目前心室辅助装置设计师公认的是叶轮的边缘诱发的高切应力会导致红细胞破裂，进而引发溶血。本章利用体外实验，研究切应力的时频域特性对血细胞的影响规律。

二、不同量级 / 频率切应力实验

（一）不同量级切应力实验

实验采用流变仪（HAAKE MARS Ⅲ，ThermoFisher 公司），其基本原理为旋转黏度计，利用其控制系统可以精确控制转子施加在样品上的切应力和作用时间，使红细胞暴露在不同程度的切应力作用下，进行血液剪切实验，分析切应力作用下红细胞的形态变化，以血涂片计数观察的非常态红细胞数目和实验前后游离血红蛋白含量作为评价指标。

实验采用的切应力大小是根据数值计算得到的血泵产生的切应力范围设计，从而研究血泵流场对红细胞形态的作用。本章进行两种实验条件下的实验，一种是暴露时间相同，切应力变化；另一种是在血泵切应力做功一定时，切应力和暴露时间都变化。表 8–1 为具体的实验条件。

表 8–1 实验输入的切应力和暴露时间

实验一			实验二		
组 号	切应力（Pa）	暴露时间（s）	组 号	切应力（Pa）	暴露时间（s）
1	5	1	10	16	1
2	10	1	11	10.7	1.5
3	15	1	12	8	2
4	20	1	13	6.4	2.5
5	25	1	14	5.3	3
6	30	1	15	4.6	3.5
7	35	1	16	4	4
8	40	1	17	16	1
9	45	1	18	10.7	1.5

数值模拟的结果提供血液的剪切实验的输入条件。结果显示人工心脏泵产生的切应力的范围为 0～50Pa。切应力的平均值约为 20Pa。数值计算的切应力结果被转化为血液剪切实验输入条件（表 8–1）。第一种实验的目的是研究在相同的暴露时间下，不同水平的切应力对红细胞的作用，将人工心脏泵产生切应力范围离散为不同的切应力值，得到实验条件。第二种实验的目的是研究在人工心脏泵切应力做功相同时（等效人工心脏泵产生平均切应力做功），切应力和暴露时间同时变化对红细胞的影响。

实验流程见图 8–1，从猪颈总动脉收集新鲜血液与抗凝剂混合，然后将其分成 18 个组，每组 5ml，其中 3ml 为实验组，2ml 为对照组。设置不剪切对照组，对照组除了不受切应力刺激，其他条件与实验组相同，以此降低因外界条件引起的实验误差。所有采血程序由医生执行。进行重复实验，降低误差影响。

在一组血液的剪切实验结束后，为血液样本制作血涂片，并离心分离血浆提取血清。当所有的剪切实验完成后，再由光学显微镜观察实验组和对照组中血涂片中非常态红细胞的数量，然后采用紫外分光光度法[102]测量实验组和对照组血清中游离血红蛋白。正常红细胞大小一致，为两边凸中间凹圆盘状。剪切实验后，红细胞形成具有不规则形状和大小的非常态的红细胞[103]。本实验中，切应力造成的非常态红细胞数目为实验组数目减去对照组数目。定义有效游离血红蛋白为实验组游离血红蛋白含量减去对照组游离血红蛋白含量。非常态红细胞百分比为非常态红细胞数量占细胞总数的比值，定义有效非常态红细胞百分比为实验组非常态红细胞百分比减去对照组非常态红细胞百分比。

实验数据进行统计学分析，实验结果以平均值 ± 标准差表示。进行配对样本 t 检验、单因素方差分析和相关分析。采用 SPSS 统计分析软件进行分析，$P<0.05$ 有统计学意义。

（二）不同频率切应力实验

实验采用流变仪，控制转子施加在样品上的切应力幅值和频率，使红细胞暴露在不同程度的切应力幅值频率作用下，进行血液剪切实验，分析切应力的频率作用下红细胞的形态变化，同样以血涂片计数观察的非常态红细胞数目和实验前后游离血红蛋白含量作为评价指标。

实验采用的切应力频率范围是根据数值计算得到的血泵产生的切应力范围设计，研究血泵切应力频率对红细胞形态的作用。数值计算可得，切应力的频率主要集中在 0～30Hz，为研究频率的影响，切应力幅值取 10Pa 和 20Pa，选择较低切应力幅值，减小切应力幅值对红细胞破坏的影响。红细胞受力时间统一为 1s，排除受力时间影响。本研究进行两种实验条件下的实验，一种是切应力幅值为 10Pa，切应力频率变化；另一种是切应力幅值为 20Pa，切应力频率变化。此外，对比这两种实验可以获得切应力频率一定，幅值变化时的红细胞受刺激变化结果。表 8–2 为在本研究中的实验条件。

实验流程见图 8–2，从猪颈总动脉收集新鲜血液与抗凝剂混合，然后将其分成 12 个组，每组 5ml，其中 3ml 为实验组，2ml 为对照组。设置不剪切对照组，对照组除了不受切应力刺激，其他条件与实验组相同，从而降低因外界条件引起的实验误差。所有采血程序由医生执行。进行重复实验，实验结果经统计取平均值分析。

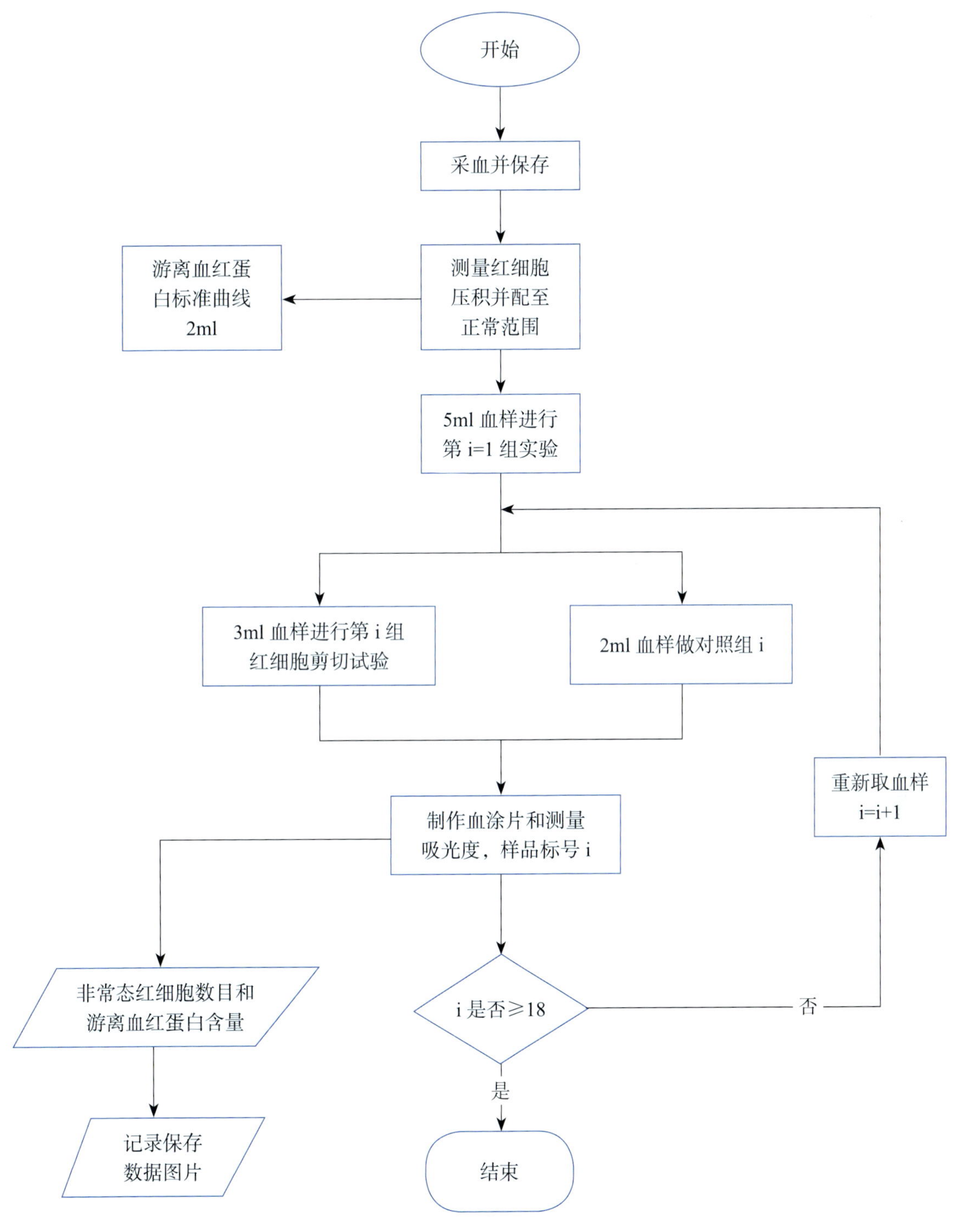

▲ 图 8–1　不同量级切应力实验流程

表 8–2 实验输入的切应力幅值和频率

实验一			实验二		
组　号	幅值（Pa）	频率（Hz）	组　号	幅值（Pa）	频率（Hz）
1	10	1.25	7	20	1.25
2	10	5	8	20	5
3	10	10	9	20	10
4	10	15	10	20	15
5	10	20	11	20	20
6	10	25	12	20	25

在一组血液的剪切实验结束后，为血液样本制作血涂片，并离心分离血浆提取血清。当所有的剪切实验完成后，再由光学显微镜观察实验组和对照组中血涂片中非常态红细胞的数量，然后采用紫外分光光度法[102]测量实验组和对照组血清中游离血红蛋白。正常红细胞大小一致，为两边凸中间凹圆盘状。剪切实验后，红细胞形成具有不规则形状和大小的非常态的红细胞[103]。本实验中，切应力造成的非常态红细胞数目为实验组数目减去对照组数目。定义有效游离血红蛋白为实验组游离血红蛋白含量减去对照组游离血红蛋白含量。非常态红细胞百分比为非常态红细胞数量占细胞总数的比值，定义有效非常态红细胞百分比为实验组非常态红细胞百分比减去对照组非常态红细胞百分比。

实验数据进行统计学分析，实验结果以平均值 ± 标准差表示。进行配对样本 t 检验、单因素方差分析和相关分析。采用 SPSS 统计分析软件进行分析，$P<0.05$ 有统计学意义。

三、实验仪器与试剂

（一）实验仪器

- 流变仪（HAAKE MARSⅢ，ThermoFisher 公司）。
- 双光束紫外光分光光度计（UV-4082，UNIC 公司）。
- 离心机（5810R，Eppendorf 公司）。
- 电子天平（BT214D，赛多利斯天平有限公司）。
- 数字可调移液器（Eppendorf 公司）。
- 电子显微镜（奥林巴斯公司）。
- 90–3 恒温磁力搅拌器（上海振荣科学仪器有限公司）。
- 比色皿（玻璃、石英）[尤尼柯（上海）仪器有限公司]。
- 烧杯若干。
- 2ml 试管若干。
- 载玻片若干。
- 盖玻片若干。
- 血球计数板。

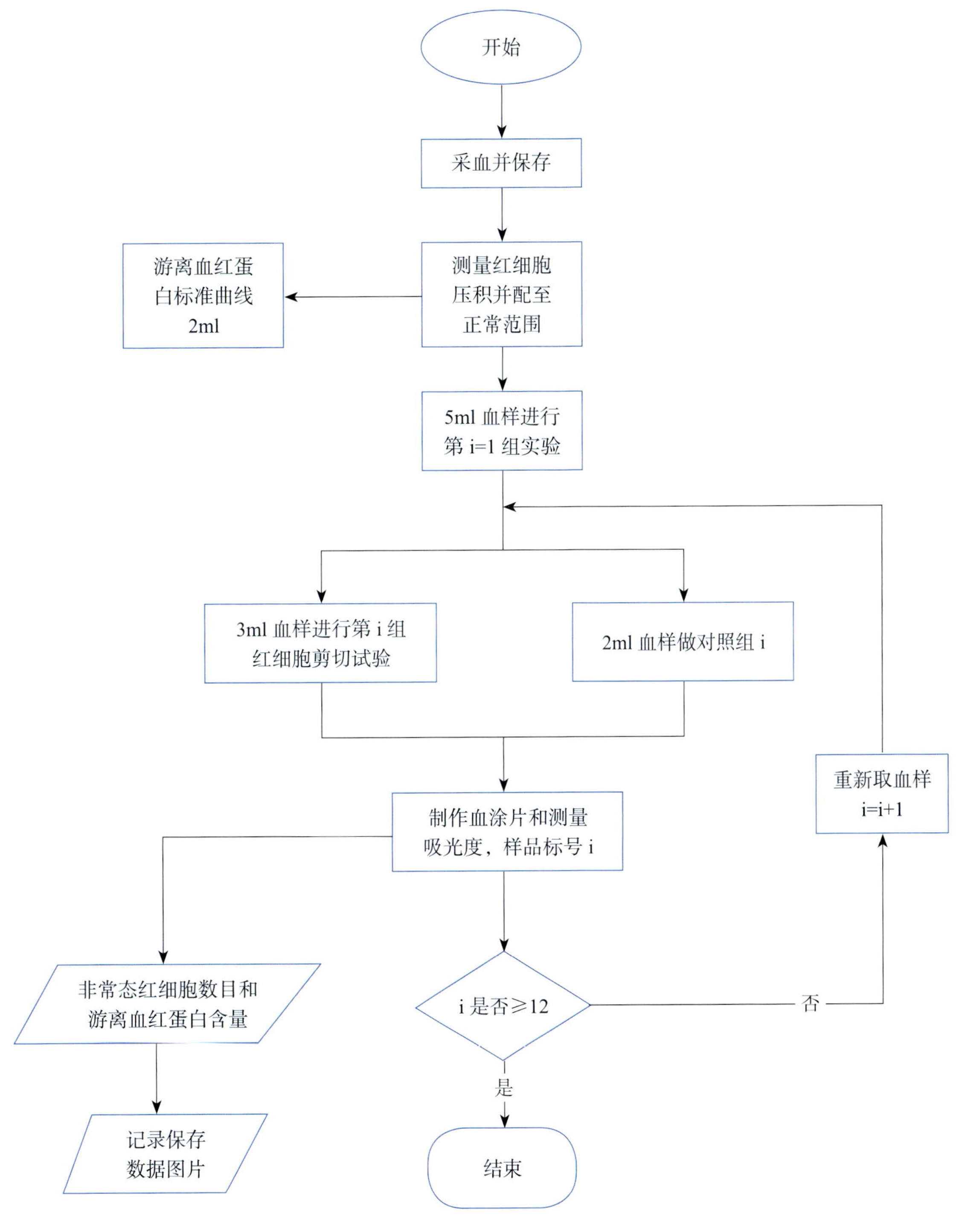

▲ 图 8-2　不同频率切应力实验流程

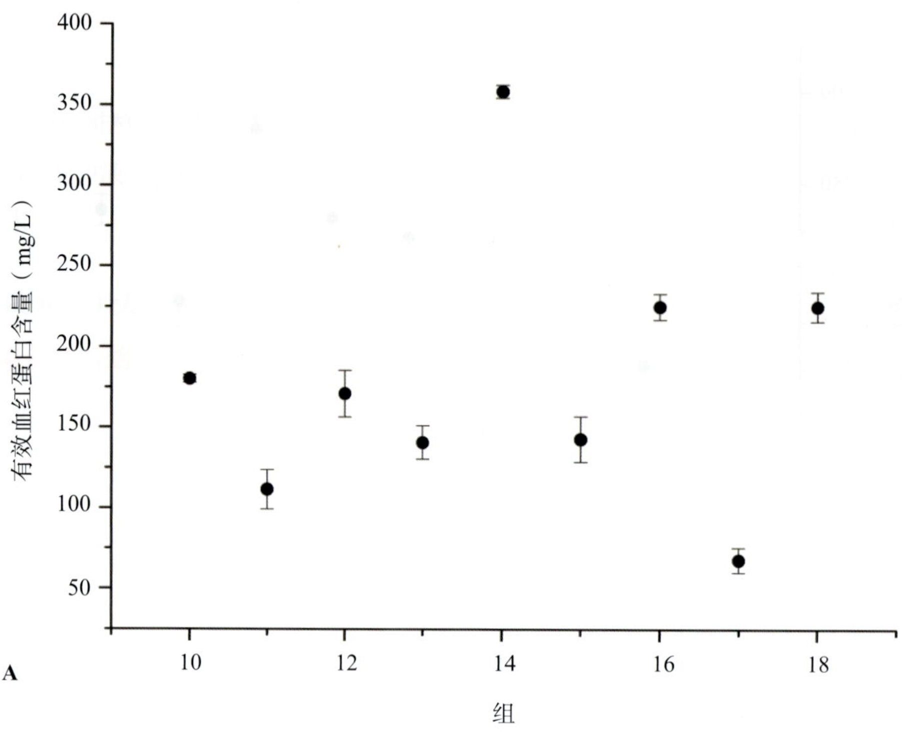

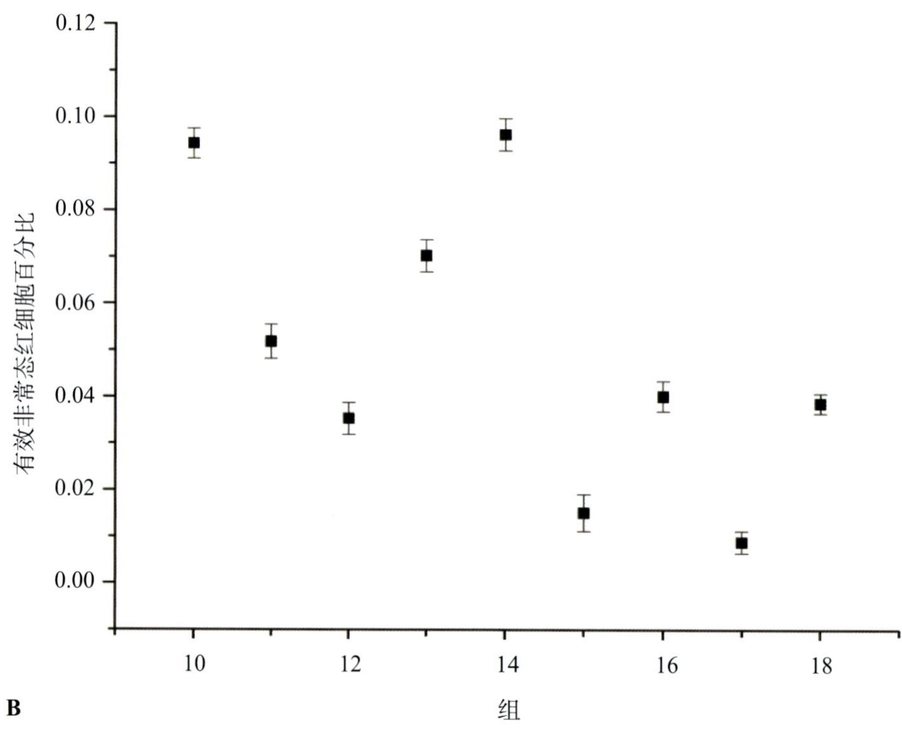

▲ 图 8-4　第二种实验的有效血红蛋白含量和非常态红细胞百分比

A. 第二种实验的有效血红蛋白含量；B. 第二种实验的非常态红细胞百分比

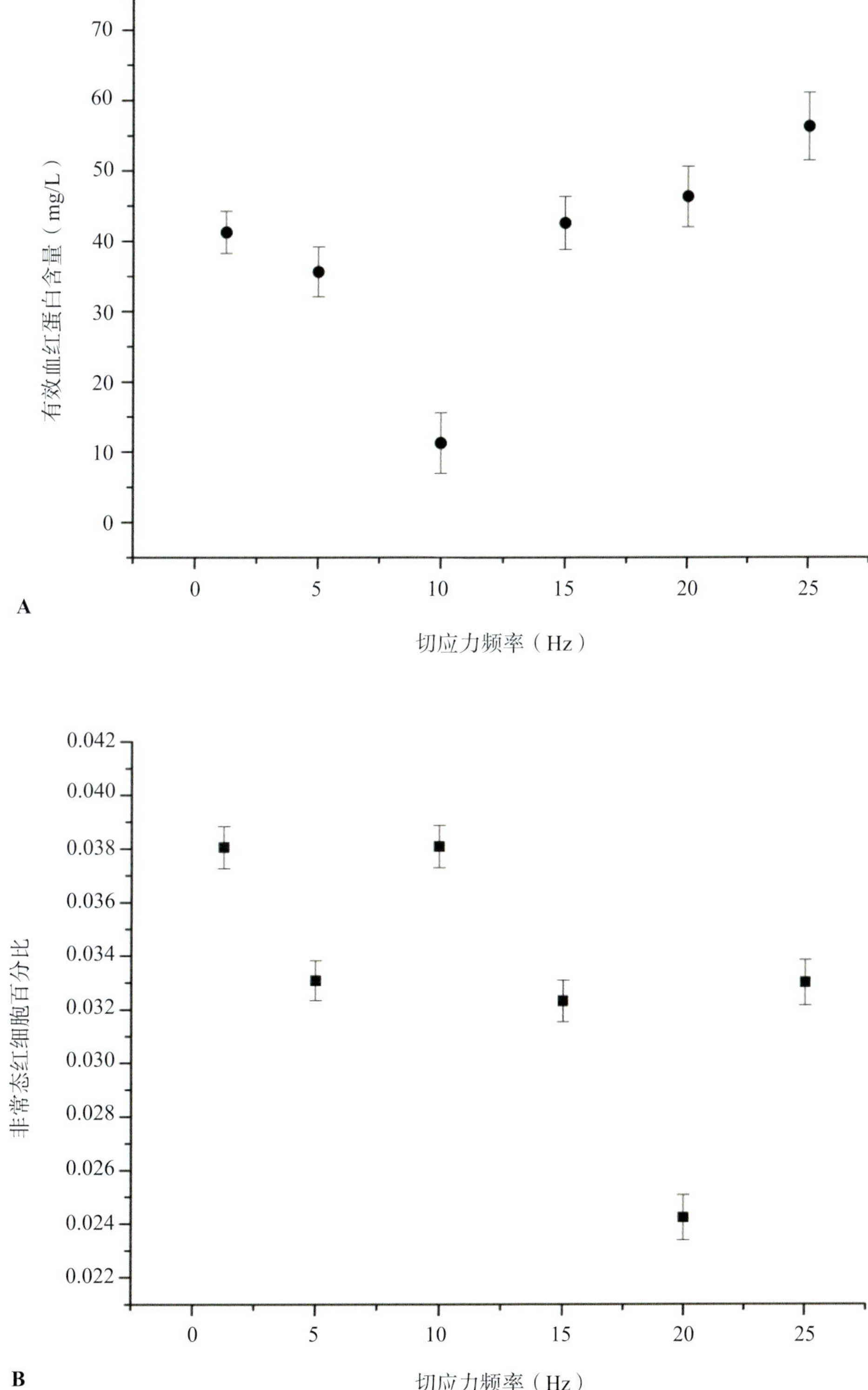

▲ 图 8–5　第一种实验的有效血红蛋白含量和非常态红细胞百分比

A. 第一种实验的有效血红蛋白含量；B. 第一种实验的非常态红细胞百分比

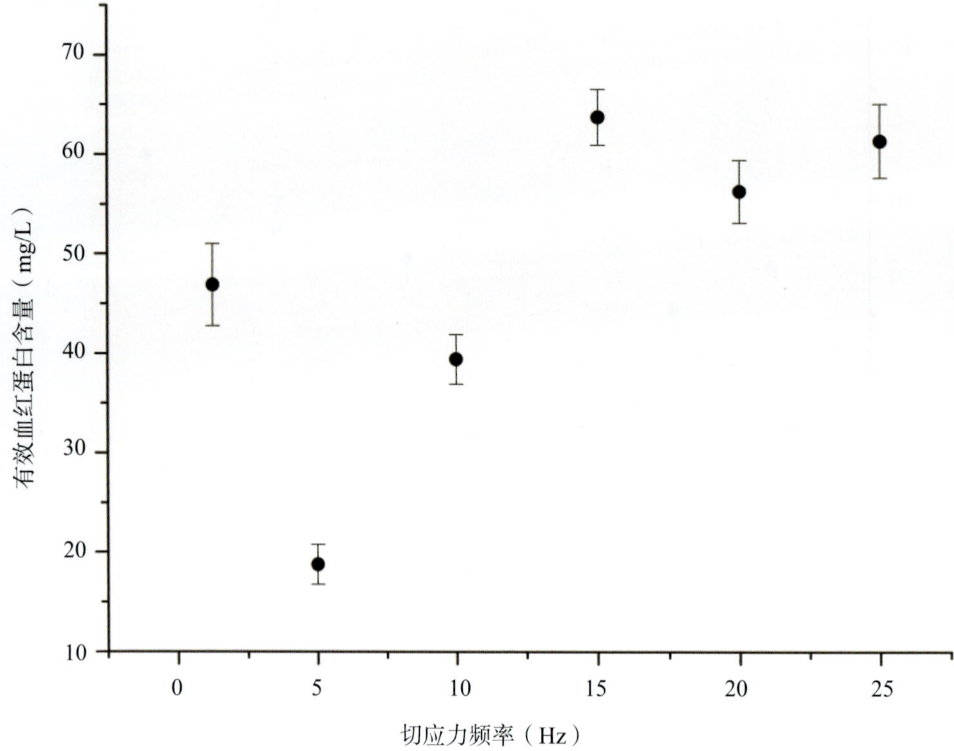

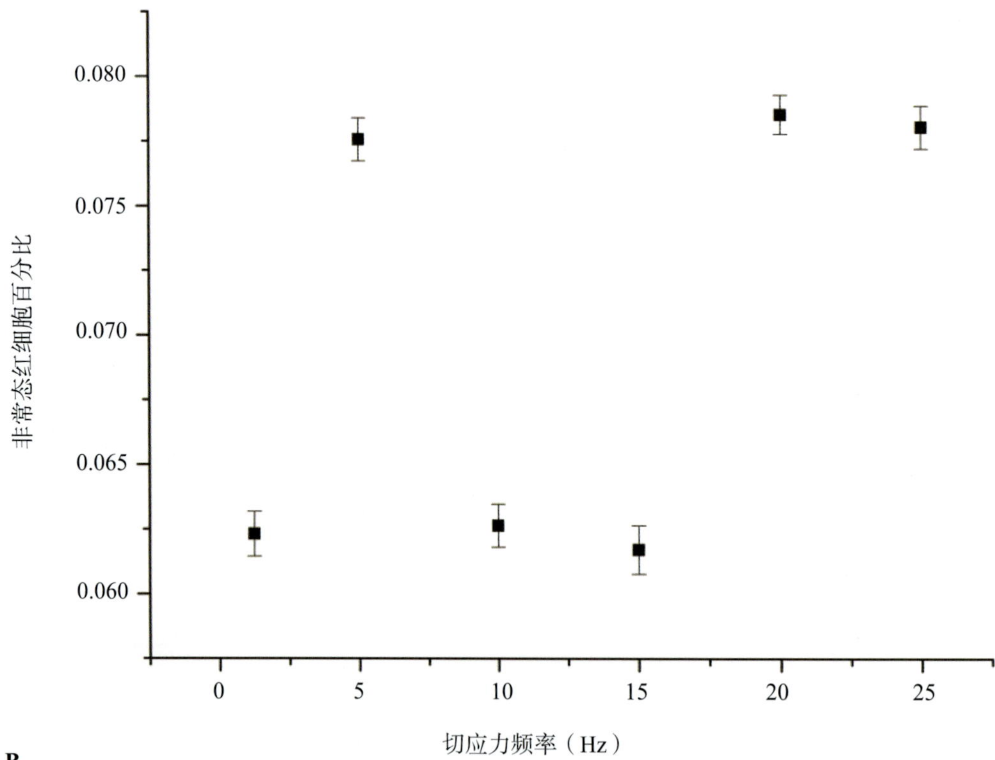

B

▲ 图 8-6　第二种实验的有效血红蛋白含量和非常态红细胞百分比

A. 第二种实验的有效血红蛋白含量；B. 第二种实验的非常态红细胞百分比

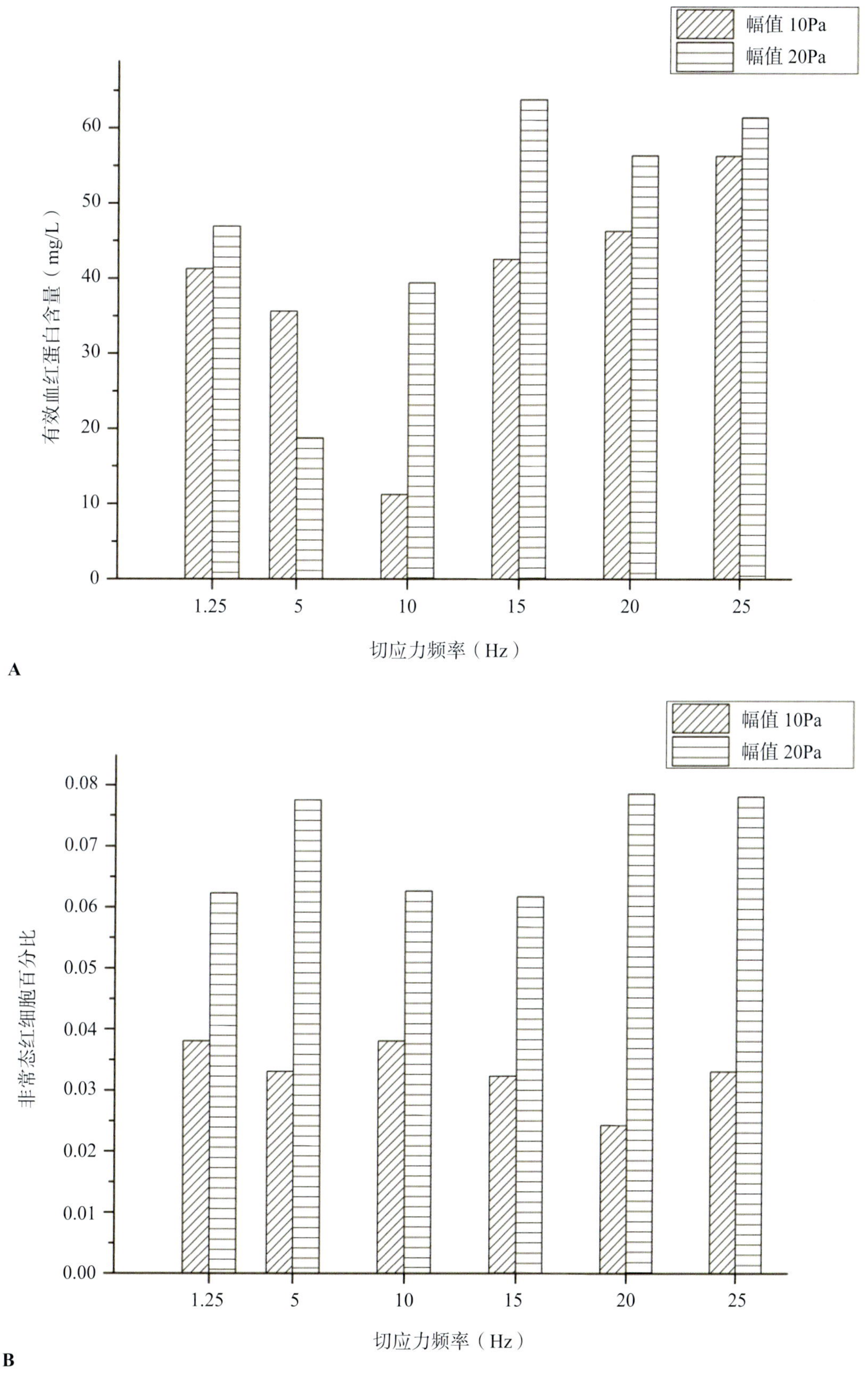

▲ 图 8-7　两种实验结果对比

A. 两种实验的有效血红蛋白含量；B. 两种实验的非常态红细胞百分比

在切应力频率相同下，非常态红细胞数目随切应力幅值而增大，与不同幅值切应力实验结果相符。

红细胞的细胞膜主要由脂质和蛋白质组成，在调节红细胞变形性和生理功能[109]中起着重要的作用。作用于红细胞上的力可能会破坏膜的生理功能。研究发现，造成红细胞膜破裂的切应力的临界值在不同研究中存在差异，在65～300Pa[110, 111]。这可能是由于血液的来源不同、实验环境或操作错误导致的差异。但是可以推断，在血液损伤进程中，存在一个剪应力的阈值，一旦血泵诱导的切应力超过它，红细胞膜的结构就会发生不可逆的变化，这可以称为低切应力损伤阶段，然后切应力继续上升就会引起细胞破裂[112]。

相比与其他心室辅助装置体外实验研究，本章所采用的实验方法对比经典溶血试验，所需血量少，这种方法已经被用在其他血液剪切研究。Rowley等[105]对常用的血液破坏实验方法做了综述，并认为血流动力学剪切装置具有需血量少、成本低的优点。其他学者也成功应用了这种实验方法。Alemu等[106]用自制的剪切设备研究血小板活性。Zhang等[107]采用血液剪切设备研究流动引发的溶血。Bluestein等[108]利用剪切设备和数值模拟研究了流体切应力和血栓之间的关系。本研究借鉴了上述研究，利用血流动力学剪切装置，控制施加到血液上的切应力和暴露时间，研究切应力对红细胞的损伤。

五、相关分析与总结

本章根据人工心脏泵内部切应力的数值计算结果，首先探索了血泵引起的切应力和暴露时间对红细胞形态变化的影响，实验结果显示，血泵产生切应力会导致非常态红细胞出现，并且暴露时间一定时，非常态红细胞数目随着切应力增大而增多。在心室辅助下，血泵流场除了会产生溶血这一极端现象，同时也会导致非常态红细胞数量的增多，降低血液质量，影响人体血液功能。同时研究指出，计算流体动力学模拟和血液剪切实验相结合的方法同时也是一种有效的研究心室辅助的方式。然后针对人工心脏泵产生的不同频率的切应力探索其对红细胞的影响。实验结果显示，在切应力频率相同下，非常态红细胞数目随切应力幅值而增大，切应力的频域与非常态红细胞数目不相关。

第 9 章　辅助水平对脑部供血的影响

一、人工心脏泵对脑供血影响的两相流数值研究

本项目组设计的人工心脏泵采用串联手术方式，植入到主动脉根和主动脉弓之间，减小了泵体对主动脉瓣的损伤。但是血泵的植入会对主动脉弓、颈动脉等的血流动力学特点造成影响。本章参考人体血管生理几何数据，利用三维建模软件建立包含血泵和主动脉弓到颈动脉的几何模型，并将血液看作是由血浆和红细胞组成的两相流体，进行血流动力学分析，分析在串联手术方式下、其不同辅助水平 BAI 下，以及得到两相流动情况下血泵辅助对血流分布等血流动力学因素的影响。

（一）计算模型与网格划分

人工心脏泵采用串联手术方式，植入到主动脉根和主动脉弓之间，其对主动脉弓和分叉血管的血流动力学情况有直接影响。主动脉分叉血管包括左锁骨下动脉、左颈总动脉和无名动脉三个分支，无名动脉上行分为右颈总动脉和右锁骨下动脉，这些血管分支为头部和上肢供血。

首先，需要建立血泵和主动脉弓分叉血管的流体数值计算模型（图 9–1）。人体正常升主动脉长度为 45mm，人工心脏泵泵头到泵尾长度为 30mm，符合手术要求。

图 9–2 为主动脉弓分叉血管的示意图[77]。主动脉弓分叉血管中，左右颈总动脉和左右锁骨下动脉主要为脑部供血。本章建立的模型为参考主动脉分叉的正常生理数据的理想化模型，模型尺寸见表 9–1[77]。模型包括人工心脏泵、主动脉弓到降主动脉、无名动脉、右锁骨下动脉、右颈总动脉、左颈总动脉和左锁骨下动脉。

然后，对几何模型进行网格划分，采用六面体方法，网格总数为 1 415 819，并且通过网格无关性分析（图 9–3）。并且在网格划分后，对几何模型的各个面和流体区域进行命名，方便后续设置。

（二）欧拉模型设置

选择欧拉模型进行两相流计算，血液假设为由红细胞悬浮于血浆构成的两相流体，并假设两相之间无相互转化，两相密度为常值。血浆假设为连续相，看作牛顿流体，密度为 1020kg/m^3，黏度为 0.003 5kg/(m・s)。红细胞设为均匀球形惰性颗粒，直径为 8.2μm，密度为 1100kg/m^3。正常情况下，血细胞比容（体积分数）为 35%～50%。

两相流的连续性方程[87]，见公式 9–1。

$$\frac{\partial}{\partial t}(\varepsilon_k \rho_k) + \nabla \cdot (\varepsilon_k \rho_k \vec{v_k}) = 0 \qquad \text{（公式 9–1）}$$

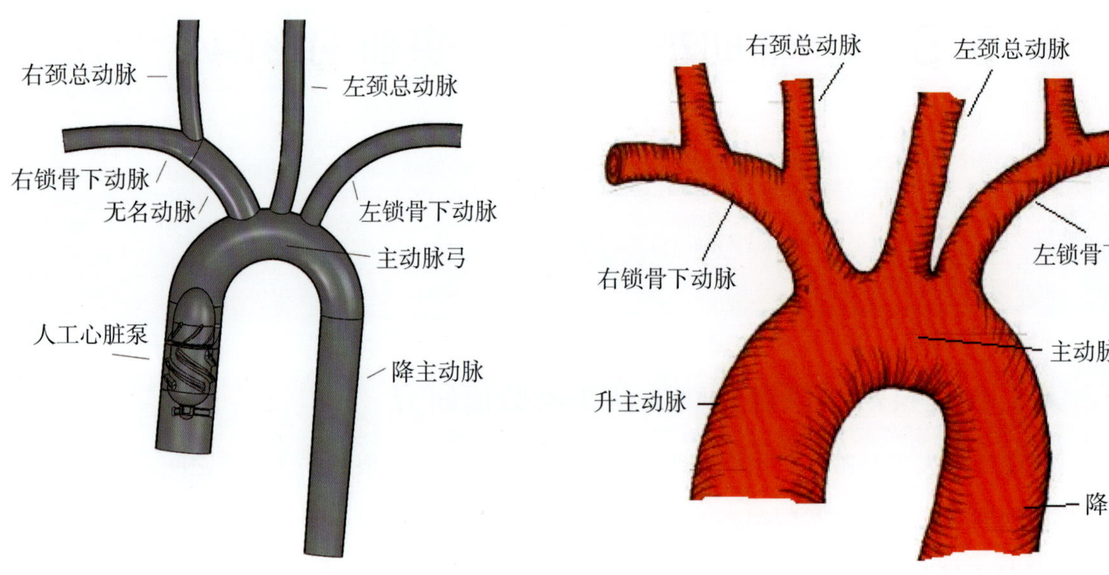

▲ 图 9–1　人工心脏泵和主动脉弓分叉血管几何模型

▲ 图 9–2　人体主动脉弓分叉血管示意

表 9–1　血管模型尺寸

生理部位	几何尺寸（mm）
升主动脉入口直径	26
血泵外壳长度	45
降主动脉长度	100
降主动脉出口直径	16
无名动脉入口直径	10
左颈总动脉入口直径	7
左锁骨下动脉入口直径	6
右颈总动脉入口直径	7
右锁骨下动脉入口直径	6
血管壁厚	1

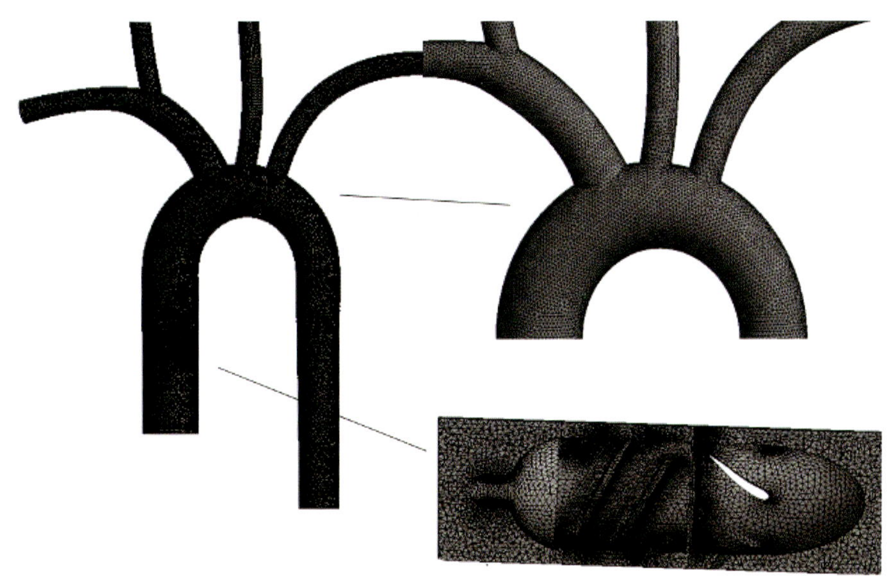

▲ 图 9-3　人工心脏泵和血管的网格划分

式中，ρ_k 为第 k 相密度（kg/m^3）；ε_k 为第 k 相体积分数；t 为时间（s）；$\vec{v_k}$ 为第 k 相速度矢量（m/s）。各相体积分数之和为 1，见公式 9-2。

$$\sum_{k=1}^{2}\varepsilon_k = 1 \qquad \text{（公式 9-2）}$$

两相流的动量方程[85]，见公式 9-3。

$$\frac{\partial}{\partial t}(\varepsilon_k\rho_k\vec{v_k}) + \nabla\cdot(\varepsilon_k\rho_k\vec{v_k}\vec{v_k}) = -\varepsilon_k\nabla p + \nabla\cdot\varepsilon_k\tau_k + \varepsilon_k\rho_k\vec{g} + \sum\beta_{kl}(\vec{v}_l - \vec{v}_k) + \vec{F}_k \qquad \text{（公式 9-3）}$$

式中，p 为压力（Pa）；$\vec{g}$ 为重力加速度（m/s^2）；$\vec{F}_k$ 为外部体积力（N）。

血液的混合密度由红细胞和血浆共同决定[87]，见公式 9-4。

$$\rho_{mix} = \varepsilon_k\rho_k + \varepsilon_l\rho_l \qquad \text{（公式 9-4）}$$

式中，ρ_{mix} 为混合相血液的密度（kg/m^3）；ε_k 为第 k 相的体积分数；ρ_k 为第 k 相的密度（kg/m^3）；ε_l 为第 l 相的体积分数；ρ_l 为第 l 相的密度（kg/m^3）。

（三）边界条件与旋转模型设置

边界条件根据集中参数模型获得，图 9-4 为入口压力波形，血管出口均做了延长，延长至直径的 10 倍以上，可以看作无限远。取心率为 75/min，心动周期为 0.8s，步长为 0.01s。选择滑移网格实现血泵旋转流场，设置转速为 5000rpm、6000rpm、7000rpm 和 8000rpm，对应 BAI 为 47%、62%、74% 和 82%。

（四）计算指标

计算完成后，提取一个心动周期内，各血管出口流量波形，计算分流比。定义分流比 R 见公式

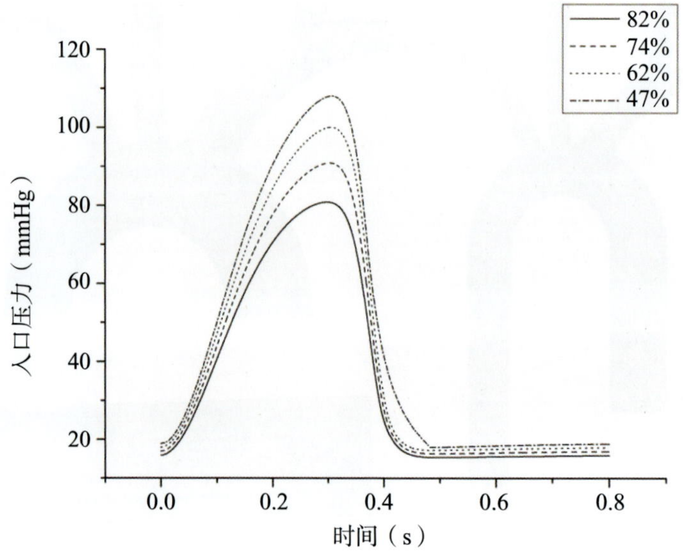

▲ 图 9-4　主动脉入口边界条件

9-5 和公式 9-6。

$$R_C = \frac{Q_{LC}}{Q_{RC}} \qquad \text{（公式 9-5）}$$

式中，R_C 为颈总动脉分流比，表示左右颈总动脉出口流量比值；Q_{LC} 为左颈总动脉平均流量（kg/s）；Q_{RC} 为右颈总动脉平均流量（kg/s）。

$$R_S = \frac{Q_{LS}}{Q_{RS}} \qquad \text{（公式 9-6）}$$

式中，R_S 为锁骨下动脉分流比，表示左右锁骨下动脉出口流量比值；Q_{LS} 为左锁骨下动脉平均流量（kg/s）；Q_{RS} 为右锁骨下动脉平均流量（kg/s）。

对各处口流量波形计算搏动指数 PR（公式 9-7）。该指数可以描述流体的搏动性，其值越高，搏动性越强。

$$PR = \frac{Q_{sb} - Q_{db}}{mQ} \qquad \text{（公式 9-7）}$$

式中，Q_{sb} 为血流波峰值（kg/s）；Q_{db} 为血流波谷值（kg/s）；mQ 为血流平均值（kg/s）。

定义局部标准螺旋度（LNH）描述血流旋转成分 [113]（公式 9-8），该指标代表速度矢量与涡度矢量的夹角关系。该指标可以形象化描述流体的旋转成分，并且已有研究表明该指标与血流动力学导致的血管疾病有关。

$$LNH(x,t) = \frac{v(x,t) \cdot w(x,t)}{|v(x,t)|\,|w(x,t)|} \qquad \text{（公式 9-8）}$$

式中，$v(x, t)$ 为速度矢量（m/s）；$w(x, t)$ 为涡度矢量（m/s）。

（五）计算结果分析

计算完成后，利用 Tecplot 数值分析后处理软件对计算结果进行提取分析。人工心脏泵植入主动脉后，不仅为心脏提供动能，其产生的流场也不同于正常的生理血流流场，具体表现在血流动力学参数的改变上。本章研究不同 BAI 下血泵植入模型产生的血流动力学参数变化，进而评价不同 BAI 的辅助效果。

图 9-5 为一个心动周期内，各血管出入口的流量。由图看出，各血管出口随着 BAI 的增加，出口流量增加，但是在右锁骨下动脉出口、右颈总动脉出口和左颈总动脉出口（图 9-5C 至 E）略有反常，47% 辅助下流量的最高值超过 62% 辅助下流量的最高值。从波形来看，随着 BAI 增加，曲线愈发平缓。在一个心动周期内，74% 和 82% 辅助下血流有明显多个波动。

表 9-2 为不同 BAI 下，各出口的平均流量值。降主动脉出口流量较其他出口分支大。随着 BAI 的增加，各出口的平均流量增加，左颈总动脉和左锁骨动脉平均流量分别高于右颈总动脉和右锁骨动脉平均流量。颈动脉血流量正常值为 0.700L/min，符合数值计算结果。

图 9-6 为不同 BAI 下，颈总动脉和锁骨下动脉的流量分流比。R_C 为颈总动脉分流比，R_S 为锁骨下动脉分流比。分流比越大，代表左右分支动脉血流量差异越大，左右分支动脉血流分配越不平衡。随着 BAI 增大，R_C 和 R_S 均有增加，但是增长速度不同。对于颈总动脉流量分流比 R_C，BAI 超过 62%，R_C 增长缓慢，左右颈动脉血流量差异趋于平稳。而对于锁骨下动脉流量分流比 R_S，随着 BAI 增加，R_S 持续增加，BAI 超过 62% 后，R_S 增长速度变大。不同血泵 BAI 下，R_S 高于 R_C。

图 9-7 为不同 BAI 下各处口流量的搏动指数 PR。由图看出，搏动指数随 BAI 增加而减小，血流的脉动性随辅助水平增加而减小。BAI＞74% 后，搏动指数下降速率降低，即超过一定辅助水平后，血流呈恒流流动。

图 9-8 为不同 BAI 下，数值计算后处理选择的特征时刻图，为尽可能全面描述在一个心动周期内血流动力学参数的变化趋势，选取人工心脏泵出口流量上升开始时刻 t1，流量上升中间时刻 t2，流量最大时刻 t3，流量下降中间时刻 t4，以及流量最低时刻 t5，这 5 个时刻点作为分析时刻。

图 9-9 是不同 BAI 下不同时刻血泵辅助下主动脉弓及分叉血管的红细胞相速度矢量云图，颜色代表速度大小。横向来看，随着 BAI 的增加，主动脉横截面血流速度高速区域在扩大，主动脉弓弯曲内侧和分叉区域变化明显。血泵出口位置高速区域和低速区域差异明显，随着血液流向，差异逐渐减小。人工心脏泵辅助下，血流速度的高速区域主要在主动脉弓内缘和升主动脉外缘，血流速度可达 1m/s。纵向来看，不同时刻血流速度没有显著变化。

结合图 9-10，在主动脉根部存在涡流（图 9-10 箭），其位置随辅助水平和时间变化，并且随着血流上行到分叉血管和下行到降主动脉血流逐渐成为层流。纵向来看，在 t1、t4 和 t5 时刻，涡流较明显，可见多个涡流存在于主动脉弓；横向来看，涡流位置随着辅助水平升高远离血泵出口，BAI 高于 62% 时，涡流较明显。

图 9-11 为心脏射血高峰时刻（t3），不同 BAI 下对称面的 LNH 等值面云图，红色（LNH=0.8）和蓝色（LNH=–0.8）分别代表流体旋转模式为右手定则和左手定则[120]。如图所示，不同 BAI 下流体单向旋转运动区域有变化，但是单向旋转运动的主要分布区域不随 BAI 变化。左右颈总动脉的流动成分不同，同样，左右锁骨下动脉的流动成分不同。

图 9-12 中，红色区域（LNH=0.4）和蓝色区域（LNH=–0.4）分别代表偏右手定则流动和偏左手定则流动。在射血高峰时刻，不同 BAI 下偏左右手定则的流动的主要分布区域不变。左右颈总动脉的流动成分不同，同样，左右锁骨下动脉的流动成分不同。可以发现，主动脉弓处的血流旋转成

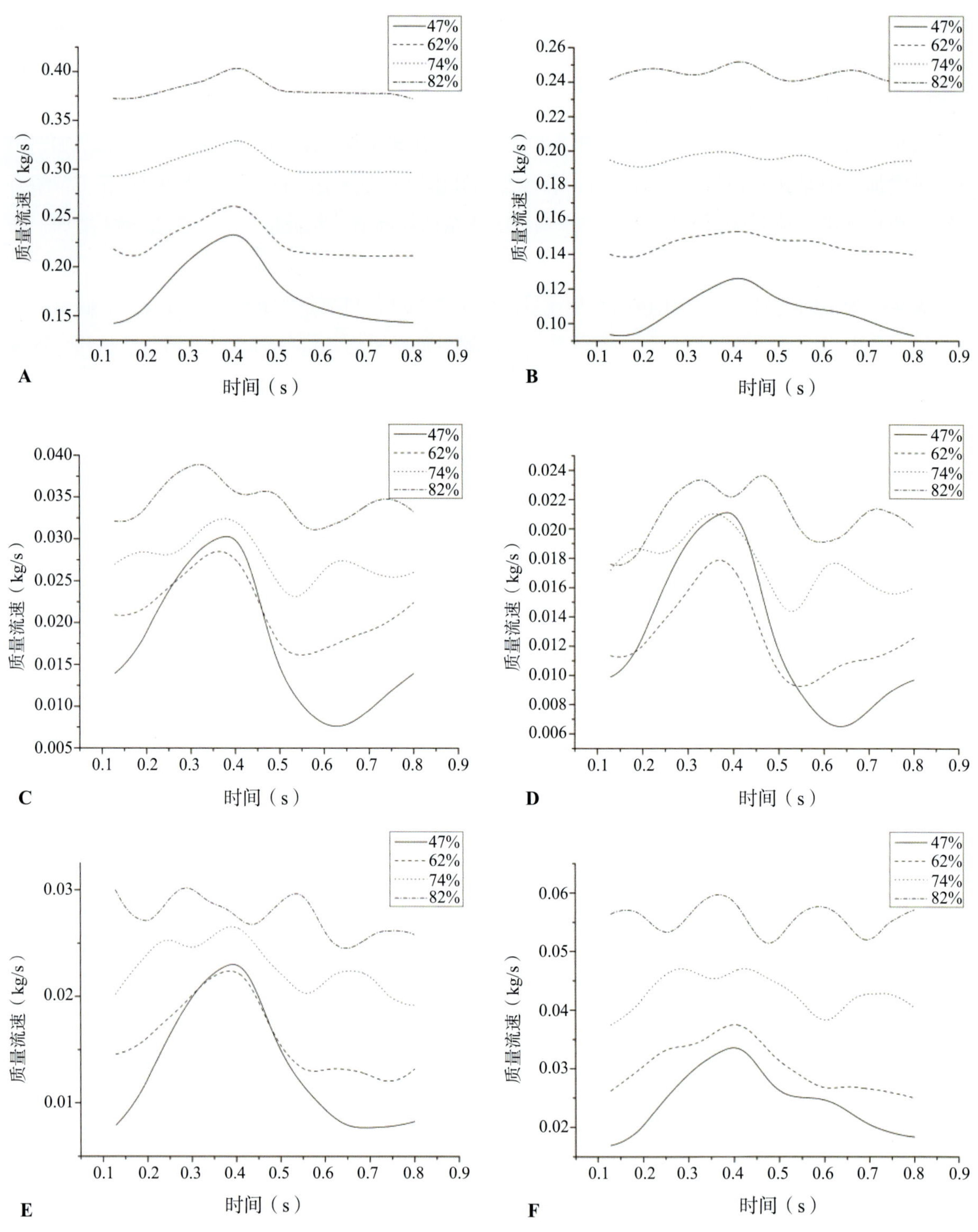

▲ 图 9–5 各血管出口流量

A. 人工心脏泵出口流量曲线；B. 降主动脉出口流量曲线；C. 右锁骨下动脉出口流量曲线；D. 右颈总动脉出口流量曲线；E. 左颈总动脉出口流量曲线；F. 左锁骨下动脉出口流量曲线

表 9-2　不同 **BAI** 下各出口的平均流量（**kg/s**）

BAI	血泵出口	降主动脉出口	右锁骨下动脉出口	右颈总动脉出口	左颈总动脉出口	左锁骨下动脉出口
47%	0.176	0.107	0.017 5	0.012 6	0.013 7	0.024 8
62%	0.226	0.145	0.021 5	0.012 6	0.016 2	0.030 5
74%	0.305	0.194	0.027 6	0.017 6	0.022 9	0.043 2
82%	0.382	0.245	0.034 6	0.021 0	0.027 5	0.055 5

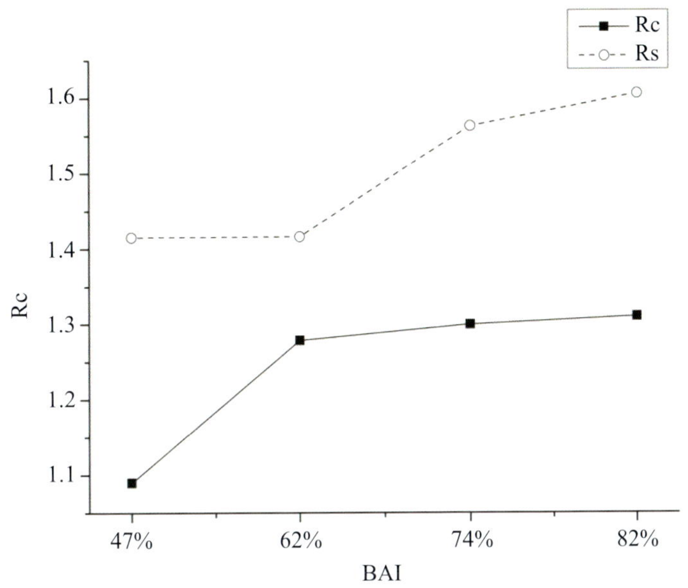

▲ 图 9-6　颈总动脉和锁骨下动脉的流量分流比

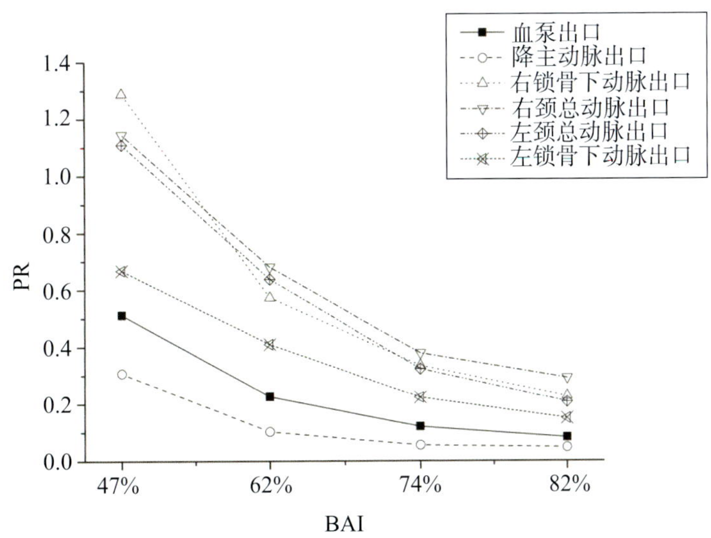

▲ 图 9-7　不同 **BAI** 下各处口流量的搏动指数 **PR**

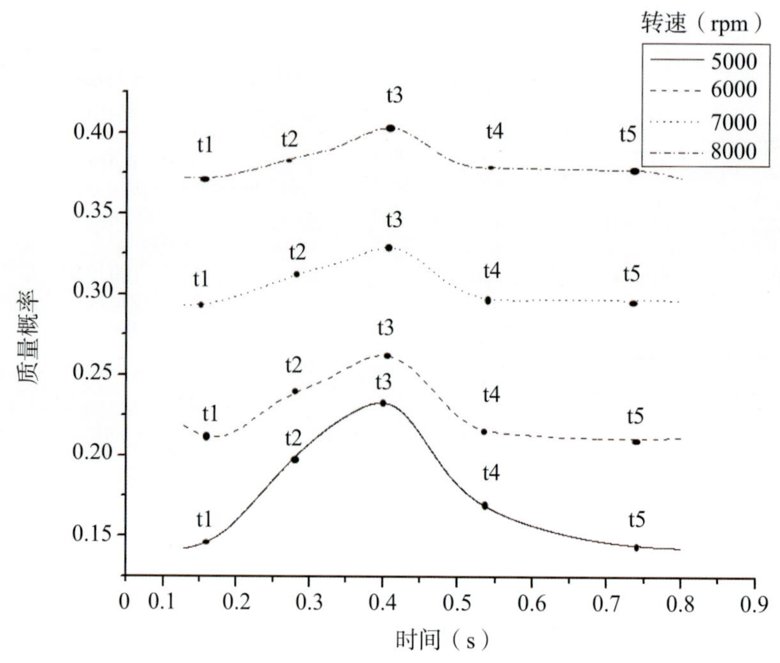

▲ 图 9-8　数值计算后处理选择的特征时刻

rpm. 转 / 分

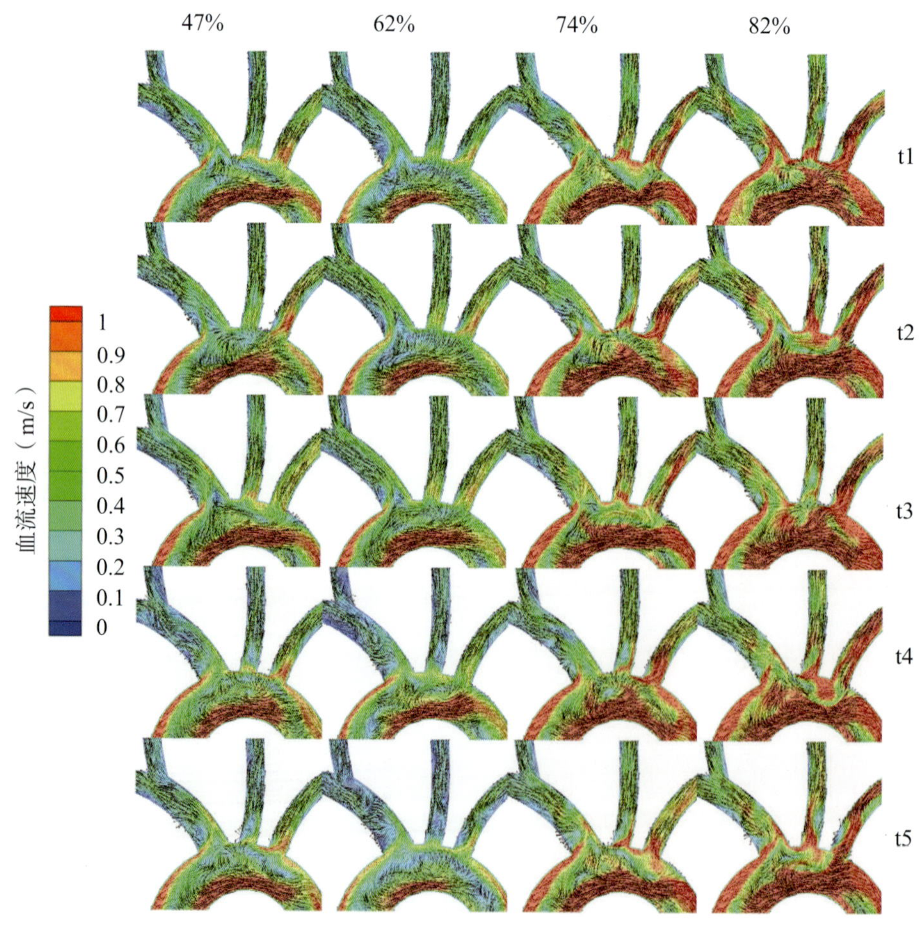

▲ 图 9-9　对称面血流矢量图

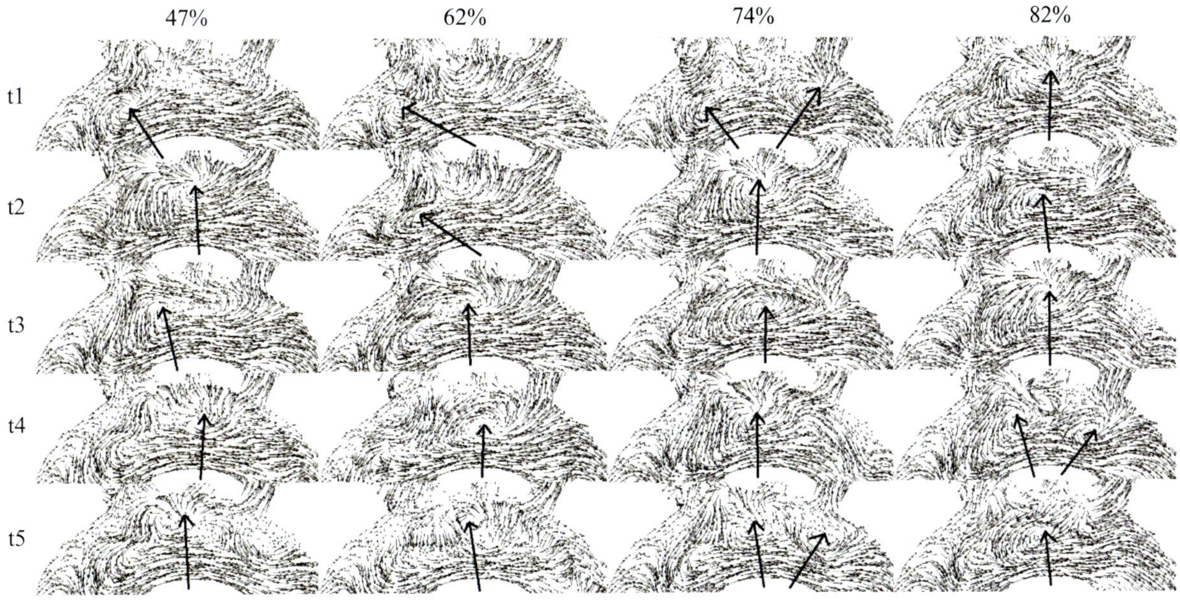

47%
62%
74%
82%
t1
t2
t3
t4
t5

▲ 图 9–10　对称面局部血流矢量

A
B
C
D

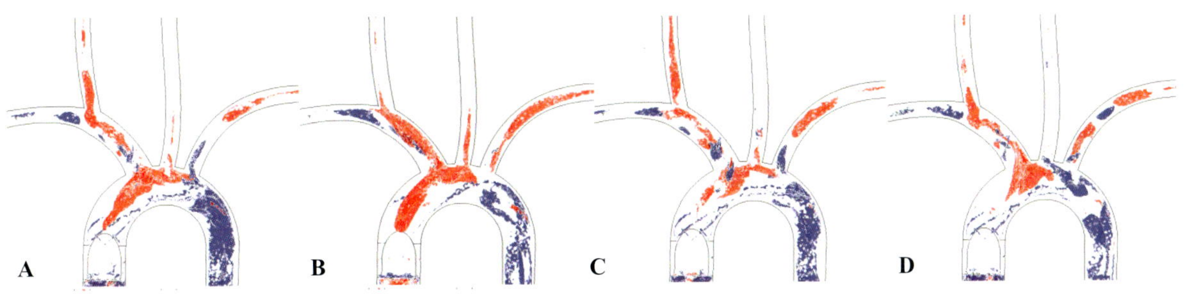

▲ 图 9–11　不同 **BAI** 下对称面 **LNH** 等值面云图

A. BAI 为 47%；B. BAI 为 62%；C. BAI 为 74%；D. BAI 为 82%

A
B
C
D

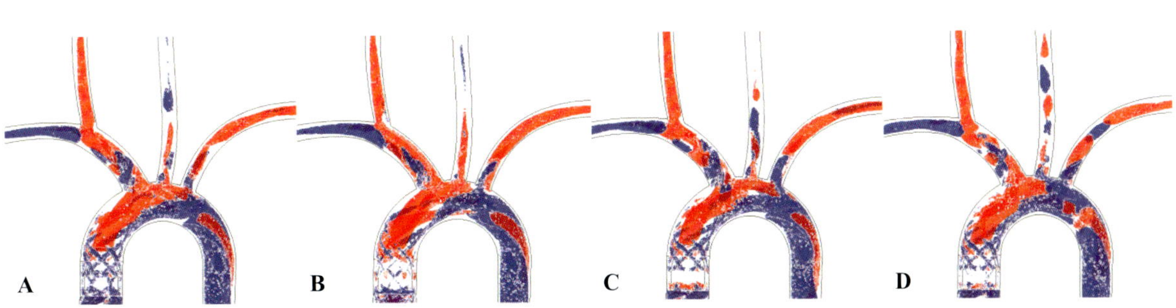

▲ 图 9–12　对称面 **LNH**

A. BAI 为 47%；B. BAI 为 62%；C. BAI 为 74%；D. BAI 为 82%

分较为复杂，存在偏左右手定则的流动的分界面，此处也是易发生涡流区域。

图 9-13 是不同 BAI 下不同时刻壁面切应力云图。横向看，随着 BAI 的增加，壁面切应力沿着血流方向增加，人工心脏泵位置壁面切应力最大，可达 25Pa。左右颈动脉和左右锁骨下动脉区域壁面切应力较低，均在 5Pa 范围内。纵向来看，不同时刻壁面切应力分布变化不大。

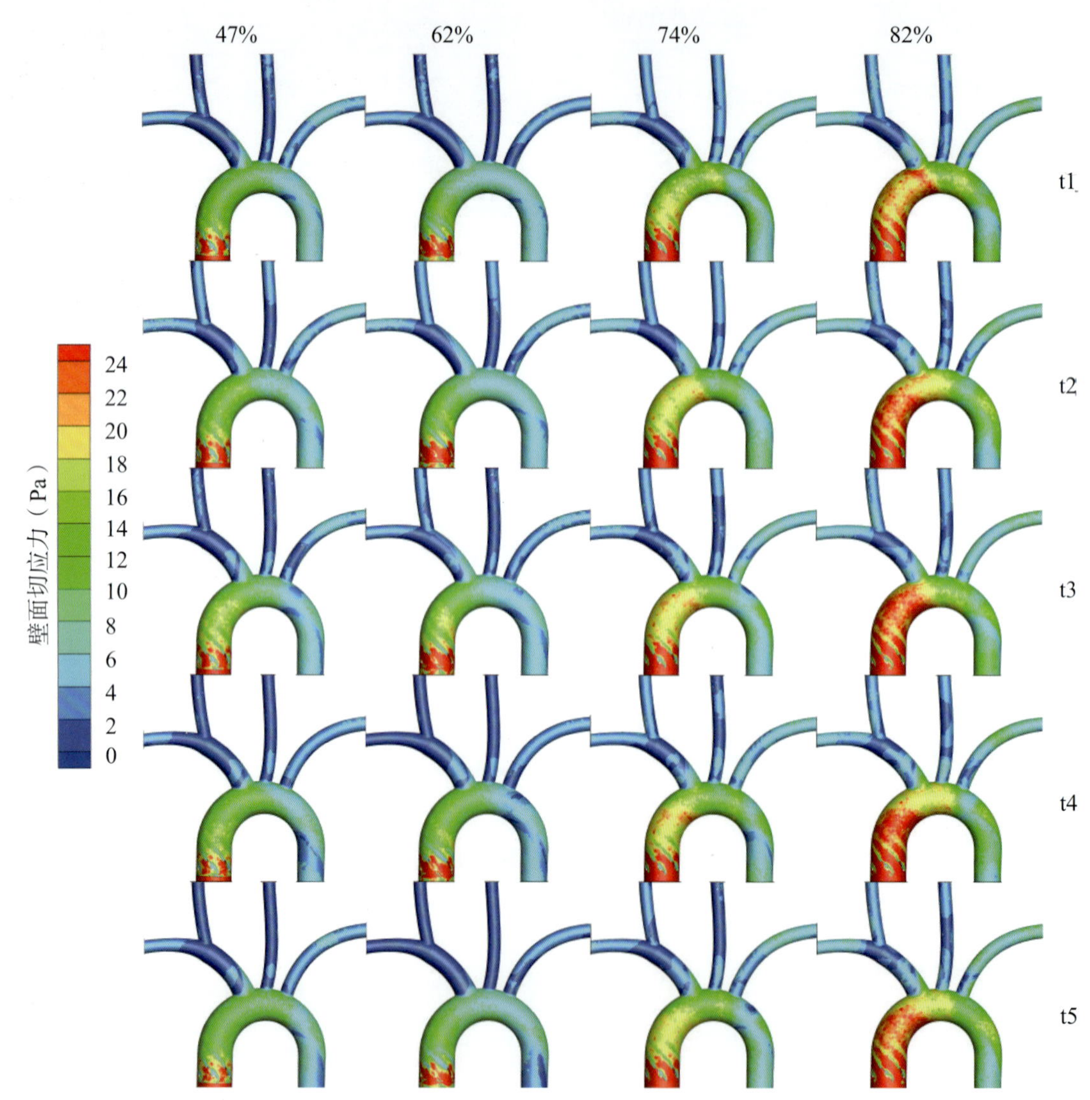

▲ 图 9-13　不同 **BAI** 下不同时刻壁面切应力云图

为了研究两相流中红细胞相体积分数的分布，选取的截面见图 9-14。

图 9-15 是不同 BAI 下不同时刻红细胞相的体积分数云图。图中，红细胞相体积分数分布变化范围很小，基本在 45% 左右。图示为 44%～45% 内的不同 BAI 不同时刻的分布云图。横向来看，在 62% 辅助下，红细胞分布最均衡。其他 BAI 下，红细胞分布相对不均匀，血泵叶轮部分红细胞体积分数较大。并随着 BAI 增加，在人工心脏泵叶轮和尾部的空隙区域红细胞体积分数最大，可达 60%。此区域也是血栓多发区。纵向来看，不同时刻红细胞体积分数变化不大。并且由图看出，流

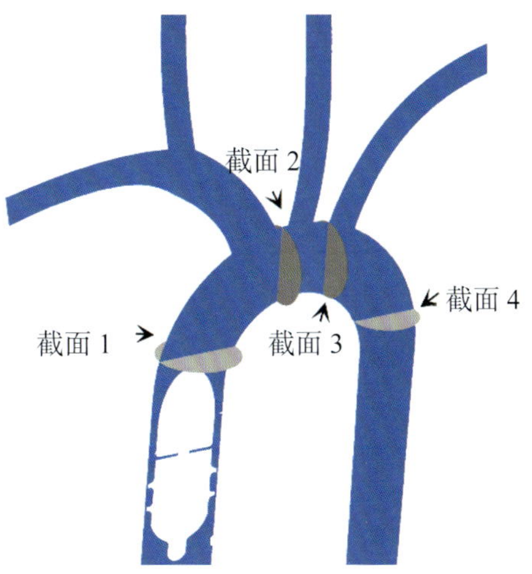

▲ 图 9-14　主动脉特定截面示意

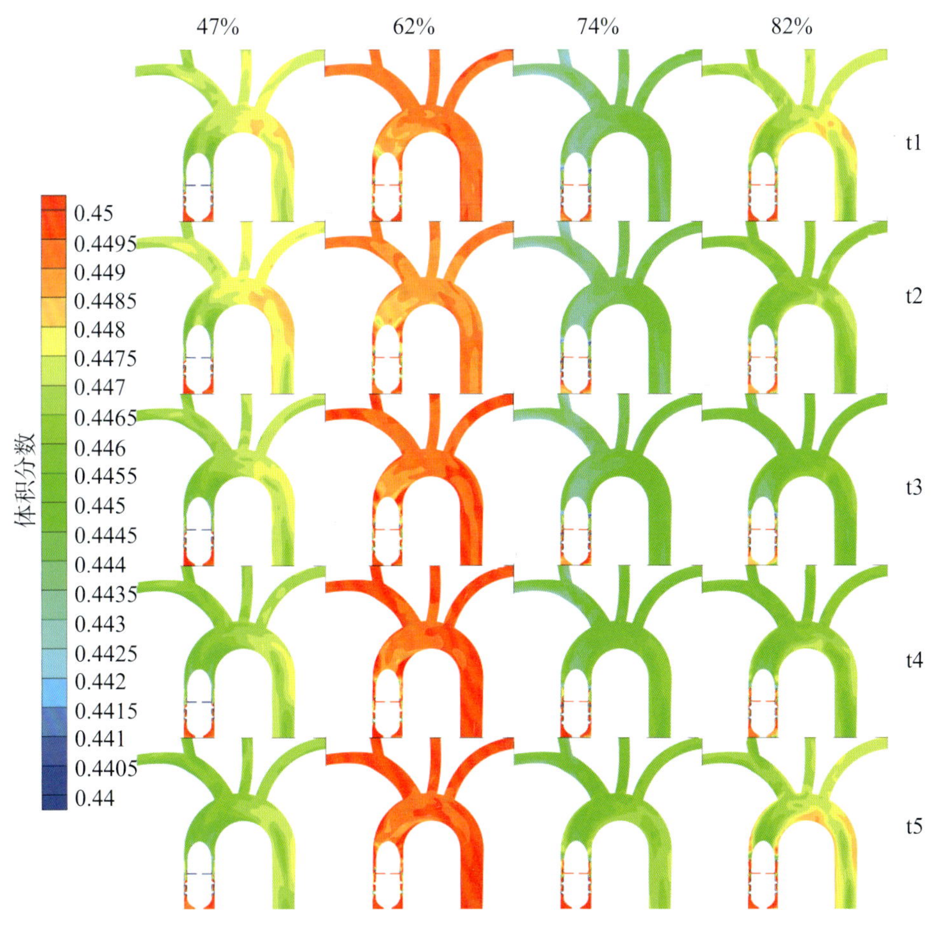

▲ 图 9-15　不同 **BAI** 下不同时刻红细胞相的体积分数云图

向脑部的红细胞体积分数在相同 BAI 下不随时间变化，但是其随 BAI 变化而略有变化。

图 9-16 至图 9-19 为不同 BAI 不同截面不同时刻的红细胞相体积分数云图和速度矢量图，颜色代表红细胞体积分数大小。横向来看，沿着血流方向，红细胞体积分数分布越均匀。在截面

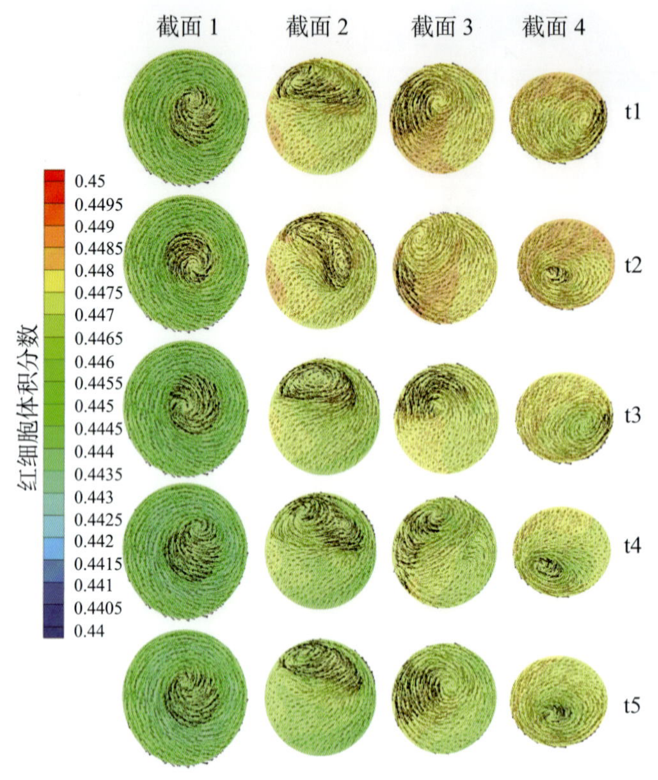

◀ 图 9-16　血泵 47% 辅助下不同截面不同时刻的红细胞体积分数云图和速度矢量

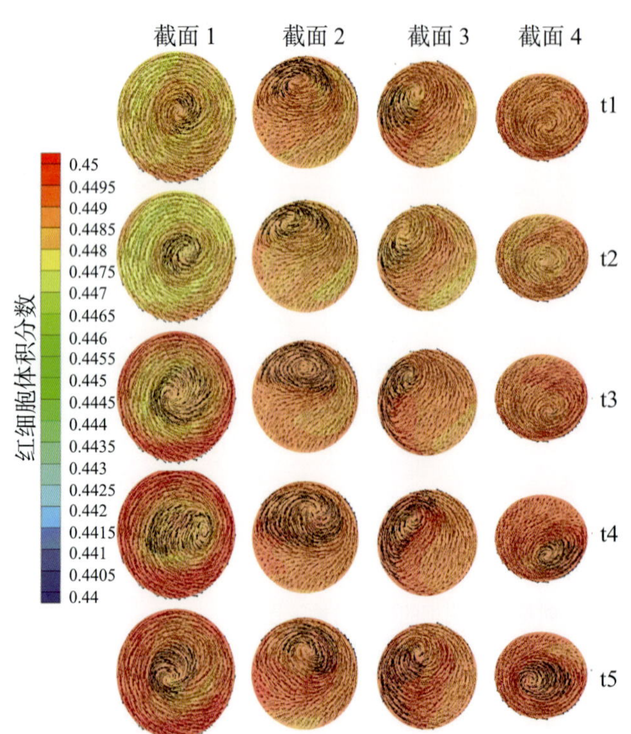

◀ 图 9-17　血泵 62% 辅助下不同截面不同时刻的红细胞体积分数云图和速度矢量

1 处，即血泵出口血流位置，靠近血管中心位置红细胞体积分数较高于边缘。与前文速度分布不同，中心区域为低速区域。并且，截面 1 的体积分数分布与时间分布相关，随着一个心动周期内时间的推移体积分数降低。其余截面的红细胞体积分数随时间变化不大。从速度矢量看，涡流中心随液体

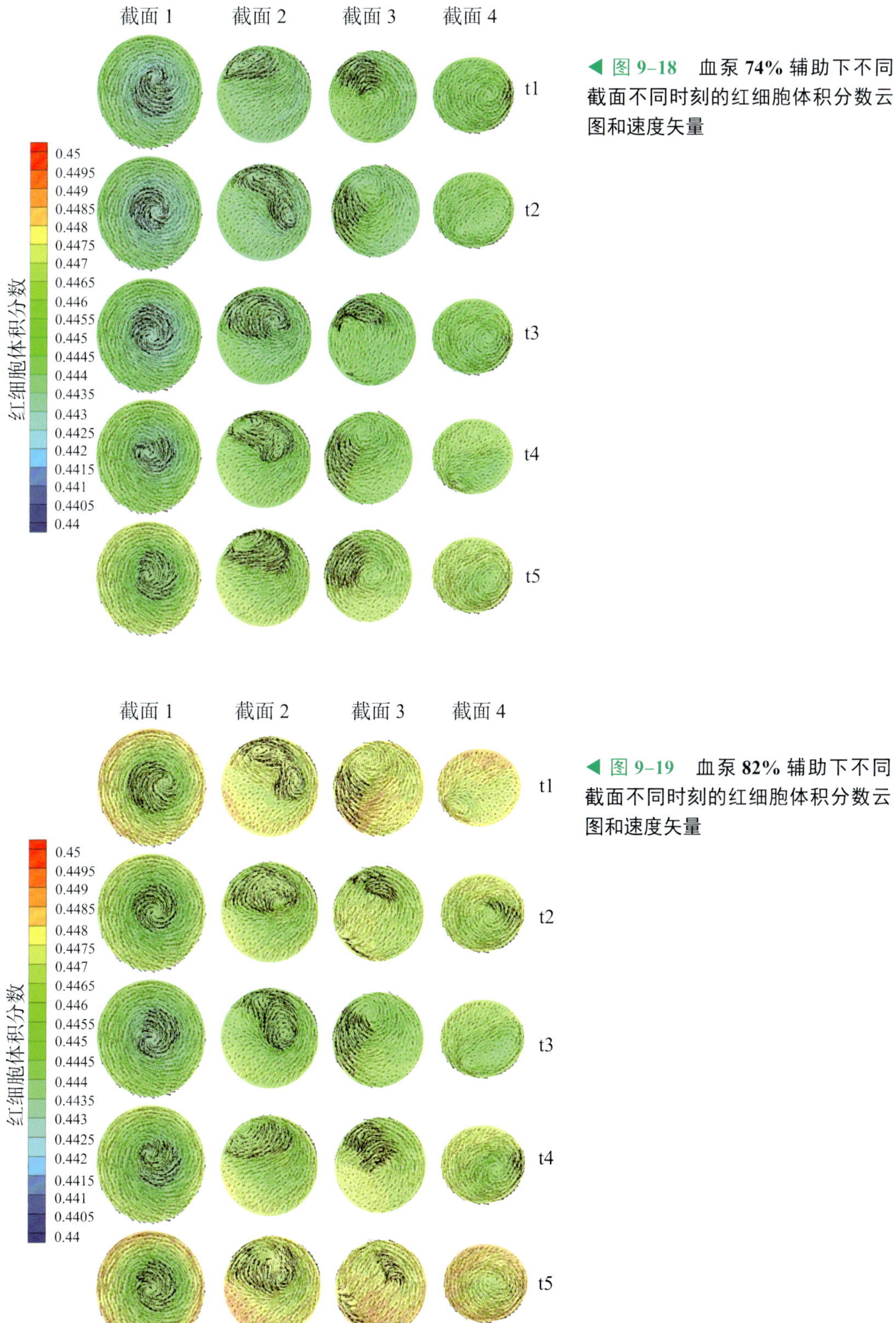

◀ 图 9-18　血泵 **74%** 辅助下不同截面不同时刻的红细胞体积分数云图和速度矢量

◀ 图 9-19　血泵 **82%** 辅助下不同截面不同时刻的红细胞体积分数云图和速度矢量

流动变化，并且随血流流向逐渐减弱，旋转中心的红细胞体积分数略低于周围分布。

本章采用数值模拟方法，对主动脉弓及其分支血管在血泵辅助下的血流动力学变化进行计算分析，并将血液看作是由血浆和红细胞组成的两相流体，进行血流动力学分析，分析在串联手术方式下，其不同辅助水平，并得到两相流动情况下血泵辅助对血流分布等血流动力学因素的影响。

结果发现随着 BAI 的增加，主动脉及分支血管流量增加，增加了血液灌注，左颈动脉灌注略高于右颈动脉灌注，左锁骨下动脉灌注高于右锁骨下动脉灌注。随着 BAI 增加，各分支血管动脉血流 PR 减小，脉动性降低。在主动脉根部存在涡流，血流上行到分叉血管和下行到降主动脉则逐渐成为层流。不同辅助水平的血流旋转成分分布无差异，左右颈总动脉的流动成分不同，同样，左右锁骨下动脉的流动成分不同。主动脉弓和分叉血管部位，红细胞相体积分数分布变化范围很小，基本在 45% 左右。血泵叶轮部分红细胞体积分数较大。并随着 BAI 增加，在人工心脏泵叶轮和尾部的空隙区域红细胞体积分数最大，可达 60%。此区域也是血栓多发区。沿着血流方向，红细胞体积分数分布越均匀，血流涡流旋转中心的红细胞体积分数略低于周围分布。红细胞流入主动脉分叉血管的体积无显著差异，与辅助水平无关。

二、人工心脏泵的动物实验

（一）实验目的

本项目组进行了人工心脏泵的在体动物实验，通过动物实验研究了不同转速血泵的灌注效果，通过颈动脉流量变化研究此手术方式对脑供血的影响。

（二）实验方法与材料

1. 实验动物

实验使用小尾寒羊，雄性，用于流体力学实验，购自北京大学第三医院实验动物研究所。所有研究都已经获得北京大学第三医院实验动物伦理委员会批准。本实验遵循北京大学第三医院的实验动物管理条例的章程严格执行。

2. 实验主要试剂及器材

- 肝素（千红生化制药股份有限公司）。
- 氯胺酮注射液（恒瑞医药有限公司）。
- 麻醉器械。
- 手术器材。
- 呼吸机（Evita 2 dura，德国 GRAGER 公司）。
- 多功能监护仪（MP60，荷兰 PHILIPS 公司）。
- 彩色多普勒超生（ACUSON Antares，德国西门子公司）。

实验过程均由医生操作，实验流程见图 9–20。实验动物术前禁食 48h，禁水 24h。第一步肌内注射氯胺酮，第二步气管插管接呼吸机辅助呼吸。实验动物麻醉后，左侧或正中开胸，暴露主动脉，采用主动脉串联手术方式，血泵固定于人造血管内，C 型钳夹断升主动脉近心端外侧，吻合血泵入口端，C 型钳夹断升主动脉远心端外侧，排气后吻合血泵出口端。手术可在无体外循环下完成。手术完成后，开启电源，启动控制系统，同时开放血管阻断钳，血泵运转开始。根据实验具体要求

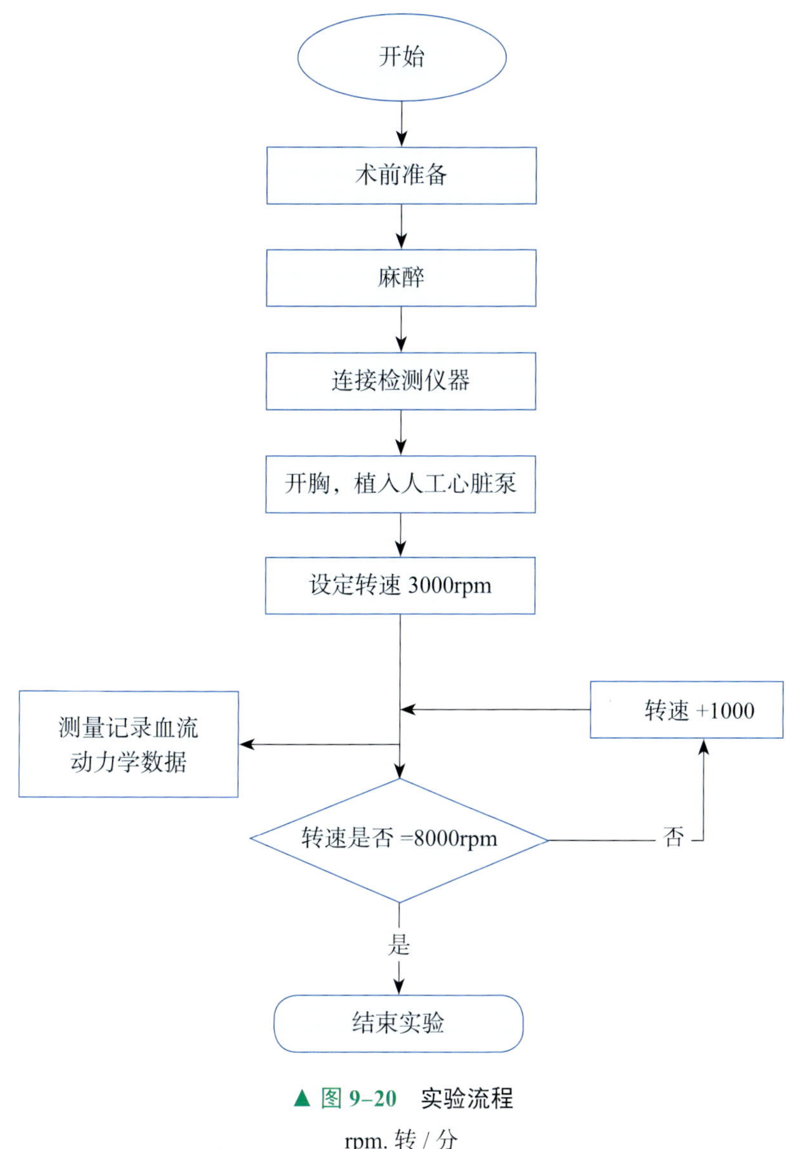

▲ 图 9-20　实验流程

rpm. 转 / 分

通过调整血泵转速来控制流量，同时记录血流动力学参数。采用彩超测量颈动脉流量，采用主动脉插管测量血泵入口压力。本章主要研究了人工心脏泵辅助下脑供血状况及颈动脉血流的变化等。

（三）实验结果分析

图 9-21 是不同转速下左右颈动脉平均流速，随着转速的增加，左右颈动脉平均流量增加，且多数转速下，左颈动脉流量大于右颈动脉流量。这一趋势与数值计算结果一致。

图 9-22 为不同转速左右颈动脉分流比 R_C。由图看出，6000rpm 分流比为 1.24，和数值计算结果一致，左颈动脉流量略高于右颈动脉。5000rpm 速下分流比虽然低于数值计算结果，但是 5000rpm 分流比低于 6000rpm 分流比，与数值计算结果一致。5000rpm 辅助下，左颈动脉流量略低于右颈动脉，与数值计算结果不同，并且明显低于其他转速，有可能是实验误差所致，这应该在今后的动物实验中重新测量研究。

图 9-23 为不同转速下左右颈动脉的搏动指数 PR。随着转速的增加，左右颈动脉的搏动指数下降。颈动脉流量脉动性明显降低，此结果与数值计算研究结论一致。

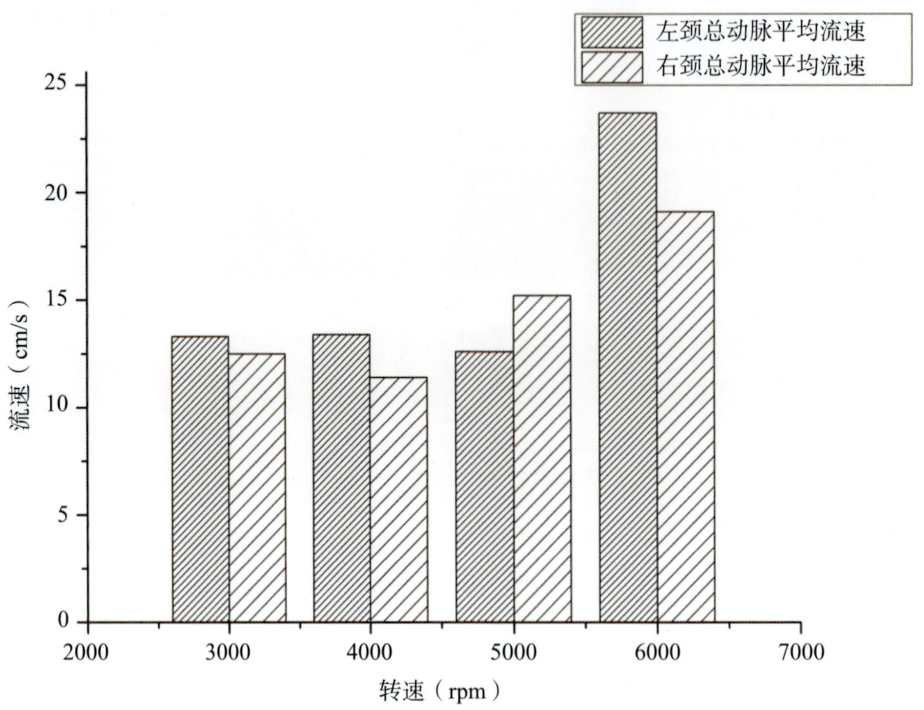

▲ 图 9-21 不同转速下左右颈动脉平均流速

rpm. 转 / 分

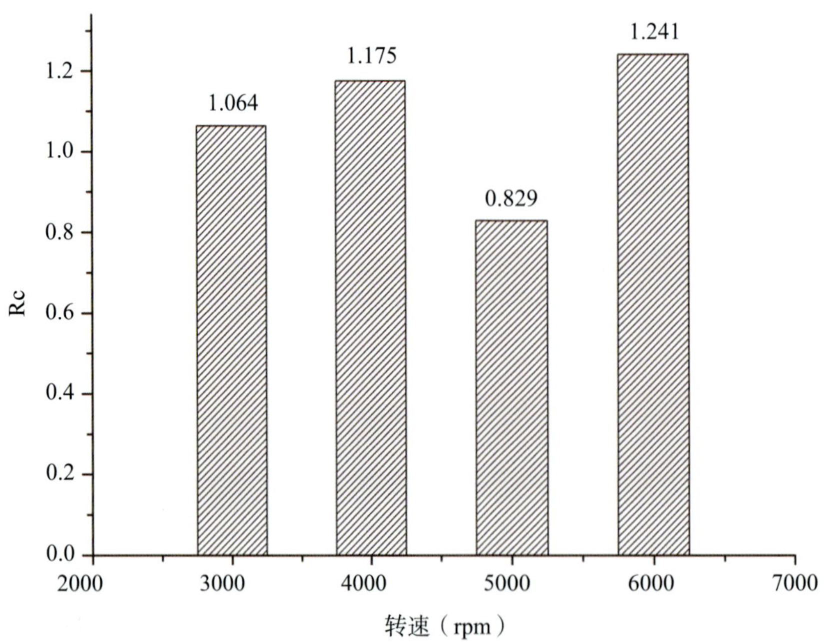

▲ 图 9-22 不同转速左右颈动脉分流比

rpm. 转 / 分

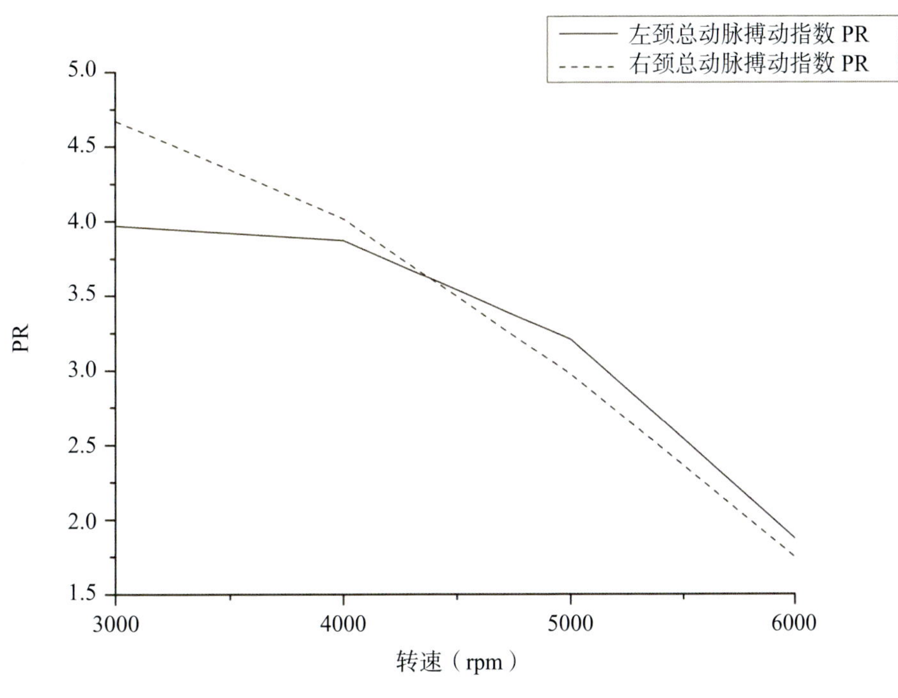

▲ 图 9-23　不同转速下左右颈动脉的搏动指数

计算流体力学方法可以方便地研究血泵的血流动力学结果。不同辅助水平改变了血流的血流动力学参数，在提高血液灌注量的同时也降低了血流的搏动性，正常的人体血流由于心脏跳动，血流呈搏动流动，这种特征与内皮细胞的生长情况密切相关，搏动性的改变会改变细胞的生长环境，可能导致不利结果，需要进一步实验验证。血泵的旋转增加了血流的旋转成分，导致主动脉弓的涡流形成，增加了各出口血管的旋转血流。对比分析不同 BAI 的旋转成分，不同辅助水平的血流旋转成分分布无差异，左右颈总动脉的流动成分不同，左右锁骨下动脉的流动成分不同。已有研究表明，单向旋转流动与血管疾病的产生概率有关，单向旋转运动越强烈，越易引发疾病。利用辅助水平评价体外循环辅助装置可以很好地量化研究其辅助效果，例如，体外循环 ECMO 的辅助效果同样可以利用辅助水平研究，研究不同插管方式的血流动力学情况可以获得临床不可获得的血流参数，从而优化辅助装置的使用。

三、相关分析与总结

本章采用数值模拟方法，对主动脉弓及其分支血管在血泵辅助下的血流动力学变化进行计算分析，并将血液看作是由血浆和红细胞组成的两相流体，进行血流动力学分析，分析在串联手术方式下，其不同辅助水平，得到两相流动情况下血泵辅助对血流分布等血流动力学因素的影响。结果发现随着 BAI 的增加，主动脉及分支血管流量增加，增加了血液灌注，左颈动脉灌注略高于右颈动脉灌注，左锁骨下动脉灌注高于右锁骨下动脉灌注。随着 BAI 增加，左锁骨总动脉和左颈总动脉血流 PR 减小，脉动性降低。在主动脉根部存在涡流，血流上行到分叉血管和下行到降主动脉则逐渐成为层流。主动脉弓和分叉血管部位，红细胞相体积分数分布变化范围很小，基本在 45% 左右。在 62% 辅助下，红细胞分布最均衡。血泵叶轮部分红细胞体积分数较大。并随着 BAI 增加，在人

BAI 代表心室辅助装置和心脏本身做功的关系，其不单适合于人工心脏泵的研究，可以应用到其他心室辅助装置甚至是体外循环装置的研究中。在未来的工作中，可以利用 BAI，量化的研究体外循环装置 ECMO 的辅助效果，从而为临床提供有效指导。

其次，本研究采用的多相流计算方法，获得了血液中红细胞的一些血流动力学特性，该方法考虑了血液的多相组成特点。在将来的工作中，可以利用该方法进一步研究血液中血小板白细胞的血流动力学情况，进而研究心室辅助装置对血栓、炎症等的影响作用。

最后，本研究利用传统方法在宏观层面上研究了人工心脏泵对红细胞形态的影响。红细胞的膜由多种蛋白组成，心室辅助装置在微观层次上可能会对蛋白的表达产生影响，在将来的工作中应当进一步在微观层面研究心室辅助对红细胞的影响作用，尽量降低心室辅助装置对血液的破坏作用。

参考文献

[1] VELEZ M, KOHLI S, SABBAH H N. Animal Models of Insulin Resistance and Heart Failure [J]. Heart Failure Reviews, 2014, 19(1): 1–13.

[2] 卫生部心血管病防治研究中心 . 中国心血管病报告 2011 [M]. 北京：中国百科全书出版社，2012：112–114.

[3] MULLOY D P, BHAMIDIPATI C M, STONE M L, et al. Orthotopic Heart Transplant versus Left Ventricular Assist Device：A National Comparison of Cost and Survival [J]. The Journal of Thoracic and Cardiovascular Surgery, 2013, 145(2): 566–574.

[4] LOEBE M, SOLTERO E, THOHAN V, et al. New Surgical Therapies for Heart Failure [J]. Current Opinion in Cardiology, 2003, 18(3): 194–198.

[5] 臧旺福，田海 . 对心脏移植几个问题的再认识 [J]. 器官移植，2010，1（4）：197–199.

[6] ROSE E A, GELIJNS A C, MOSKOWITZ A J, et al. Long-Term Use of a Left Ventricular Assist Device for End-Stage Heart Failure [J]. New England Journal of Medicine, 2001, 345(20): 1435–1443.

[7] MORSHUIS M A, SCHOENBRODT M, NOJIRI C, et al. Dura Heart（TM）Magnetically Levitated Centrifugal Left Ventricular Assist System for Advanced Heart Failure Patients [J]. Expert Review of Medical Devices, 2010, 7(2): 173–183.

[8] KLOTZ S, NAKA Y, BURKHOFF D. Biventricular Assist Device-Induced Right Ventricular Reverse Structural and Functional Remodeling [J]. Journal of Heart and Lung Transplantation, 2005, 24(9): 1195–1201.

[9] CASAS F, OROZCO A, SMITH W A, et al. A Fuzzy System Cardio Pulmonary Bypass Rotary Blood Pump Controller [J]. Expert System with Applications, 2004, 26(3): 357–361.

[10] GRINDA J M, LATREMOUILLE C H, CHEVALIER P, et al. Bridge to Transplantation with the DeBakeyVAD（R）Axial Pump：A Single Center Report [J]. European Journal of Cardio-Thoracic Surgery, 2002, 22(6): 965–970.

[11] STILLER B, HETZER R, WENG Y G, et al. Heart Transplantation in Children after Mechanical Circulatory Support with Pulsatile Pneumatic Assist Device [J]. Journal of Heart and Lung Transplantation, 2003, 22(11): 1201–1208.

[12] BIRKS E J, ELKIN F L E, BANNER N R, et al. Increased Toll-Like Receptor 4 in the Myocardium of Patients Requiring Left Ventricular Assist Devices [J]. Journal of Heart and Lung Transplantation, 2004, 23(2): 228–235.

[13] COPELAND J G, SMITH R G, ARABIA F A, et al. Total Artificial Heart Bridge to Transplantation：A 9-year Experience with 62 Patients [J]. Journal of Heart and Lung Transplantation, 2004, 23(7): 823–831.

[14] 罗征祥 . 左心辅助泵的研制与临床应用 [J]. 广东医学，2002，23（2）：116–119.

[15] 钱坤喜，茹伟民，曾培，等 . 一种新颖的永磁轴承及其在叶轮全人工心脏设计中的应用 [J]. 机械设计与研究，2003，19（3）：46–49.

[16] 蔺嫦燕，李冰一，姜以岭，等 . 螺旋血泵的研制及其实验研究 [J]. 北京生物医学工程，2003，22（2）：136–139.

[17] 李新胜，白净，崔树起，等 . 心肺交互作用的心血管系统模型及仿真研究 [J]. 中国生物医学工程学报，2003，22（3）：241–249.

[18] 赵春章，张锡文，白净 . 可植入式微型轴流血泵流场的数值模拟 [J]. 机械工程学报，2005，41（7）：19–23.

[19] 李国荣，朱晓东，彭远仪，等 . 微型轴流泵式心脏辅助装置的研制：流体力学特性分析 [J]. 中国医疗器械信息，2007，13（8）：36–39.

[20] 陈琛，冈田养二，松田建一 . 用于离心泵式人工心脏的自支承马达的研究 [J]. 机器人，1998，20（增刊）：344–347.

[21] 高殿荣，韩康壮 . 血泵转子远场驱动的原理及分析 [J]. 液压气动与密封，2008，28（4）：39–42.

[22] 张建涛，夏东 . 永磁齿轮在人工心脏中的应用研究 [J]. 微特电机，2005，33（9）：5–6.

[23] CHANG Y, GAO B. Modeling and Identification of an Intra-aorta Pump [J]. ASAIO Journal, 2010, 56(6): 504–509.

[24] 朱大年 . 生理学 [M]. 北京：人民卫生出版社，2008.

[25] 胡兆燕，潘友联，陈正龙，等 . 血液灌注量和破坏指标约束下的无叶片离心血泵结构优选方法的研究 [J]. 生物医学工程学杂志，2012，6：036.

[26] MARINA V, JAMES F A, et al. Mechanisms of Blood Cell Trauma in Assisted Circulation, Reologic Similarities of Red Blood Transformations Due to Natural Aging and

Mechanical Stress [J]. ASAIO Journal, 1995, 41: 457–460.
[27] GEORGE P I, YURI G M, OLEG R, et a1. Comoparatiew Hemolysistest of Ratary Blood Pumps [J]. Artifical Oragans, 1995, 19: 616–619.
[28] 陶祖莱，文宗曜，曹石，等．红细胞变形的动力学行为 [J]. 生物物理学报，1991, 7(2): 233–238.
[29] 韩伟，朱登魁，敏政，等．离心式心脏泵内部流场数值模拟与分析 [J]. 兰州理工大学学报，2012，38（5）：53–57.
[30] 张岩，胡盛寿．计算流体力学在心脏血泵溶血设计中的应用 [J]. 国际移植与血液净化杂志，2008，6（3）：30–33.
[31] 柳光茂，周建业，胡盛寿，等．左心辅助泵体外测试的研究 [J]. 中国生物医学工程学报，2010，(1)：106–110.
[32] 吴广辉，蔺嫦燕，张锡文，等．磁驱动血泵溶血分析 [J]. 中国生物医学工程学报，2010，29（3）：473–476.
[33] 吴华春，龚高，王子彦，等．轴流式磁悬浮血泵流场数值模拟及溶血预测 [J]. 中国机械工程，2013，24（3）：399–403.
[34] 胡继良，杨新健，吴中学，等．兔颈动脉顶端动脉瘤的血流动力学数值模拟切应力分析 [J]. 中国脑血管病杂志，2005，2（10）：459–461.
[35] HELDERMAN F, SEGERS D, et al. Effect of Shear Stress on Vascular Inflammation and Plaque Development [J]. Current Opinion in Lipidology, 2007, 18(5): 527–533.
[36] XUAN Y J, CHANG Y, GAO B, et al. Effect of Continuous Arterial Blood Flow of Intra-Aorta Pump on the Aorta-A Computational Study [J]. Applied Mechanics and Materials, 2013, 275: 672–676.
[37] GAO B, CHANG Y, XUAN Y J, et al. The Hemodynamic Effect of the Support Mode for the Intra-Aorta Pump on the Cardiovascular System [J]. Artificial Organs, 2013, 37(2): 157–165.
[38] CHANG Y, GAO B. A Global Sliding Mode Controller Design for an Intra-Aorta Pump [J]. ASAIO Journal, 2010, 56(6): 510–516.
[39] GAO B, NIE L Y, CHANG Y, et al. Physiological Control of Intraaorta Pump Based on Heart Rate [J]. ASAIO Journal, 2011, 57(3): 152–157.
[40] GIRIDHARAN G A, MICHAEL A, SOBIESKI M A, et al. Blood Trauma Testing for Mechanical Circulatory Support Devices [J]. Biomedical Instrumentation & Technology, 2011: 334–339.
[41] ROWLEY J W, FINN A V, FRENCH P A, et al. Cardiovascular Devices and Platelet Interactions Understanding the Role of Injury, Flow, and Cellular Responses [J]. Circulation：Cardiovascular Interventions, 2012, 5(2): 296–304.
[42] YAMANE T, MARUYAMA O, NISHIDA M, et al. Hemocompatibility of a Hydrodynamic Levitation Centrifugal Blood Pump [J]. Artificial Oragans, 2007, 10(2): 71–76.
[43] KOSAKA R, MARUYAMA O, NISHIDA M, et al. Improvement of Hemocompatibility in Centrifugal Blood Pump with Hydrodynamic Bearings and Semi-Open Impeller：In Vitro Evaluation [J]. Artificial Organs, 2009, 33(10): 798–804.
[44] KITAO T, ANDO Y, YOSHIKAWA M, et al. In Vivo Evaluation of the "TinyPump" as a Pediatric Left Ventricular Assist Device [J]. Artificial Organs, 2011, 35(5): 543–553.
[45] 李冰一，蔺嫦燕．五种叶轮血泵体外溶血试验的研究 [J]. 生物医学工程学杂志，2002，19（3）：479–482.
[46] 蔺嫦燕，侯晓彤，吴广辉，等．XZ- Ⅱ型轴流血泵的流场分析 [J]. 北京生物医学工程，2005，24（6）：405–409.
[47] 王芳群．江大 1 号心脏泵和美国临床用 Bio-Pump 的内流场及溶血性能的比较研究 [D]. 镇江：江苏大学，2007.
[48] 陈建中，张锡文，赵春章，等．微型轴流血泵溶血的数值模拟 [J]. 北京生物医学工程，2007，26（2）：117–119.
[49] 云忠，谭建平．基于血液撞击损伤机理的高速螺旋血泵仿真分析 [J]. 中南大学学报：自然科学版，2008，39（1）：135–142.
[50] 云忠，谭建平，龚中良．轴流血泵叶轮结构 CFD 仿真优化 [J]. 机械设计，2006，23（10）：6–9.
[51] 云忠，谭建平，陈彩，等．人体血液环形空间螺旋流动研究 [J]. 生物医学工程研究，2005，24（1）：23–27.
[52] SHIMONO T. Total Erythrocyte Destruction Time：the New Index for the Hemolytic Performance of Rotary Blood Pumps [J]. Artifical Oragans, 1995, 19: 517.
[53] 钱坤喜．叶轮设计中的解析方法及其在血泵的应用．生物力学，1987，2（2）：46–52
[54] NESBITT W S, WESTEIN E, TOVAR-LOPEZ F J, et al. A Shear Gradient-Dependent Platelet Aggregation Mechanism Drives Thrombus Formation [J]. Nature Medicine, 2009, 15(6): 665–673.
[55] MYAGMAR O. Evaluation of CFD based Hemolysis Prediction Methods [D]. New York: Rochester Institute of Technology, 2011.
[56] CHIU J J, USAMI S, CHIEN S. Vascular Endothelial Responses to Altered Shear Stress. pathologic Implications for Atherosclerosis [J]. Annals of Medicine, 2009, 41(1): 19–28.
[57] BLACKSHEAR P L. In Biomechanics：Its Foundations and Objectives [M]. Michigan: Prentice Hall, 1972.
[58] NIIMI H. 切变流动中红细胞膜上的交变载荷：溶血的

潜在原因 [J]. 生物医学工程国外分册，1986，9（4）：291–296.

[59] SUTERA S P, MEHRJARDI M H. Deformation and Fragmentation of Human Red Blood Cells in Turbulent Shear Flow [J]. Biophysical Journal, 1975, 15(1): 1–10.

[60] NEVARIL C G, LYNCH E C, ALFREY C P, et al. Erythrocyte Damage and Destruction Induced by Shearing Stress [J]. The Journal of Laboratory and Clinical Medicine, 1968, 71(5): 784.

[61] GIRIDHARAN G A, MICHAEL A, SOBIESKI M A, et al. Blood Trauma Testing for Mechanical Circulatory Support Devices [J]. Biomedical Instrumentation &Technology, 2011: 334–339.

[62] XU S W, CHEN F. The Experimental Study on Total Erythrocyte Destruction by Roller Pump in Vitro [J]. Biomedical Engineering and Clinical Medicine, 1999, 3(1): 13–16.

[63] XU S W, CHEN R K. Investigating the Phenomenon of Total Erythrocyte Destruction During an In-Vitro Hemolysis Test by Roller Pump [J]. Journal of Biomedical Engineering, 1999, 2: 027.

[64] POLASCHEGG H D. Red Blood Cell Damage from Extracorporeal Circulation in Hemodialysis [J]. Seminars in Dialysis, 2009, 22(5): 524–531.

[65] AZIZ A, WERNER B C. The Cumulative and Sublethal Effects of Turbulence on Erythrocytes in a Stirred-Tank Model [J]. Annals of Biomedical Engineering, 2007, 35(12): 2108–2120.

[66] INDEGLIA R A, SHEA M A, FORSTROM R, et al. Influence of Mechanical Factors on Erythrocyte Sublethal Damage [J]. ASAIO Journal, 1968, 14: 264–272.

[67] BASKURT O K, UYUKLU M, MEISELMAN H J. Protection of Erythrocytes from Sub-Hemolytic Mechanical Damage by Nitric Oxide Mediated Inhibition of Potassium Leakage [J]. Biorheology, 2004, 41: 79–89.

[68] GUAN Y, SU X, MCCOACH R, et al. Mechanical Performance Comparison between Rotaflow and Centrimag Centrifugal Blood Pumps in an Adult ECLS Model [J]. Perfusion, 2010, 25(2): 71–76.

[69] DONG K, MITAMURA Y. Prediction of Hemolysis in Intra-Cardiaeaxial Flow Blood Pumps for Optimization of the Impellers [J]. Transactions of the Korean Institute of Electrieal Engineers, 2002, 51(9): 431–437.

[70] EFSTATHIOS P. GEORGE P, IOANNIS P, et al. Measurement of Systolic and Diastolic Arterial Wall Shear Stress in the Ascending Aorta [J]. Physica Medica, 2008, 24: 196–203.

[71] GELFAND B D, EPSTEIN F H, BLACKMAN B R. Spatial and Spectral Heterogeneity of Time-Varying Shear Stress Profiles in the Carotid Bifurcation by Phase-Contrast MRI [J]. Journal of Magnetic Resonance Imaging, 2006, 24: 1386–1392.

[72] HIMBURG H A, DOWD S E, FRIEDMAN M H. Frequency-Dependent Response of the Vascular Endothelium to Pulsatile Shear Stress [J]. American Journal of Physiology Heart and Circulatory Physiology, 2007, 293: H645–H653.

[73] HIMBURG H A, FRIEDMAN M H. Correspondence of Low Mean Shear and High Harmonic Content in the Porcine Iliac Arteries [J]. Journal of Biomechanical Engineering, 2006, 128(6): 852–856.

[74] FEAVER R E, GELFAND B D, BLACKMAN B R. Human Haemodynamic Frequency Harmonics Regulate the Inflammatory Phenotype of Vascular Endothelial Cells [J]. Nature Communications, 2003: 1–11.

[75] ZHANG J, FRIEDMAN M H. Adaptive Response of Vascular Endothelial Cells to an Acute Increase in Shear Stress Magnitude [J]. American Journal of Physiology-heart and Circulatory Physiology, 2012, 302(4): 83–91.

[76] 夏峰 . 阻断左锁骨下动脉、左颈总动脉对脑部供血影响的动物实验研究 [D]. 广州：南方医科大学，2012.

[77] 单鸿 . 临床血管解剖学介入放射学动脉图谱 [M]. 广州：世界图书出版公司，2001.

[78] OSORIO A F, OSORIO R, CEBALLOS A, et al. Computational Fluid Dynamics Analysis of Surgical Adjustment of Left Ventricular Assist Device Implantation to Minimise Stroke Risk [J]. Computer Methods in Biomechanics and Biomedical Engineering, 2013, 16(6): 622–638.

[79] BONNEMAIN J, FAGGIANO E, DEPARIS S, et al. Segmentation and Grid Generation for Numerical Simulation of VAD Connections with Patient-Specific Data [J]. Artificial Organs, 2011: 671–671.

[80] YANG N, DEUTSCH S, PATERSON E G, et al. Numerical Study of Blood Flow at the End-to-Side Anastomosis of a Left Ventricular Assist Device for Adult Patients [J]. Journal of Biomechanical Engineering, 2009, 131(11): 111005–111013.

[81] VASAVA P, JALALI P, DABAGH M. Computational Study of Pulsatile Blood Flow in Aortic Arch：Effect of Blood Pressure [J]. IFMBE Proceedings, 2010, 25: 1198–1201.

[82] XUAN Y J, CHANG Y, GU K Y, et al. Hemodynamic Simulation Study of a Novel Intra-Aorta Left Ventricular Assist Device [J]. ASAIO Journal, 2012, 58(5): 462–469.

[83] 江帆 . Fluent 高级应用与实例分析 [M]. 北京：清华大学出版社，2008.

[84] JUNG J, HASSANEIN A, LYCZKOWSKI R W. Hemodynamic Computation Using Multiphase Flow Dynamics in a Right Coronary Artery [J]. Annals of

Biomedical Engineering, 2006, 34(3): 393–407.

[85] JUNG J, LYCZKOWSKI R W, PANCHAL C B, et al. Multiphase Hemodynamic Simulation of Pulsatile Flow in a Coronary Artery [J]. Journal of Biomechanics, 2006, 39(11): 2064–2073.

[86] JUNG J, HASSANEIN A. Three-Phase CFD Analytical Modeling of Blood Flow [J]. Medical Engineering & Physics, 2008, 30(1): 91–103.

[87] ALEMU Y, BLUESTEIN D. Flow-Induced Platelet Activation and Damage Accumulation in a Mechanical Heart Valve Numerical Studies [J]. Artificial Organs, 2007, 31(9): 677–688.

[88] SONG X W. Computational Fluid Dynamics Prediction of Blood Damage in a Centrifugal Pump [J]. Artificial Organs, 2003, 27(10): 938–941.

[89] GIRDHAR G, XENOS M, ALEMU Y, et al. Device Thrombogenicity Emulation：A Novel Method for Optimizing Mechanical Circulatory Support Device Thrombo Resistance [J]. PloS One, 2012, 7(3): e32463.

[90] 温正，任毅如 . FLUENT 流体计算应用教程 [M]. 北京：清华大学出版社，2009.

[91] 叶亮，范慧敏，洪方文，等 . 植入型轴流血泵设计及其流体性能数值预报 [J]. 系统仿真学报，2011，23（10）：2046–2051.

[92] 李进良 . 精通 FLUENT 流场分析 [M]. 北京：化学工业出版社，2009.

[93] CHEAH K W, LEE T S, WINOTO S H, et al. Numerical Flow Simulation in a Centrifugal Pump at Design and Off-design Conditions [J]. International Journal of Rotating Machinery, 2007, 83641: 1–8.

[94] 张玉，张凌新，邵雪明 . 核反应堆冷却剂泵中空化起始的动力学分析 [J]. 工程热物理学报，2010，31（增刊）：57–60.

[95] BERT P F, COMBES J F, KUENY J L. Unsteady Flow Calculation in a Centrifugal Pump Using a Finite Element Method [C]. Proceedings of the XVIII IAHR Symposium on Hydraulic Machinery and Cavitation, Valencia, Spain, 1996: 371–380.

[96] STICKLAND M T, SCANLON T J, et al. Numerical Flow Simulation in a Centrifugal Pump with Impeller-volute Interaction [C]. Proceedings of ASME 2000 Fluids Engineering Division Summer Meeting, Boston, USA, 2000: 11–15.

[97] GONZALEZ J, FERNANDEZ J, BLANCO E, et al. Numerical Simulation of the Dynamic Effects Due to Impeller-volute Interaction in a Centrifugal Pump [J]. Journal of Fluids Engineering, 2002, 124(2): 348–355.

[98] KITANO M. Numerical Study of Unsteady Flow in a Centrifugal Pump [J]. Journal of Turbomachinery, 2004, 127(2): 363–372.

[99] GAO B, GU K Y, ZENG Y, et al. A Blood Assist Index Control by Intra-aorta Pump：A Control Strategy for Ventricular Recovery [J]. ASAIO Journal, 2011, 57(5): 358–362.

[100] 姜宗来 . 生物力学 [M]. 北京：科学出版社，2010.

[101] WILCOX D C. Simulation of Transition with a Two-Equation Turbulence Model [J]. AIAA Journal, 1994, 32: 247–255.

[102] 王莉，张淑琴，赵君，等 . 紫外分光光度法检测血浆游离血红蛋白 [J]. 中国输血杂志，2006，19（6）：477–479.

[103] KODÍČEK M, SUTTNAR J, MIRČEVOVÁL, et al. Red Blood Cells under Mechanical Stress [J]. General Physiology and Biophysics, 1990, 9: 291–299.

[104] 徐嗣卫，丁敏君，陈芳 . 滚压泵离体长时间转流对红细胞损伤的研究 [J]. 中国生物医学工程学报：2004（6）：562–566.

[105] ROWLEY J W, FINN A V, FRENCH P A. Cardiovascular Devices and Platelet Interactions Understanding the Role of Injury, Flow, and Cellular Responses [J]. Circulation：cardiovascular Interventions, 2012, 5: 296–304.

[106] ALEMU Y, GIRDHAR G, XENOS M. Design Optimization of a Mechanical Heart Valve for Reducing Valve Thrombogenicity-A Case Study with ATS Valve [J]. ASAIO Journal, 2010, 56(5): 389–396.

[107] ZHANG T, TASKIN E, FANG H B. A Pampori Study of Flow-Induced Hemolysis Using Novel Couette Type Blood Shearing Devices [J]. Artifical Organs, 2011, 35(12): 1180–1186.

[108] BLUESTEIN D, CHANDRAN K B, ANNING K B M. Towards Non-Thrombogenic Performance of Blood Recirculating Devices [J]. Annals of Biomedical Engineering, 2010, 38(3): 1236–1256.

[109] URSITTI J A, PUMPLIN D W, WADE J B, et al. Ultrastructure of the Human Erythrocyte Cytoskeleton and Its Attachment to the Membrane [J]. Cell Motility and the Cytoskeleton, 1991, 19: 227–243.

[110] POHORECKI R, BAŁDYGA J, RYSZCZUK A, et al. Erythrocyte Destruction during Turbulent Mixing [J]. Biochemical Engineering Journal, 2001, 9: 147–154.

[111] MORRIS D R, WILLIAMS A R. The Effects of Suspending Medium Viscosity on Erythrocyte Deformation and Haemolysis in Vitro [J]. Biochimica et Biophysica Acta, 1979, 550(2): 288–296.

[112] WOLF G, BAYER R, OSTUNI D. Stress-Induced Rigidification of Erythrocytes as Determined by Laser Diffraction and Image Analysis [J]. Optical Engineering, 1992, 31(7): 1475–1481.

[113] GALLO D, STEINMAN D A, BIJARI P B, et al. Helical Flow in Carotid Bifurcation as Surrogate Marker of Exposure to Disturbed Shear [J]. Journal of Biomechanics, 2012, 45(14): 2398–2404.

第三篇
生命支持装置脉动血流对主动脉系统血流动力学的影响

张　娅　刘日东　林　茹　著

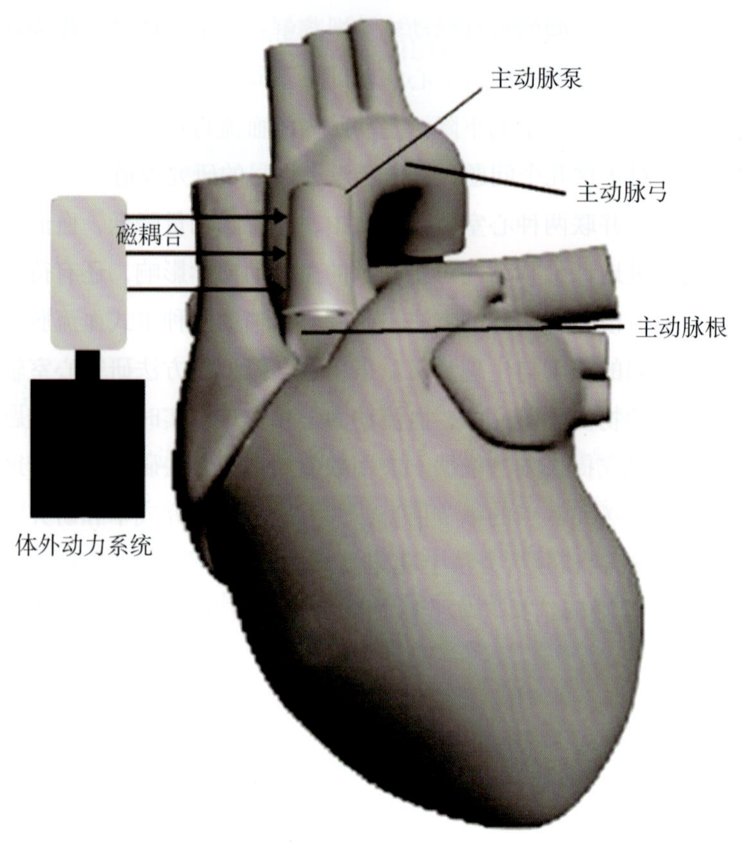

▲ 图 10-1　人工心脏泵示意

近 10 年来，国内外人工心脏的研究与临床运用进展迅速，许多产品已经商业化，在临床应用中抢救了许多重症心衰患者的生命。但是诸如术后出血、血栓栓塞、感染、肾衰竭、泵衰竭、多器官功能衰竭等并发症发生率仍较高，严重影响了患者的生存率和生活质量。研制小型、高效、安全、稳定的完全植入式人工心脏成为人工心脏领域不断努力的终极目标。

（二）心血管系统与心室辅助装置的模型研究

心血管系统是最复杂的生命系统之一，心脏、血管、神经体液系统之间存在着强耦合关系。目前对与这一多参数、强耦合、强非线性的复杂系统的研究常常借助于数学模型方法[27]和数值模拟研究来实现。

数学模型方面，集中参数数学模型作为心血管系统的研究方法被广泛应用于循环系统模拟研究中[28]。国内外很多学者应用集中参数模型研究心血管系统血流动力学参数间的关系。最早的 McLeod[29]于 1966 年建立了经典线性血液循环模型，该系统包括腔静脉、右心、肺循环、左心、主动脉、上肢、下肢、头部和躯干九大模块；1989 年 Bayer[30]建立了较完善的非线性心血管系统模型；Fu[31]、Boston[32]先后分别建立了基于旁路移植术式的血泵与心血管系统耦合的集中参数模型和非线性心血管轴流泵耦合模型；Harvard-MIT 建立了带神经反馈实时调节的心血管仿真模型 RCVs. IM；Lim[33]建立了心功能不全模型，并研究了心室辅助三种不同术式的血流动力学特征，以及反搏对增加心肌组织灌注的帮助[34]；该研究针对目前心血管系统模型不能很好地反映心衰患者血管系统的血流特性问题，通过研究心肌收缩力、血管顺应性及外周阻力等参数调节机制，建立了基于临床数据的心衰患者模型，并通过与血泵的耦合建立了心室辅助多种术式的心血管 - 血泵耦合集中参数模型，为心衰的心室辅助治疗研究提供了研究平台。

数值模拟方面，大量的研究表明，血管疾病与血管的结构及血管内血流动力学因素的相互作用机制有着密切的联系[35, 36]。动脉血管尤其是弯曲血管内血流动力学问题的研究是生物力学的一个重要方向。随着计算机技术的飞速发展，使计算流体力学（computational fluid dynamics，CFD）和有限元（finite element method，FEM）分析方法越来越多地应用到血流动力学的模拟研究中[37, 38]。Heuser[39]、Schima[40]、Yamane[41] 等先后应用数值模拟的方法研究了溶血的影响因素及定量评价；Martin 在 2005 年研究了连续流辅助装置在不同辅助水平下在颈动脉分叉处存在严重狭窄情况下，产生的流场和剪切力条件相比正常的血流有何种变化。Bonnemain[42]、Ning[43] 等应用有限元数值模拟的方法研究了心室辅助下，主动脉内尤其是吻合口附近的血流动力学特性，深入研究不同血泵辅助条件下变化的血流对主动脉的影响；2009 年，Vasava[44] 等应用技术计算流体力学的方法研究了脉动流对主动脉弓的影响，文中指数壁面切应力是影响大血管病的重要因素。在国内，邓小燕等应用计算流体力学的方法研究了脉动流条件下，动脉狭窄血管内脂质浓度极化现象；蔺嫦燕[45] 等采用计算机辅助设计（CAD）工具设计轴流式血泵，并应用有限元计算方法进行了泵内流场分析，对轴流型泵的血液相容性进行了深入的研究；该课题组的乔爱科、刘有军[46] 针对主动脉弓、S 形弯曲动脉、颈动脉、腹主动脉等几种典型动脉的血流动力学数值模拟结果进行了分析和探讨。

（三）血流的脉动性

哺乳动物的心脏通过单通道瓣膜及收缩、一次性大量射血和舒张产生脉动的血流[47]。连续流心室辅助装置的植入将会改变这一机制，使血流的脉动性大大降低，降低程度与自然心脏泵血能力和血泵的辅助水平直接相关。早期的研究显示短期连续流同脉动血流的结果没有什么严重的不同，这就支持了连续流体外循环器械在常规心脏外科手术中广泛使用[48]。然而，从长远来看，对于连续流的安全性和减小脉压方面仍存在疑惑。

在对人体器官作用方面，研究人员指出，连续流应用初期，会产生急性脉管反应，同时存在通过颈动脉窦神经带来的血管收缩和扩张的禁止[49]，并伴随出现肾脏分泌物[50]。这种肾上腺素反应所导致的脉压的消失是建立在血流基础上的，血流慢的时候明显，血流快的时候微乎其微[47]。短期心肺旁路移植研究显示脉动流降低了血管阻抗，抑制儿茶酚胺反应，促进内脏、肾脏、心肌灌注，并有利于促进心肌恢复[51, 52]。Minamik[53] 建议通过脉动流抑制儿茶酚胺反应，从而减缓血流过载和拔管时间。Buket[51] 指出脉动流辅助期间，T_3 有少量降低，脉动流在心肺旁路移植手术中可维持甲状腺激素的代谢。

血流动力学方面，Valdes 研究指出，非脉动循环需要全身流量增加 20% 以保持平衡[54]；相反，日本的心血管国家研究中心认为，无法界定休息时氧代谢在非脉动和脉动循环存在任何重大差别[55]；Tatsumi[56] 和 Yozu[57] 特别认同，慢性非搏动循环不会改变周边灌流或氧代谢。2009 年 Leslie[58] 撰文阐述这两种血流形式对人体作用的异同，认为非脉动流血泵可以维持末梢器官功能（end-organ function），有能力替代前一代脉动流血泵，但是同时也承认非脉动流血泵导致血管形态学改变和出血；Tatsumi[56]评估外周环境的变化时指出，尽管非脉动流在正常范围内维持组织灌注，毛细血管内血流仍存在10～20ml/min频率的间歇性血管运动。这就说明为了保持适当的区域血流量，毛细血管会进行自动调节；在心切开手术的循环支持中，Jett[59]报道了改进的脉动流血泵优于连续流血泵的临床应用。那些未成功的患者似乎遵循类似的临床过程，尽管有足够的泵血量［2.2L/(min·m^2)］，但却持续发生组织水肿、组织灌注破坏和休克。然而，对于病情良好的患者，肌肉收缩尚存在，因此脉动流或许不太重要。这就解释了为什么连续流的长期作用获得了理想的成果[60]。

（四）血管的生物力学特性

在主动脉力学性能、血管血流动力学与血管生长等方面，目前国内外已经有许多学者作出了大量有意义的工作。在国外，Chien[61]研究了扰动剪切力导致的内皮细胞增生。Salvucci[62]建立了血管壁面切应力分布的数值计算模型并进行了验证。Han[63]研究了脉动压力可以影响细胞间通讯和刺激动脉壁的重塑。Beller等[64]利用有限元模型分析了主动脉根部的位移和压力引起的应力变化，认为主动脉根部的位移和高血压对主动脉夹层等病变起到了决定性的作用。Gasser等[65]建立了血管壁的力学模型，用以研究动脉夹层的三维扩展问题。Giannakoulas等[66]利用有限元法分析了不同血液压力作用下的血管应力和变形。

在国内，从事心血管血流动力学研究的学者在血管应力生长关系和血液流动情形等方面的研究卓有成效。例如，姜宗来[67]在低切应力对血管的生物学作用，以及切应力与血管形态学重建的关系等方面有深入的研究。发现低切应力和血压改变所致的血管重建在形态学方面有很大不同：切应力和血压改变对血管重建的作用机制不同，中膜血管平滑肌细胞的表型转换是低切应力引起血管重建的基础，并通过试验分析血流切应力显著降低导致了颈总动脉重建[68]，还发现切应力诱导并促进了内皮细胞的微管骨架发生重构[69]。樊瑜波[70]发现周期性应变不但影响血管平滑肌细胞的形变，且会导致重排，近生理条件下的周期性应变抑制血管平滑肌细胞的生长，超生理范围的应变促进其生长。通过试验验证了剪切力对动脉血管平滑肌细胞增殖的抑制作用，并且可能促进细胞的分化[71]，并对动脉分叉血管内膜增生过程进行了数值模拟[72]。邓小燕[73]对脉动流条件下，动脉狭窄血管内脂质浓度极化现象等血流动力学问题进行了研究。我们对心脑血管血流动力学问题进行了实验和数值研究，取得了一些初步的成果[74-76]。认同主动脉损伤和主动脉夹层等疾病的形成和治疗与力学因素有非常直接关系的观点。总之，学者们在心血管生物力学机制的基础研究方面取得了一系列重要成果，但尚未解决心室辅助中血流脉动性对主动脉血流动力学作用这个直接面向临床的问题。

三、研究目的与实验设计

本文针对心室辅助两种不同术式，研究血流脉动性在不同辅助率下的变化规律。确定血流脉动性指标的变化特性，以及不同脉动量的血流对主动脉的影响程度，研究心室辅助对主动脉病理学和力学性能的改变。

首先，应用多参数人体血液循环系统正常模型、心衰模型及心血管－血泵耦合模型，研究串、并联两种术式不同辅助指数下的血流动力学特征，确定各血流动力学有效性判定指标的变化规律。

其次，应用计算流体力学的方法，建立不同术式主动脉包括吻合管在内的三维几何模型，对其进行不同辅助条件的流 – 固耦合数值模拟计算，获得流场、壁面切应力和压力梯度等参数的分布情况。

最后，将两部分计算结果和数据进行综合分析，通过体外实验及动物实验进行对比验证。获得定性、定量的结论，为心室辅助围术期及长期治疗提供辅助程度、血流脉动量等方面的指导。

第 11 章　心室辅助中血流脉动性模型研究

心血管系统是世界上最复杂的系统之一。尽管科技日益进步，人们对心血管系统诸多生理问题还缺少有效的研究手段。目前对该系统主要的研究方法包括临床实验方法、动物实验方法，以及建模和仿真方法三类。临床实验是在人体上直接测量的实验，该方法会受到设备技术条件和伦理上的限制，导致有些实验无法进行。动物实验同样也存在类似的限制，且由于动物和人体的差异，可信度和价值也存疑[77]。现代计算机技术的发展大大促进了数学模型，使模型更加直观和动态化。一个模型随时间变化表现出的动态，就仿真出了真实人体的动态，显现出生理系统的变化规律。

本章通过集中参数模型中的正常人体模型、心衰模型及心血管—血泵耦合模型，研究正常人体及心衰患者的血流动力学特性。同时分析心血管与血泵的相互作用，获得血泵辅助两种手术方式：并联和串联状态下，血流脉动性随血泵工作状态变化的规律。

一、循环系统血流特性的模型研究

（一）模型建立的理论基础

心血管系统的数学模型，是用数学方法描述心血管系统生理特性及其内部数量关系的方法。尽管模型的概念建立在与其原型有共性的基础上，但却无法做到相同。目前，还不能构造一个与心血管系统原型完全相同的数学模型，而建立模型的目的也不在于此。因而建立模型时无须单一追求与其原型的等同性，而应根据所研究的问题将真实条件理想化、抽象化、简单化，以适应解决问题的需求。当一个心血管系统的模型中，其某些参数如压力、血流、外周阻力、顺应性、惯性等作种种变化，就相当于制造了种种生理状况，从而测定某种生理、病理疾病的发展趋势，并获得相应的指导数据。

动脉系统集中参数模型理论，亦称弹性腔理论。即把大动脉比拟为一个弹性腔，将小动脉和毛细血管比拟为弹性腔的外周阻力。心脏把血液压入弹性腔，然后血液再从弹性腔通过外周阻力流入到人体其他组织（图 11–1）。这种用集中参数方法建立起来的单弹性腔模型与真实心血管系统相比相对粗糙，不能完全反映出动脉系统中血液脉动流的全部特征。

由于单弹性腔模型过于简单，无法解释舒张期的潮波、重搏波等脉搏波波形。应在模型中引入与频率有关的元件，需考虑血流流动的黏滞性和惯性。图 11–2 所示的双弹性强模型将人体动脉及其主要分支看作两个弹性腔，以表现血管系统的不同压力，同时还在两腔体之间加入了表征血液惯性的电感元件。第一个弹性腔表征主动脉及其主要分支的总顺应性 C_1；第二个弹性腔表征腹主动脉及其主要分支的总顺应性 C_2；连接两腔体的血柱 L 表征血液的惯性。

我们建立的人体心血管系统集中参数模型包含左心室、主动脉、体循环系统、右心房、右心

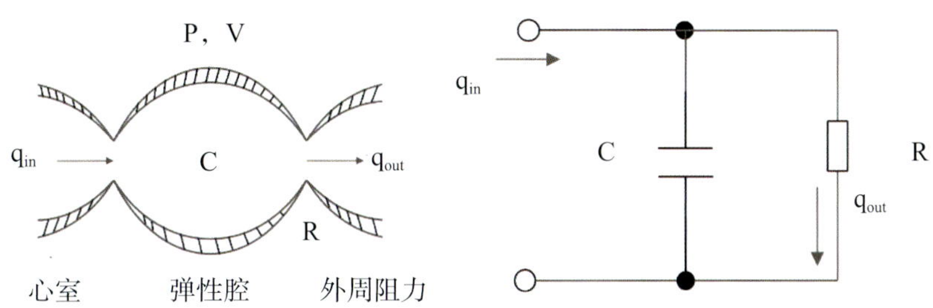

▲ 图 11–1　动脉系统弹性腔模型及其等效电路

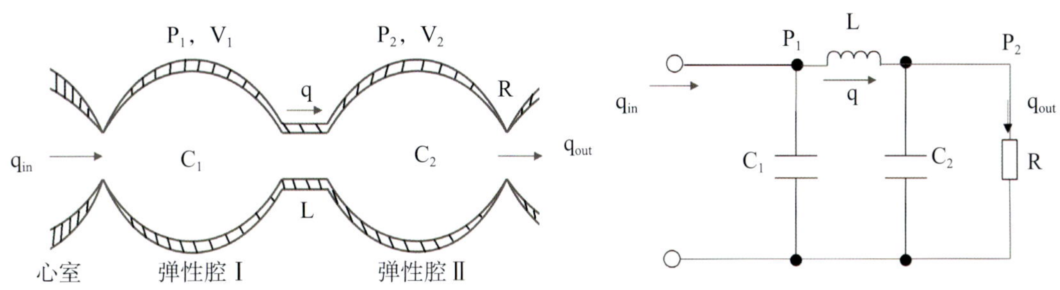

▲ 图 11–2　动脉系统双弹性腔模型及其等效电路

室、肺循环系统和左心房七个腔室。模型中，人体的动脉与静脉单元之间通过集中的外周循环连接，并将左心室作为动脉系统的源头，右心房作为静脉系统的汇流点，左右心室由肺循环系统连接，形成一个封闭的循环系统。图 11–3 为该课题组建立的人体心血管系统的集中参数模型。模型中的流阻参数R、血液顺应性参数C及血液惯性参数L出自参考文献[78]。模型中左心室作为动力源，血液自左心室流经主动脉瓣（aortic valve，AV），进入主动脉内，继而进入体循环系统，体循环中有集中的外周阻力和血管顺应性模块。血液由体循环进入右心房，经三尖瓣（tricuspid valve，TV）流入左心室，再经肺动脉瓣（pulmonary valve，PV）进入肺循环系统，最终由左心房经二尖瓣（mitral valve，MV）流入左心室。

目前对于心衰的诊断主要还依据临床。而临床医生对心衰的认识，主要还是取决于患者对特征的描述，以及医生对患者的物理检查、必要的机械及实验室检查来诊断。因此，心衰被认为是临床的一种综合征，这个综合征的引起可由各种不同心脏疾病导致的心脏结改变，继而引起心脏功能的退化，心脏的心室充盈与射血能力受到损害，引起全身组织器官灌注不足，各类细胞的代谢受到不同程度的损害。

心衰的典型表现在临床中主要包括以下三种情况：运动耐力明显下降；水分在体内明显潴留；左心室功能逐渐下降，患者从无症状到明显症状出现。对于左心衰竭患者，其常见症状较正常生理状态的变化见表 11–1。

心功能分级中，心泵衰竭程度的分类方法是根据血流动力学分类的，因为患者需在严格的血流动力学检测下进行分类。这种方法强调了肺毛细血管楔压（pulmonary capillary wedge pressure，PCWP）、心排血量、心脏指数（cardiac index，CI）的变化情况。其分级见表 11–2 至表 11–5。

Ⅰ级：心功能代偿阶段，无心力衰竭的临床症状和体征。

表 11-6　正常及心衰集中参数模型参数

参数名	生理意义	数　值	
		正　常	心　衰
顺应性（ml/mmHg）			
C_{lv}	左心室顺应性	$C_{lv}=1/E_1(t)$	$C_{lv}=1/E_2(t)$
C_{aop}	主动脉顺应性	0.04	0.04
C_{la}	左心房顺应性	4.4	4.4
C_s	体循环顺应性	$C_s=C$	0.8618
C_{ra}	右心房顺应性	4.4	4.4
C_{rv}	右心室顺应性	4.8	4.8
C_p	肺循环顺应性	8.8	8.8
阻抗（$mmHg \cdot s^2/ml$）			
R_{lv}	左心室阻抗	0.001	0.001
R_{aop}	主动脉阻抗	0.0398	0.0398
R_{la}	左心房阻抗	0.001	0.001
R_s	体循环阻抗	1.0	1.0
R_{ra}	右心房阻抗	0.001	0.001
R_{rv}	右心室阻抗	0.001	0.001
R_p	肺循环阻抗	0.001	0.001

一侧心室一次收缩所射出的血量称为每搏量，每分钟射出的血量总和称为心排血量（cardiac output，CO），心排血量（L/min）= 每搏量 × 心率。正常成年男性安静时的 CO 为 5～6L/min，女性略低。

心排血量和体重关系较小，而与体表面积正相关。为了比较不同个体间的心排血量，需要对心排血量进行校正，生理上用心脏指数（cardiac index，CI）来衡量。单位体表面积的心排血量称为心指数，即心指数（L/m^2）= 心排血量 / 体表面积。一般成年人的体表面积为 1.6～1.7m^2，正常成年人安静时的心指数为 3.0～3.5L/m^2，每搏量和体表面积的比值称作心搏指数。

正常人左心室舒张末期血液容积为 120～130ml，而收缩末容积为 50ml，而心搏量是 70～80ml，实际上，心脏每次搏动心室中的血并没有完全射出，因此定义每搏量所占心室舒张末期血液容积的百分比称为射血分数（ejection fraction，EF）。一般正常人 EF 为 50%～60%。在生理状态下，每搏量始终与心室舒张末容积相适应，当心室舒张末容积增加时，每搏量也增加，因此 EF 基本不变。当心脏功能降低时，尽管每搏量没有明显减少，但与增加的心室舒张末容积不适应。因此用 EF 来评价心脏泵血功能更可靠。

此外，对于血管血流动力学特性需注重不同类型血管的特性。而表述血管被动力学特性的指标是血管的顺应性（compliance，C）和血管可扩张性（distensibility，D），分别可表述为：$C=\Delta V/$

ΔP，$D=\Delta V/(\Delta P\times V)$，这里 ΔV 和 ΔP 分别表示血管容积和血管跨壁压差的变化量。

心肌的耗氧量与心肌做功是成正比的，心室射血期压力和动脉血压的变动对心肌耗氧量的影响大于心排血量变动对其影响，因此用心脏做功量来评定心脏泵血功能比心排血量更为全面。心脏每收缩一次所做的功称为每搏功，主要用于维持一定压力下的射血量，少量用于增加血液动能，但其比例很小，可以忽略。以左心室为例：每搏功 = 每搏量 ×（射血期室内压 – 舒张末压）。由于左心室压与动脉压很接近，实际中常用平均动脉压替代左心室内压。正常情况下，左、右心室的每搏量相同，而肺动脉压仅为主动脉压的 1/6，因此右心室每搏功只有左心室的 1/6。

左心室收缩性最可靠的测定方法为收缩末压力 – 容积关系（图 11–4）。心动周期包括四个阶段，起始于心室等容收缩期（A 点），此刻心脏所有瓣膜均为关闭状态，心室压力快速上升（A 点～B 点），容积保持不变。当压力到达 B 点时，主动脉瓣和肺动脉瓣打开，心室进入射血期。当容积降至 C 点时，瓣膜关闭，心室停止射血而进入到舒张期（C 点～D 点），压力急速下降，容积不变。当压力降至 D 点时，二尖瓣和三尖瓣打开，进入充盈期，容积升高至 A 点，回到心动周期的起始点。因此用这种压力 – 容积环的形状和面积来评定心肌的收缩和舒张功能。

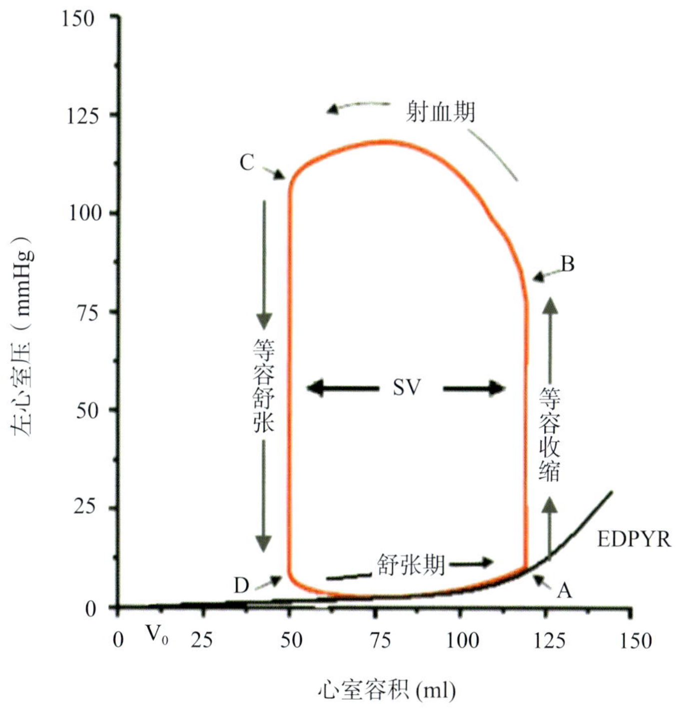

▲ 图 11–4　左心室容积 – 压力关系示意

表 11–7 为不同大小心室射血过程中，心室容积、受力和压力等参数的计算结果[80]。表中可清楚地看到扩大的心室对泵功能的负面影响。扩大的心室在射血开始和结束时的容积分别为 380ml 和 310ml，虽然容积差与正常心室相同，但射血前后的容积值远远大于正常心室的值，导致了心室壁张力的增加和射血分数的降低。表中扩大的心室收缩末容积明显高于 30ml，由此反映了心脏收缩系统的紊乱，这与临床结果相一致。

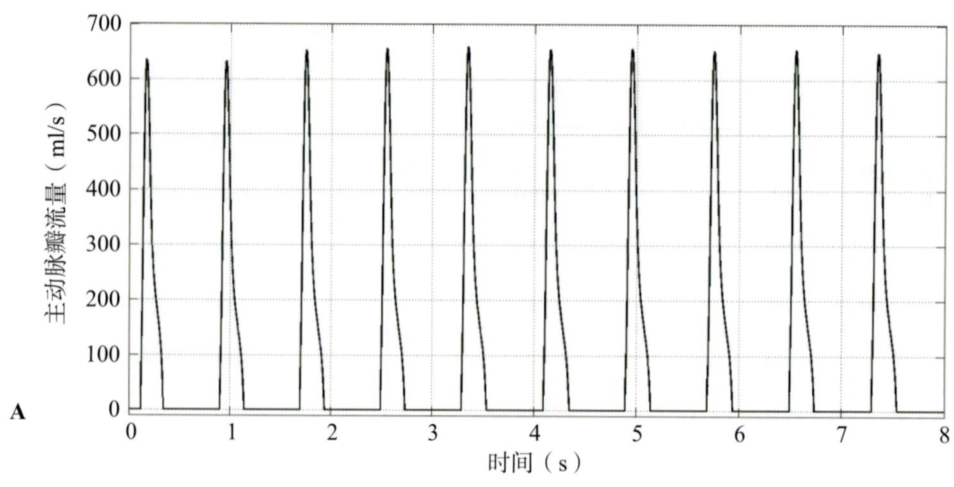

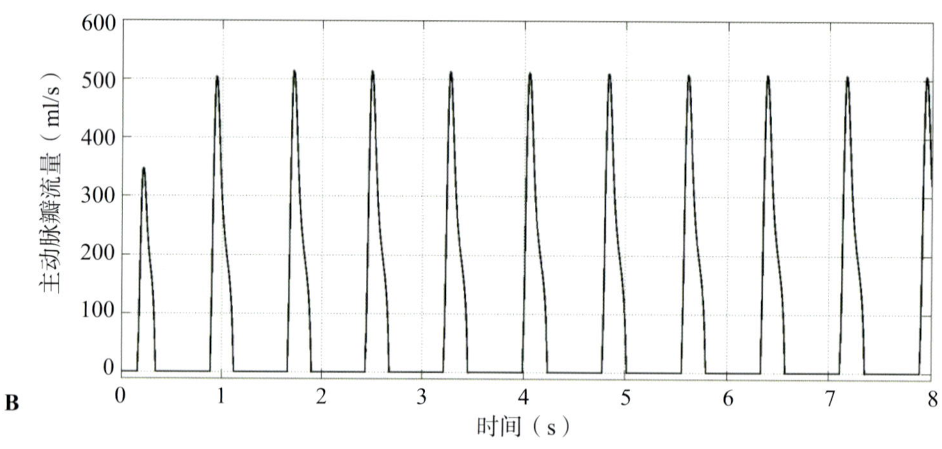

▲ 图 11-6　主动脉瓣流率

A. 正常生理情况；B. 心衰情况

应。然而对于各类连续流血泵，无论其采取何种手术方式（串联或并联），都将会改变射入血管内原有脉动流的血流动力学特性。血泵在不同工作状态下对血管中的血流有何种影响？对于不同的手术方式，血泵对血流的作用分别如何？有何区别？本章将通过建立两种术式的心血管－血泵耦合的集中参数模型对其进行研究。

（一）心血管－血泵耦合模型的建立

本章第一部分介绍了人体心血管系统集中参数模型的建立。若建立心血管－血泵耦合模型则需进一步考虑血泵模型。人工心脏泵作为一款轴流式血泵，运转中输出连续流，故模型中血泵的叶轮被模拟成与速度相关的电流源，并用内电阻表示泵叶轮与外壳间的血液流阻，电感元件模拟通过血泵的血液惯性。图 11-9 为血泵集中参数模型。

模型中 Q_p 为电流源，表示血泵输出的血液流率（cm/s）；R_p 为内阻，用来模拟人工心脏泵径向间隙处的血液流阻；L_p 作为电感，用来模拟主动脉径向间隙出的血液惯性。为了获得血流、流阻与转速的关系式，设计相关的体外实验，结果显示人工心脏泵的压力差与流量成线性关系

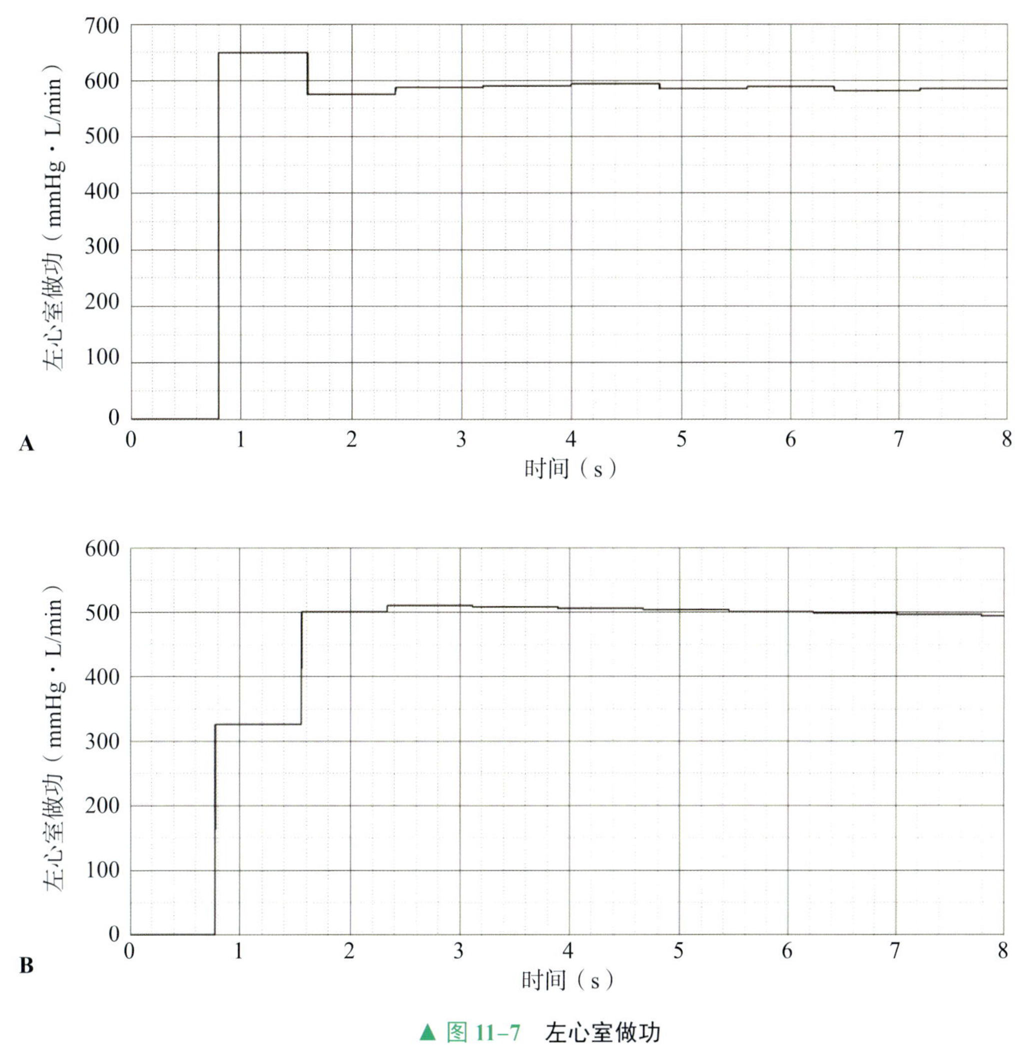

▲ 图 11-7　左心室做功

A. 正常生理情况；B. 心衰情况

（图 11-10）[79]。拟合实验数据可获得血流与转速的多项式。类似的实验同样可以获得流阻与转速的关系。

以前文已建立的心血管集中参数模型（图 11-3）和血泵模型（图 11-9）为基础，将人工心脏泵耦合于主动脉根部，得到心血管 – 人工心脏泵耦合集中参数模型（图 11-11）。该模型中英文字母分别代表左心室、人工心脏泵、主动脉、体循环、右心房、右心室、肺循环、左心房几个模块。通过空间状态方程相关定律，计算状态变量的系数。所建立的耦合模型可模拟从肺瘀血到抽吸状态间的各种血流状态。

同理，将人工心脏泵模型并联连接到心衰集中参数模型中的左心室与升主动脉之间，得到旁路移植术式的血泵 – 心血管系统耦合模型（图 11-12）。模型中，A 至 H 分别为：左心室、血泵、主动脉、体循环、右心房、右心室压、肺循环和左心房。模型中增加的 L_{in}、R_{in} 代表血泵入口前连接导管的弹性和阻力；L_{out}、R_{out} 代表血泵出口连接导管的弹性和阻力。同样通过空间状态方程相关定律计算该模型的系数矩阵。

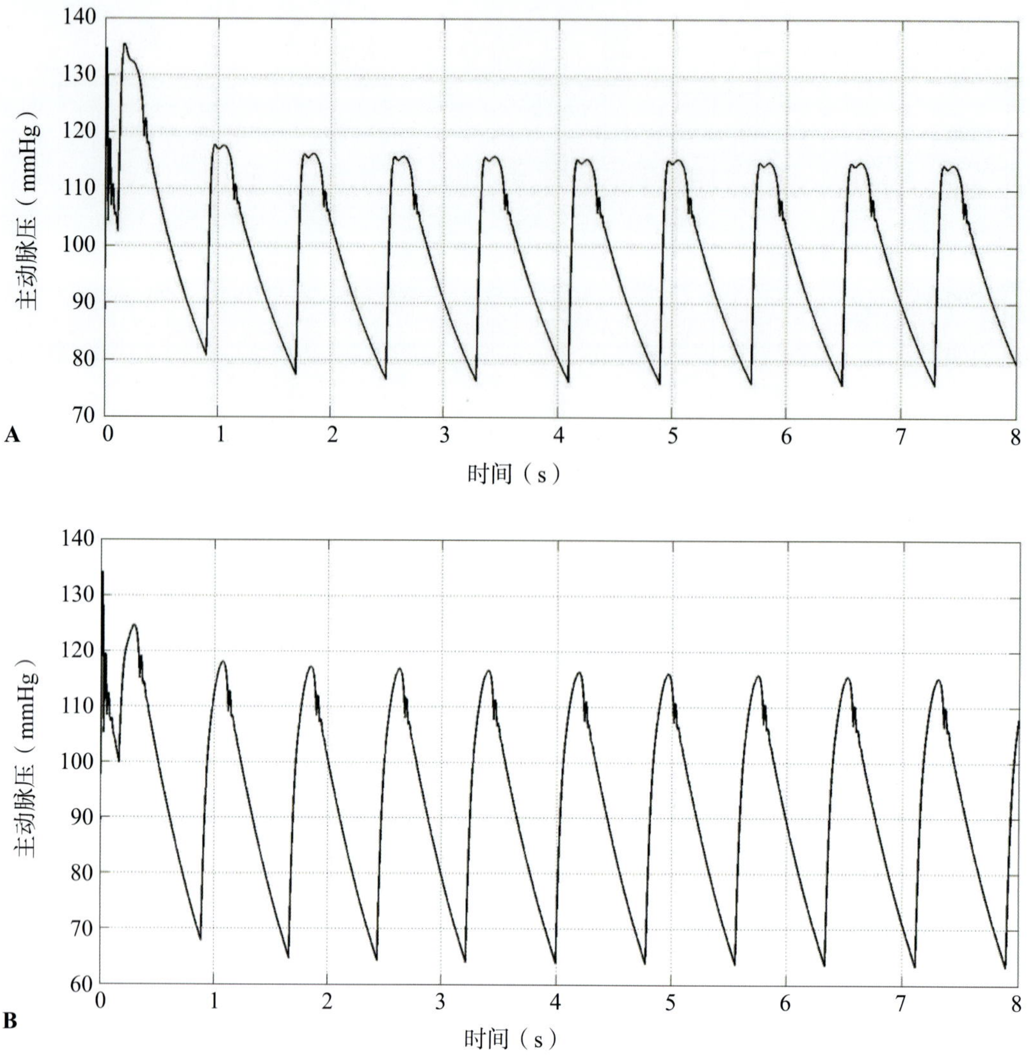

▲ 图 11-8　主动脉压

A. 正常生理情况；B. 心衰情况

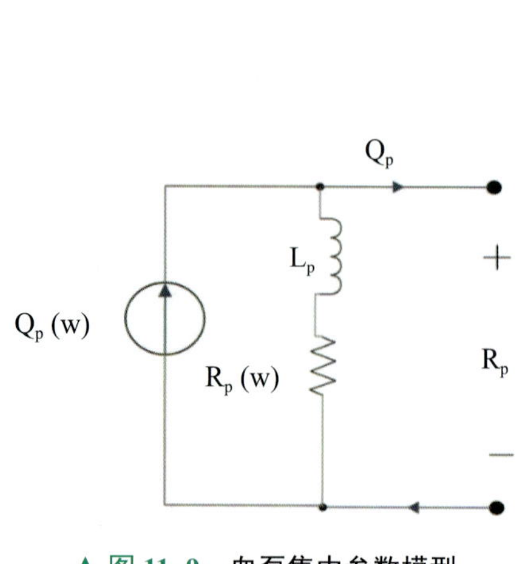

▲ 图 11-9　血泵集中参数模型

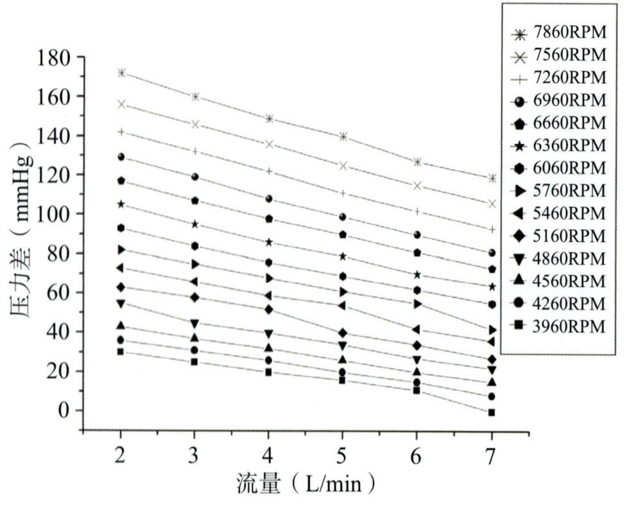

▲ 图 11-10　人工心脏泵压差 - 流量关系

RPM. 转 / 分

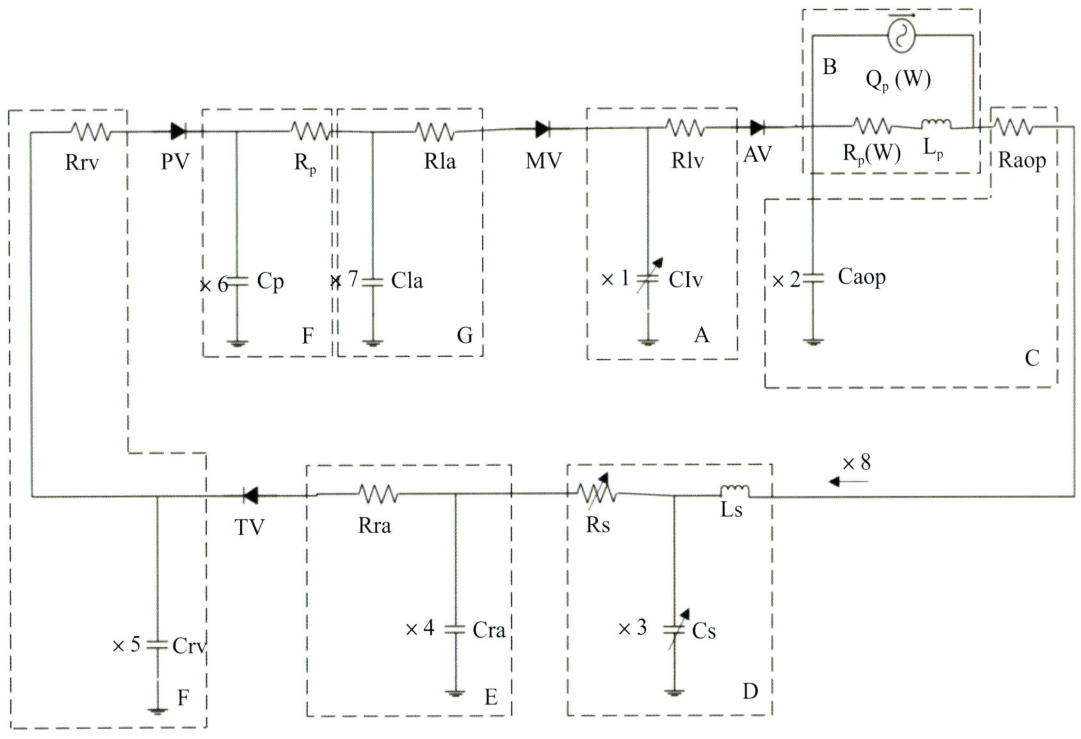

▲ 图 11-11　串联术式集中参数模型

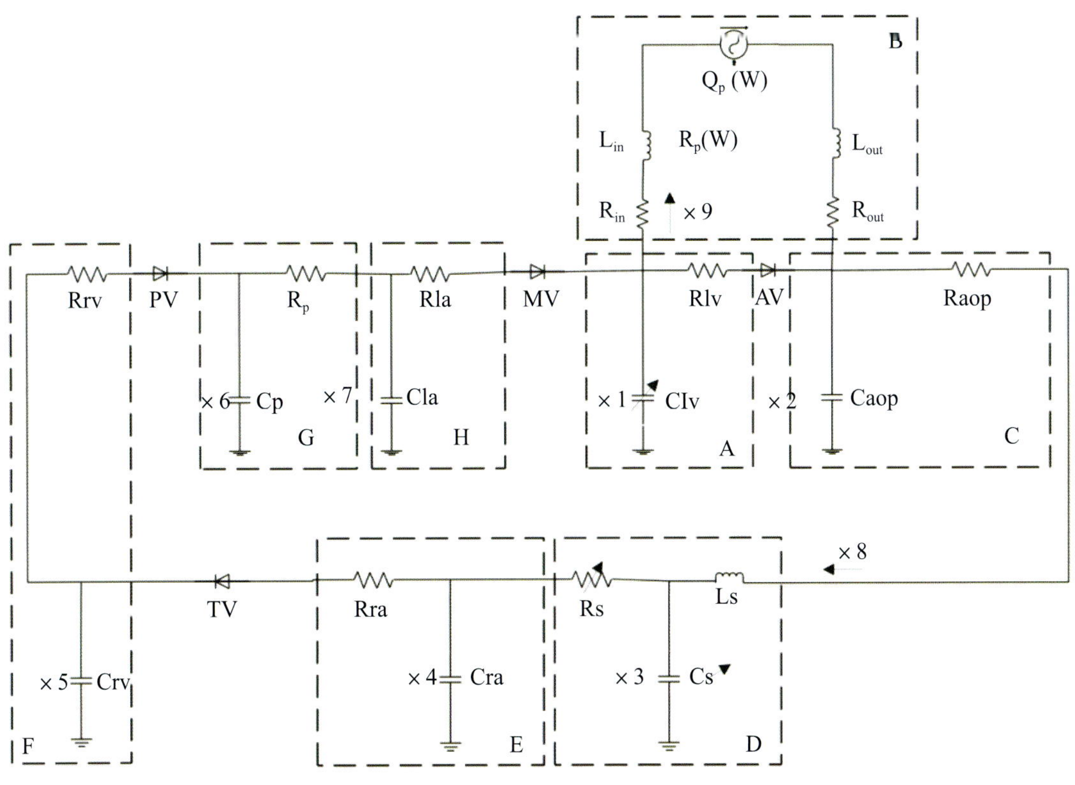

▲ 图 11-12　并联术式集中参数模型

（二）两种术式的血流特性

模拟结果见表 11-8。血泵辅助前后动脉收缩压、舒张压、平均动脉压、主动脉平均流量及心室收缩及舒张容积的比较。可见心室辅助可有效增加血液灌注，串联术式中，当转速达到 6600rpm 时，动脉平均流量达到正常范围；并联术式在 3000rpm 即可达到正常灌注水平。对于串联术式，左心室压力峰值随转速增加而降低的幅度更大；而并联术式中，左心室压力峰值在 6600rpm 以下随转速增加而增加，但幅度较小，并不显著，而在 6600rpm 以上时，压力显著减小，由此推断此时为血泵过渡辅助到达心室即将被抽空的临界状态，致使左心室压急剧下降。相比之下，串联术式的动脉收缩压和舒张压在血泵同转速下更高，而并联术式中动脉灌注流量增加更显著。

数据中，辅助后的动脉收缩压、舒张压和平均动脉压均随着转速的增加而增加，在转速达到 5400rpm 以上时，三个压力值均高于未辅助的水平。根据 Boilson [81] 的研究，在植入左心室辅助装置的同时，需要结合抗高血压药和减负荷药。

表 11-8　模型中正常及扩大的左心室数据

	左心室压峰值（mmHg）	动脉收缩压（mmHg）	动脉舒张压（mmHg）	动脉平均压（mmHg）	动脉平均流量（L/min）	心室收缩膜容积（ml）	心室舒张末容积（ml）
正常范围	—	90～140	60～90	90～95	5.2～7	32～47	80～172
临床心衰数据	—	123	55	86	4.2	99	154
辅助前	112	118	20	98	4.8	88	152
串联辅助时（rpm）							
3000	136	101	57	77	4.2	98	154
4200	131	105	61	81	4.4	94	154
5400	121	114	74	91	5.0	88	149
6600	108	129	98	111	6.3	76	139
7800	91	148	126	135	7.7	61	129
9000	70	170	154	187	9.3	46	117
并联辅助时（rpm）							
3000	111	106	31	132	7.0	88	167
4200	114	109	50	155	8.5	90	158
5400	117	114	72	181	10.0	89	148
6600	120	121	93	209	11.8	80	139
7800	101	139	118	254	14.5	65	129
9000	84	160	145	303	17.4	50	117

rpm. 转 / 分

图 11-13 为心室辅助中血泵在不同转速下的左心室做功，两条曲线分别表示串联及并联两种手术方式。由图可知，随着转速的增加，左心室做功逐渐减小，体现了血泵对心室卸载的作用。两种术式中，并联方式在相同转速下的左心室做功更小，随着转速的增高，这种趋势更加明显，其相比串联式术式降低 12.0% 以上，对心脏的卸载作用更为明显。然后在转速达到 6000rpm 以上时，左心室做功接近 0，可见是由于血泵的过渡辅助，造成了心室内的血液逐渐被抽空，造成了压力的急剧减小，产生抽吸[82]。由此推断，另一方面，串联连接的手术方式在避免心脏抽吸方面具有更大的优势。

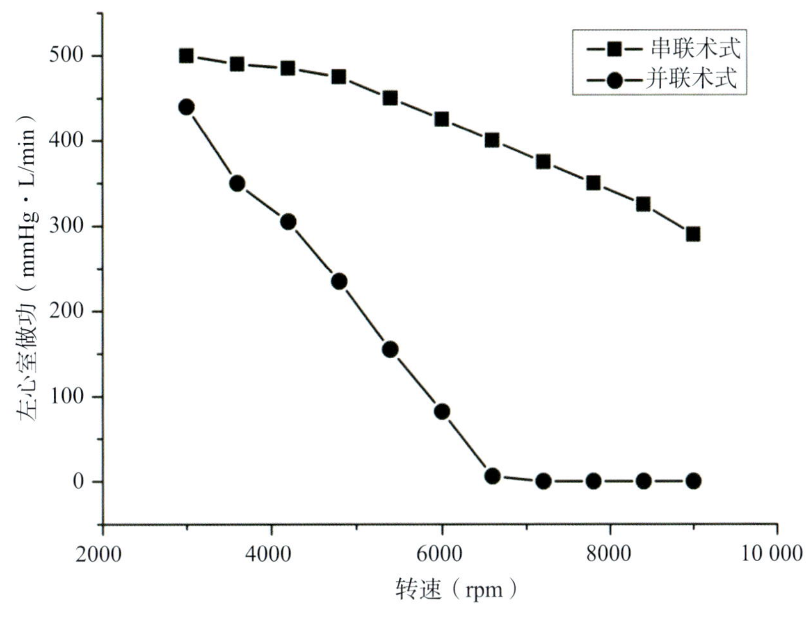

▲ 图 11-13　不同转速下的左心室做功

rpm. 转 / 分

系统输入功是心脏和血泵的做功之和，用于器官灌注的能量，或者称血流能量（energy of blood flow，EBF）。图 11-14 为两种术式不同转速下的系统输入功曲线。当转速＜6000rpm 时，并联术式的系统输入功高于串联术式；而当转速＞6000rpm 时，串联术式的系统输入功较高。总体来看，串联术式的系统输入功随转速增加的变化更为显著。

心室辅助中，不同的手术方式对原始血流特性的改变也不同，为了研究这种不同的变化规律，通过建立的两种手术方式的集中参数模型获取主动脉中的血流变化特性。首先提取不同转速下的主动脉压力波形曲线，图 11-15 为串联和并联术式在不同转速下的主动脉压力曲线。由图可以观察到串联和并联术式中，主动脉压的脉动性均随着转速的增加而减小，两种术式脉动性随转速改变的趋势也较为接近。

图 11-16 为两种术式在不同转速下的流率波形，可看到两种术式中，主动脉流率的脉动性随着转速的增加而减小。对于并联术式，流率脉动性改变的幅度更为显著。可见，主动脉流率脉动性随转速的改变在并联术式下更为敏感。

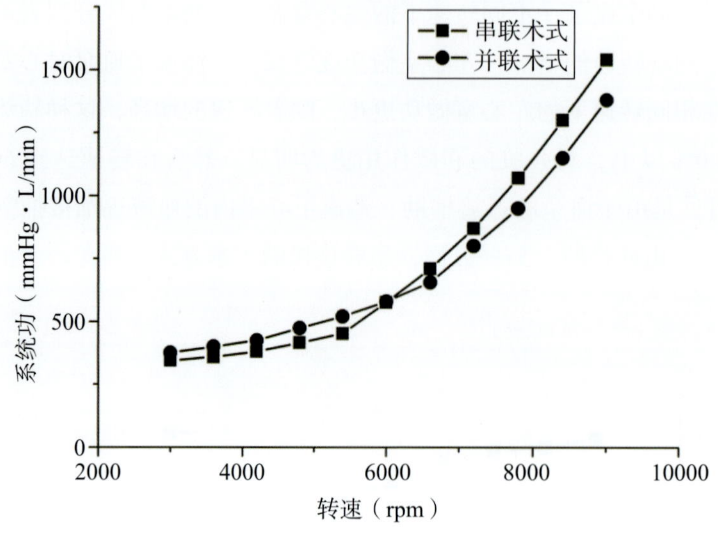

▲ 图 11-14　不同转速下的系统功

rpm. 转 / 分

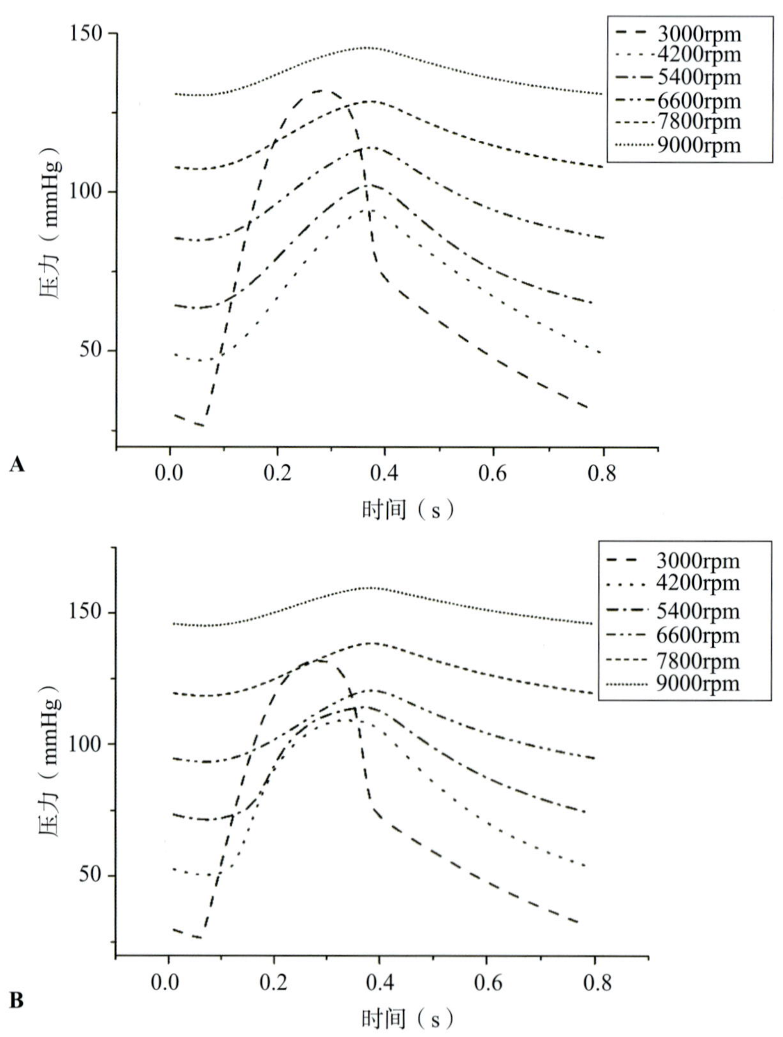

▲ 图 11-15　心室辅助中主动脉压力曲线

A. 串联术式；B. 并联术式。rpm. 转 / 分

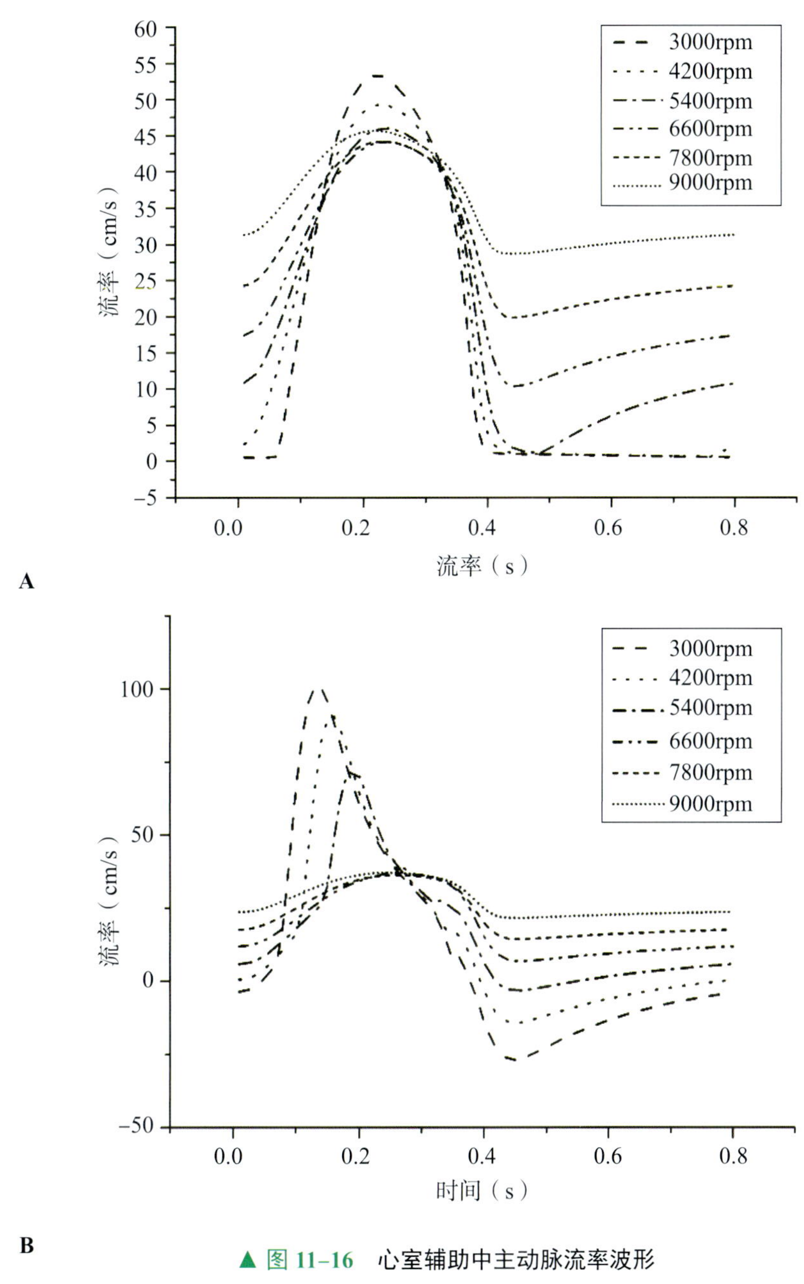

▲ 图 11-16　心室辅助中主动脉流率波形

A. 串联术式；B. 并联术式。rpm. 转 / 分

三、血流脉动性研究

（一）脉动性的定量评价

为了定量描述血流的脉动性，首先引入搏动指数的概念，搏动指数（PR）见公式 11-2。

$$PR = \frac{V_{sb} - V_{db}}{mV} \qquad （公式 11-2）$$

式中，V_{sb} 为血压（血流）波峰值；V_{db} 为血压（血流）波谷值；mV 为血压（血流）平均值。图 11-17 为两种术式主动脉压搏动指数随转速变化曲线。可观察到并联术式中，动脉压脉动性

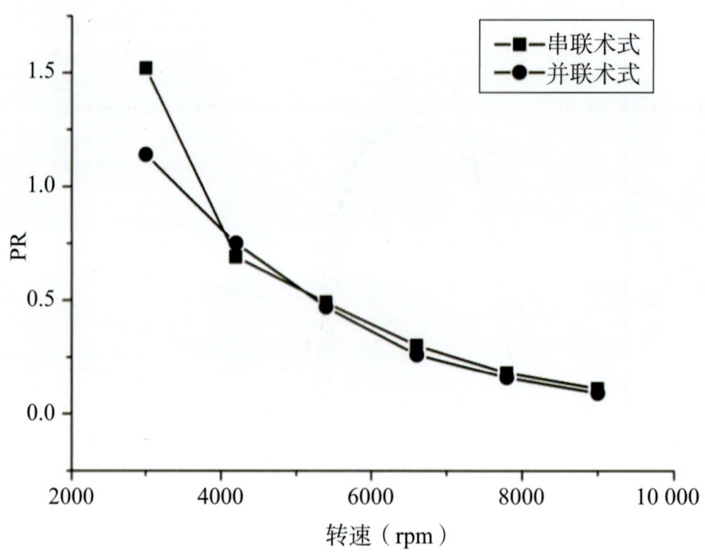

▲ 图 11-17　主动脉压搏动指数与转速关系曲线

rpm. 转 / 分

随转速增加成指数趋势递减，串联术式在转速 4200rpm 以上时动脉压脉动性变化趋势与并联术式接近，而在 4200rpm 以下时，其脉动性降低速率明显高于并联术式。补充数据点可确定，较低转速下（转速＜4200rpm），串联术式对主动脉压力的改变更为明显。

图 11-18 为两种术式中主动脉流率搏动指数随转速的变化曲线。由图可以看出，主动脉流率在两种术式中的流率搏动指数随转速的增加而降低，并联术式的搏动指数高于串联术式，在转速为 6600rpm 以下时，更为明显。转速在 6600rpm 以上时，两种术式的主动脉流率搏动指数较为接近。可见主动脉流率脉动性的降低在并联术式下更为敏感。

综上计算结果，心室辅助串联术式下，转速为 3000rpm 和 9000rpm 时主动脉压搏动指数分别为

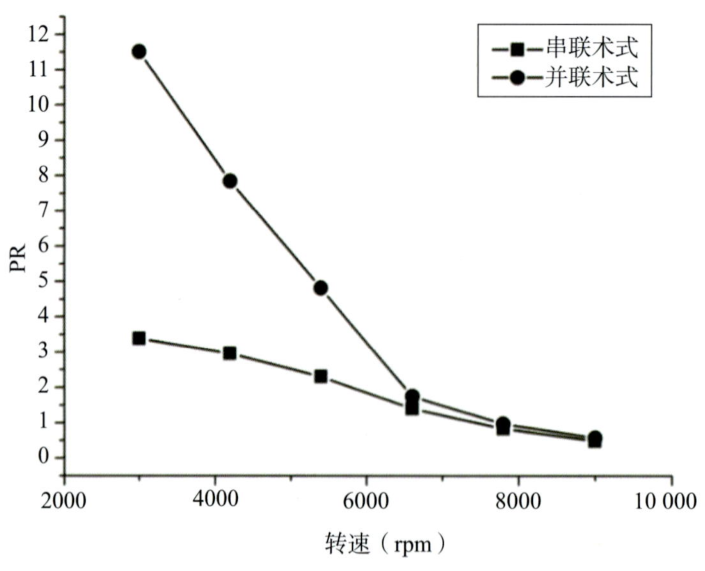

▲ 图 11-18　主动脉流率搏动指数与转速关系曲线

rpm. 转 / 分

1.52 和 0.11，主动脉流率搏动指数分别为 2.38 和 0.30；并联术式下，转速为 3000rpm 和 9000rpm 时的主动脉压搏动指数分别为 1.14 和 0.09，主动脉流率搏动指数分别为 7.99 和 0.35。

与电路原理近似：串联辅助下，血泵与左心室到达主动脉的流率相同，压力波形相叠加；而对于并联辅助的情况，血泵和左心室的压力相同而到达主动脉的流率相叠加。因此，仅从血泵转速的角度评价血流的脉动性不够合理。主动脉内的压力、流率特性与心脏和血泵的功能状态有着密切的关系。换句话说，左心室决定着主动脉内流场的脉动分量，而血泵则决定着主动脉内流场的直流分量。如何评价心脏与血泵的做功关系，引入“辅助指数”（亦称为辅助率）的概念，即描述两者之间的做功分配。

心室辅助中，血泵和自然心脏的能量分配可以由血流辅助指数（BAI）指示[83]。BAI 是血泵能量和心血管系统的总能量之比（公式 11-3）。

$$BAI(\omega)=\frac{1}{T_c}\int_0^{T_c}\left(\frac{100U(t)I(t)\eta(\omega)}{P_{ap}(t)F_{ap}(t)}\right)dt \qquad \text{（公式 11-3）}$$

式中，$U(t)$ 为血泵的电源电压；$I(t)$ 为泵的绕组电流；$\eta(\omega)$ 为泵的工作效率，即泵转速 ω 的函数；$P_{ap}(t)$ 为动脉压的波形；$F_{ap}(t)$ 为动脉血流量的波形；T_c 为心动周期。

BAI(ω) 代表血流辅助指标，单位是“%”。从公式 11-3 看出 BAI 不仅体现血泵的工作状态，还反映血泵与心室的能量关系。当 BAI＜100% 时，血泵处于部分辅助。当 BAI=100%，LVAD 是完全辅助，如果 BAI＞100%，表示已经发生抽吸。

表 11-9 为心室辅助中，串、并联两种术式不同辅助指数下的动脉压搏动指数的变化，曲线见图 11-19。表 11-10 为两种术式不同辅助指数下的主动脉流率搏动指数的变化，波形见图 11-20。可以看到，随着辅助指数的增加，两种术式的动脉压脉动指数均逐渐降低，且串联术式中脉动指数在各个辅助指数下均低于并联术式的同等辅助水平。可见，串联辅助下，血泵对动脉压脉动性影响更为显著。

表 11-9　心室辅助两种术式动脉压脉动指数与辅助指数关系

辅助指数	串联术式血泵转速（rpm）/ 动脉压搏动指数	并联术式血泵转速（rpm）/ 动脉压搏动指数
20	3840/0.71	2190/1.46
30	4290/0.54	2700/1.26
40	4728/0.45	3300/1.03
50	5196/0.35	4020/0.81
60	5760/0.26	4860/0.9
70	6480/0.16	5880/0.38
80	7680/0.07	6900/0.23
90	9360/0.02	7980/0.15

rpm. 转 / 分

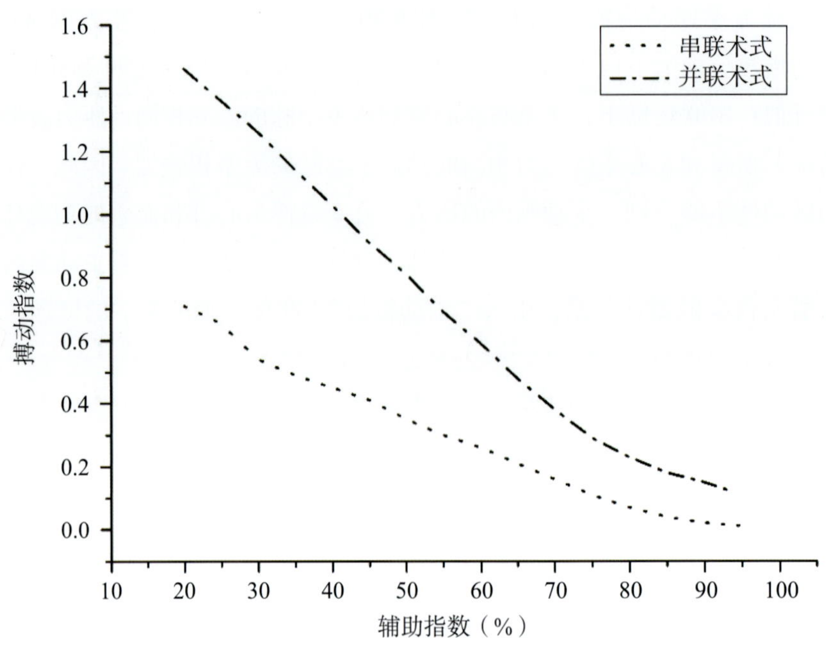

▲ 图 11-19 主动脉压搏动指数与辅助指数关系曲线

表 11-10 心室辅助两种术式主动脉流率搏动指数与辅助指数关系

辅助指数	串联术式血泵转速（rpm）/ 主动脉流率搏动指数	并联术式血泵转速（rpm）/ 主动脉流率搏动指数
20	3840/3.10	2190/14.46
30	4290/2.85	2700/12.57
40	4728/2.78	3300/10.54
50	5196/2.70	4020/8.37
60	5760/2.55	4860/6.13
70	6480/1.43	5880/3.67
80	7680/0.62	6900/1.42
90	9360/0.17	7980/0.89

rpm. 转 / 分

搏动指数是最简单、最直接的描述血流血压脉动性的指标。实际研究中，还有很多可以用于描述血流脉动特性的指标，如以下公式。

脉冲压力（脉压）（公式 11-4）。

$$PP = P_{max} - P_{min} \quad \text{（公式 11-4）}$$

式中，P_{max} 为动脉压峰值；P_{min} 为动脉压谷值。

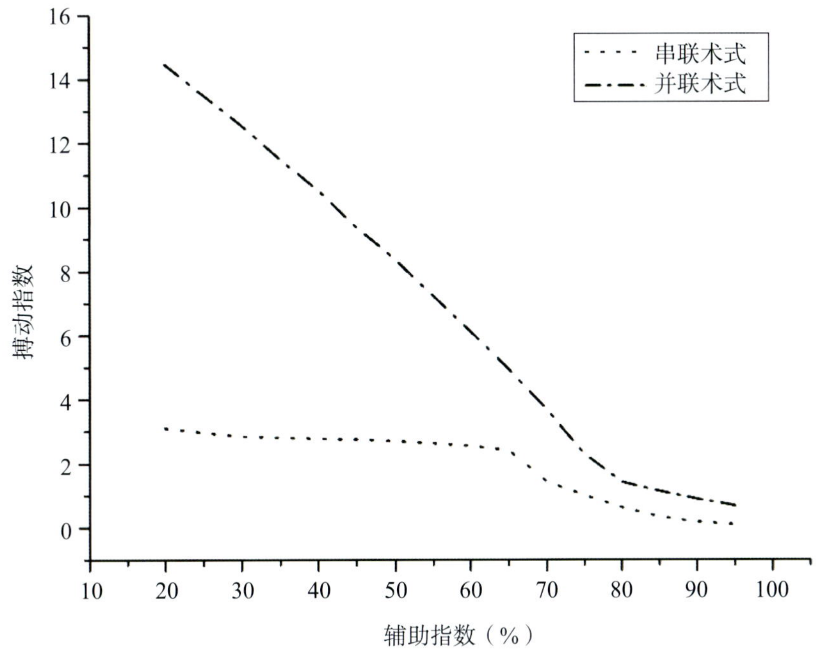

▲ 图 11-20　主动脉流率搏动指数与辅助指数关系曲线

动脉流峰值（公式 11-5）。

$$pAoF = V_{max}(L/min) \quad \text{（公式 11-5）}$$

式中，V_{max} 为血流流率收缩峰值。

压力上升最大速度（公式 11-6）。

$$rise = (dp/dt_{max}) \quad \text{（公式 11-6）}$$

压力和流量的同步测量使研究者可定量评价体内脉动流的动能。事实上，更多复杂的数学分析技术的应用使研究人员更清晰地定义和描述复杂脉动流波形特性。早在 1955 年，Womersley [84] 应用傅里叶变换的方法分析脉动流。通过将复杂波形转换成一系列简单的正弦波，每一个正弦波有不同的幅度且是原始频率的整数倍。

这是分析复杂血流波形关键的第一步，将波形分成脉冲形状和脉率两个变量。Gosling 等 [85] 提出了一种无单位指数“脉动指数”（PI），这里为了与搏动注释的公式相区分，称其为脉动指数（公式 11-7）。其通对脉动血流进行波谱分析计算。PI 反映了波形的相对锐度就其平均流量并与频率相独立。通过重新定义这个指标，而不对频率进行标准化，提出了“脉动能量指数”（PPI），它将脉动波形的能量定量化，根据非脉动等效血流公式。脉动血流的两个成分，锐度（被 PI 定义）和比率，可独立地进行测量并能结合起来得出 PPI 指标，见公式 11-8。

$$PI = \sum_{i=0}^{n} Ai^2/A_0^2 \quad \text{（公式 11-7）}$$

$$PPI = \sum_{i=0}^{n} Ai^2\omega i^2/A_0^2 \quad \text{（公式 11-8）}$$

式中，A_i 为第 i 次谐波的幅度；A_0 为波形平均幅度；ω 为波形频率。

另有学者提出，一个用于描述血流脉动性的指标应避免使用复杂的数学公式，而应易于理解，它应该同时包含压力和流量两部分的信息。事实上，这样的公式的确存在于文献中，Shepard 小组提出用等效能量压（energy equivalent pressure，EEP）来描述血流的脉动性[86]。Shepard 指出，脉动流的产生依赖能量梯度而非压力梯度。公式 11-9 为等效能量压公式。

$$EEP = (\int_T fpdt / \int_T fdt) \quad \text{（公式 11-9）}$$

式中，f 为泵流量（ml/s）；p 为动脉压（mmHg）；dt 为流量和压力周期末时间变化。

EEP 是压力周期末动力能曲线面积与流量曲线的比值，等效能量压的数值大于平均动脉压。然而，如果血泵为非脉动流血泵，如离心泵，则等效能量压与动脉压平均值相等。

2005 年，Akif 等在等效能量压的基础上提出另一描述脉动性的指标，残余血流动力能（surplus hemodynamic energy，SHE），该指标同样用于定量评价压力脉动性，其表达式见公式 11-10。

$$SHE = 1332\{[(\int_T ftdt)/(\int_T fdt)] - MAP\} \quad \text{（公式 11-10）}$$

作为等效能量压的修正公式，$(1332\int_T ftdt)/(\int_T fdt)$ 为总血流动力能（total hemodynamic energy，THE）。EEP 与 MAP 的差为装置提供的多余能量。实验中，采用成人模拟循环系统，并用脉动流血泵辅助。式中，系数 1332 将压力单位从 “mmHg” 换算到 “dynes/cm^2”。

（二）两种术式的血流脉动性研究

图 11-21 显示为串联术式中，不同行辅助率下的动脉压波形，由低到高分别为辅助率 20%～100%，步进 5%。可以看出随着辅助率的增加，动脉压的水平不断上升，而其压力差却在明显降低。图 11-22 和图 11-23 分别为辅助率为 30% 和 90% 的动脉压傅里叶变换波形，可见高辅助率的各次谐波幅度均高于低辅助率。

对计算结果进行数据拟合，可清楚地看到，辅助率 BAI 与 PI、PPI 之间存在明显的负相关关系（图 11-24 和图 11-25）。计算结果与前人动物模型研究结果相一致[87]。拟合所得的回归方程见公式 11-11 和公式 11-12，分别为 PI 和 PPI 与 BAI 的关系曲线。

依据最小二乘法原理拟合出 PI、PPI 与 BAI 的关系式（公式 11-11 和公式 11-12）。

$$y_1 = 1.10 + 0.06x - 0.36x^2 + 0.37x^3 - 0.12x^4 \quad \text{（公式 11-11）}$$

$$y_2 = 978.66 + 810.80x - 4215.69x^2 + 4416.36x^3 - 1492.08x^4 \quad \text{（公式 11-12）}$$

式中，x 为辅助指数（BAI）；y_1 为脉动指数（PI）；y_2 为脉动能量指数（PPI）。

同理，并联术式的动脉压随脉动指数变化的波形见图 11-26。计算辅助指数（BAI）与动脉压脉动指数（PI）和脉动能量指数（PPI）的关系，得到拟合曲线见图 11-27 和图 11-28，所得的回归方程见公式 11-13 和公式 11-14。

同样依据最小二乘法拟合出并联术式中 PI、PPI 与 BAI 的关系式（公式 11-13 和公式 11-14）。

$$y_1 = 1.60 - 0.96x + 0.43x^2 + 0.04x^3 \quad \text{（公式 11-13）}$$

$$y_2 = 2884.80 - 4255.81x + 780.22x^2 + 1787x^3 - 650.87x^4 \quad \text{（公式 11-14）}$$

前文已分析，对着辅助率的增加，左心室做功逐渐降低，表明辅助率的增加有利于左心室的卸

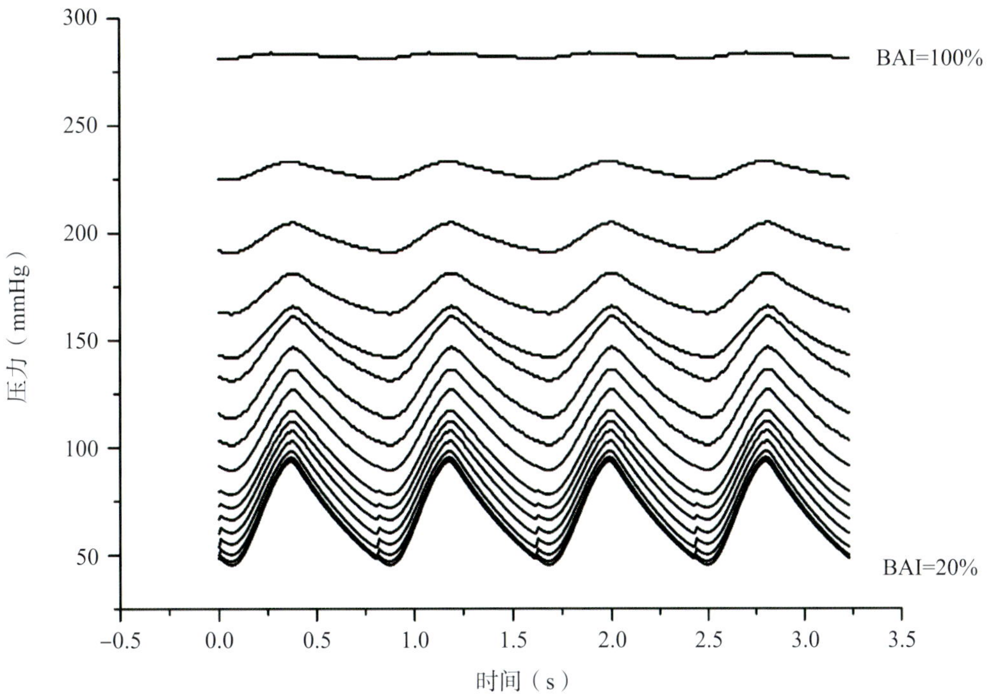

▲ 图 11–21　串联术式不同辅助指数的动脉压波形

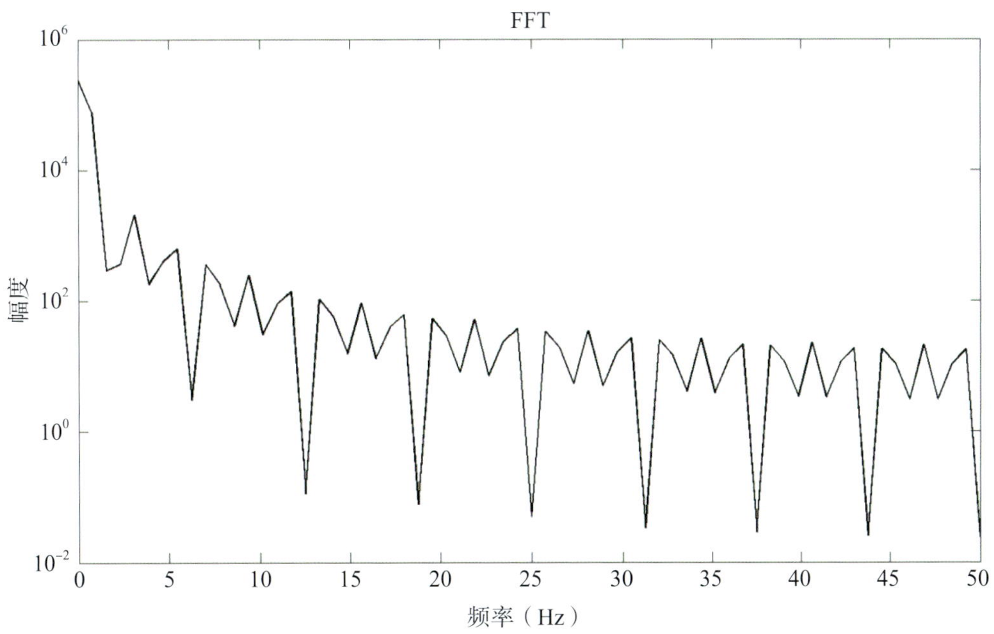

▲ 图 11–22　辅助指数 **30%** 的动脉压傅里叶变换波形

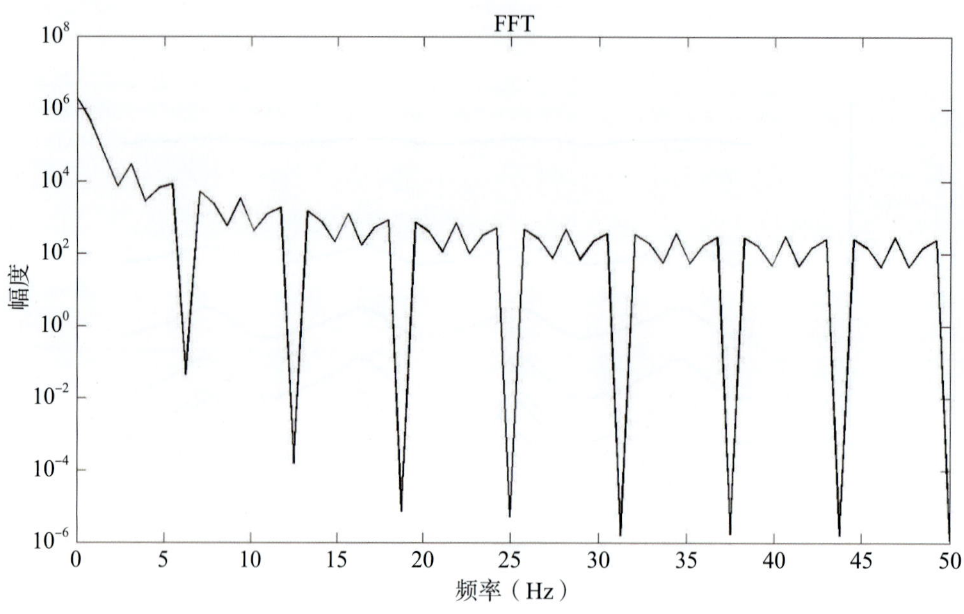

▲ 图 11-23　辅助指数 90% 的动脉压傅里叶变换波形

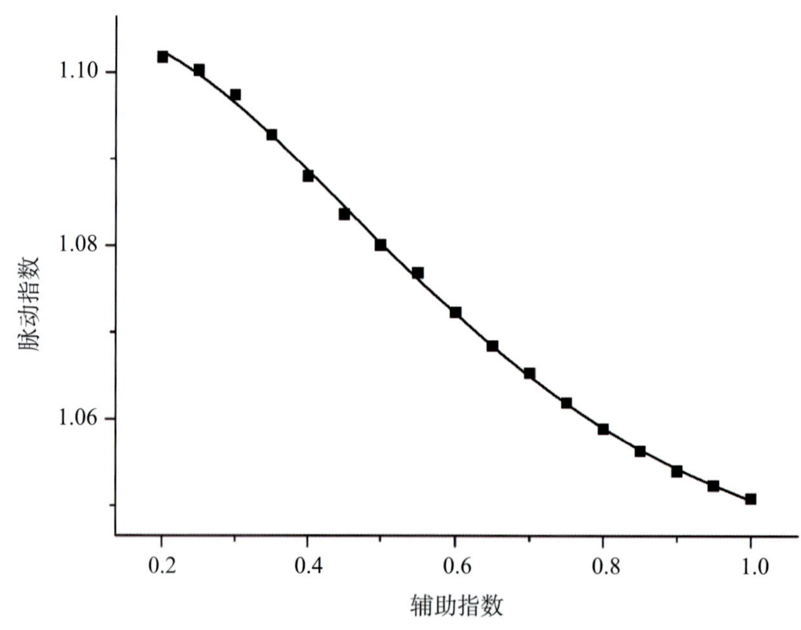

▲ 图 11-24　串联术式动脉压脉动指数拟合曲线

载。这里，PI、PPI 随着辅助率的增加同样在降低。由此可以看出，心室辅助串联术式下，心脏的恢复与脉动指数和脉动能量指数的维持存在着矛盾，需进一步研究对于不同程度的心衰患者，如何权衡两者间的关系以控制辅助率处在最优水平。

通过集中参数模型研究串联辅助下，平均动脉压（mean arterial pressure，MAP）和等效能量压（SHE）的变化。图 11-29 为不同辅助指数下两种压力的柱状图。可以看出，在辅助指数较低时，

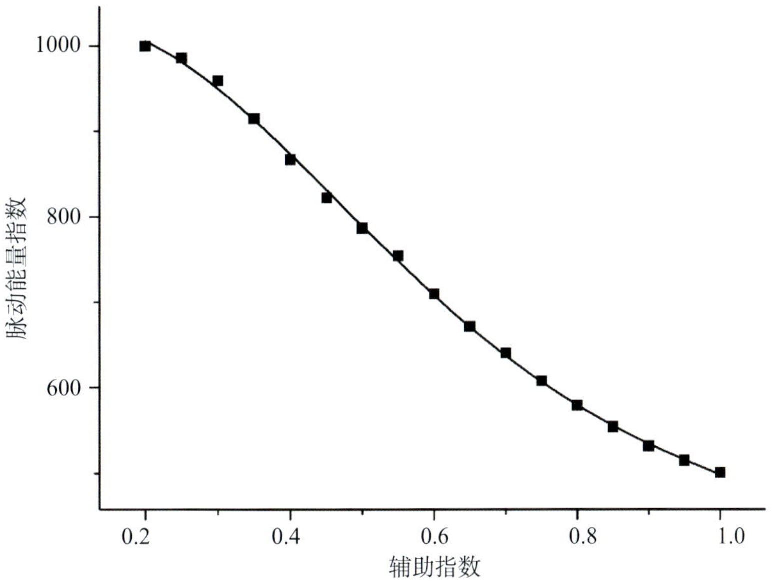

▲ 图 11–25　串联术式动脉压脉动能量指数拟合曲线

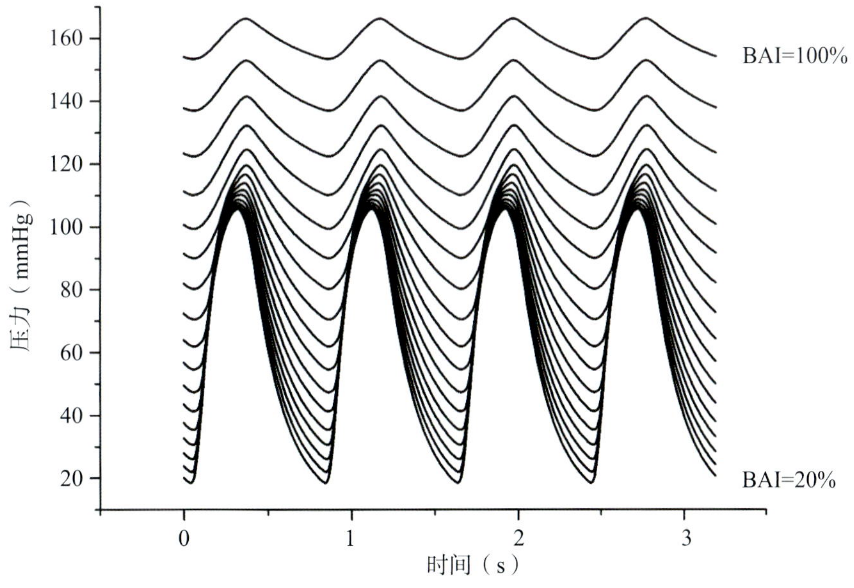

▲ 图 11–26　并联术式不同辅助指数的动脉压波形

等效能量压高于平均动脉压，随着辅助指数的增加，等效能量压与平均动脉压的差距逐渐降低，直至趋于相同。即在脉动流状态下，等效能量压高于平均动脉压；而在连续流状态下，两者接近。这与 Adam 等 [88] 对脉动流和连续流血泵对脉动性影响的研究结论相一致。文中的数据显示，脉动流血泵辅助下等效能量压明显高于平均动脉压；而连续流血泵，特别是在高输出血流状态下的等效能量压与平均动脉压相差微弱。

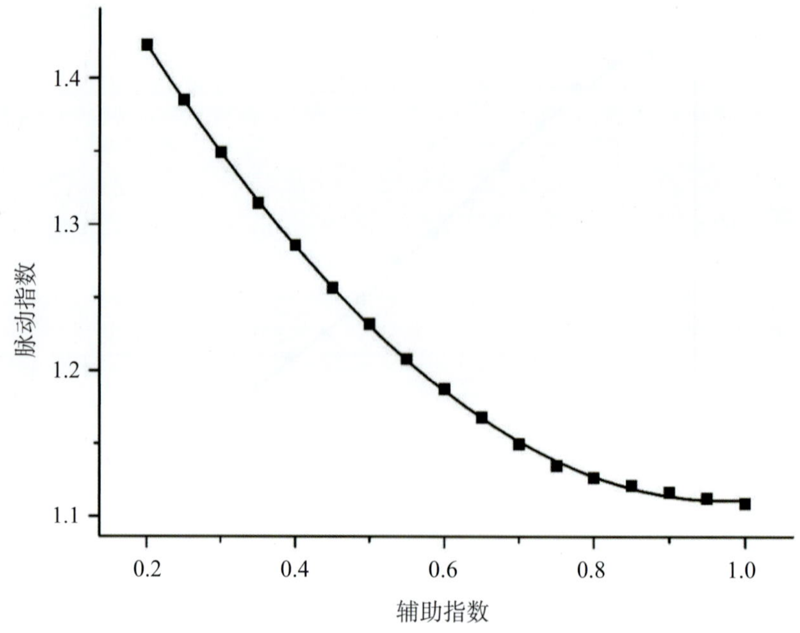

▲ 图 11–27　并联术式动脉压脉动指数拟合曲线

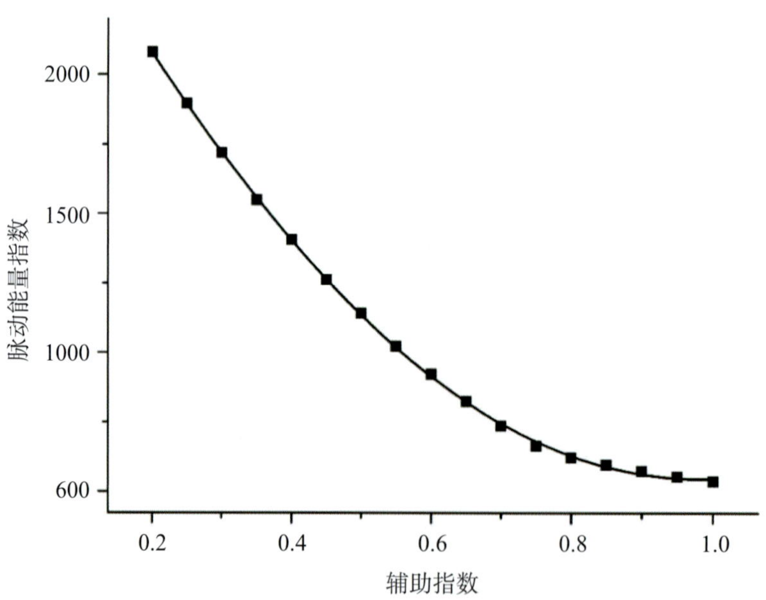

▲ 图 11–28　并联术式动脉压脉动能量指数拟合曲线

Shepard 等[89]的研究结果指出，主动脉根部用于传递脉动流的能量是平均动脉压的 1.0～2.3 倍，且肺动脉 EEP 较平均动脉压大 1.5～2.5 倍。脉动流更优的理论支持者们认为，脉动流多出的能量用于维持毛细血管和微循环的通畅。

图 11–30 为串联术式下，等效能量压（EEP）与残余血流动力能（SHE）随辅助指数（BAI）增加的变化曲线。当 BAI 在 0%～30% 时，SHE 先下降后增加到辅助状态下的最高值；当 BAI 在

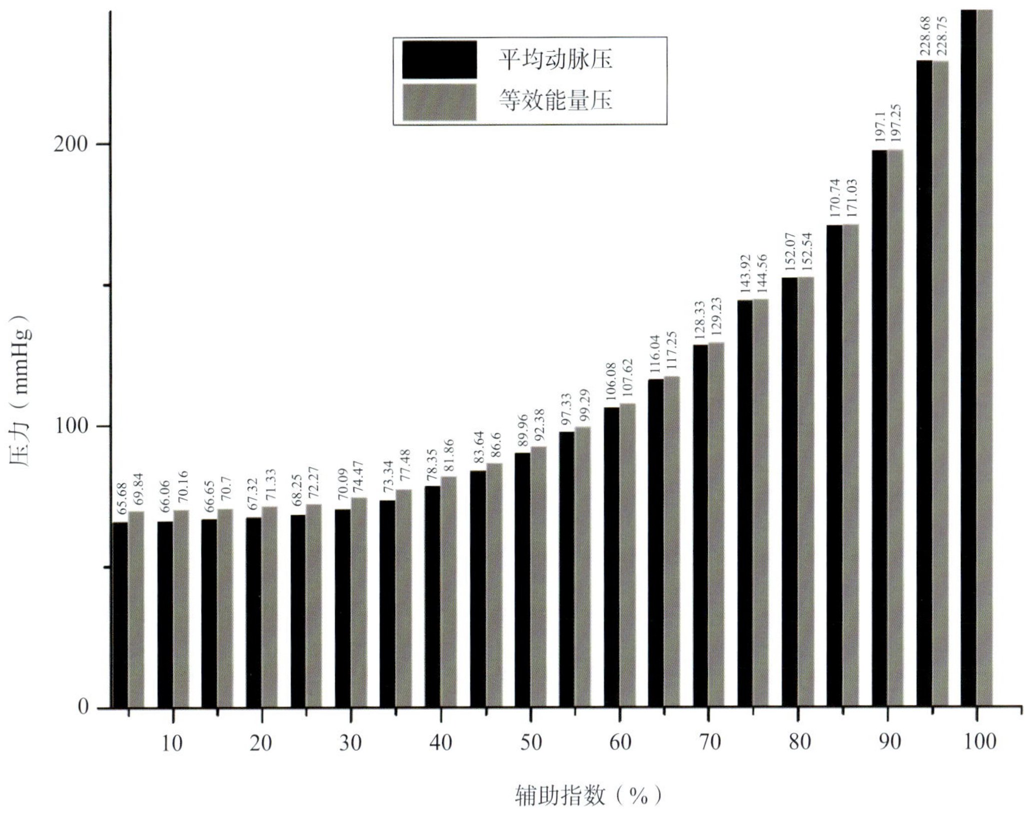

▲ 图 11-29　串联术式不同辅助指数下的平均动脉压和等效能量压

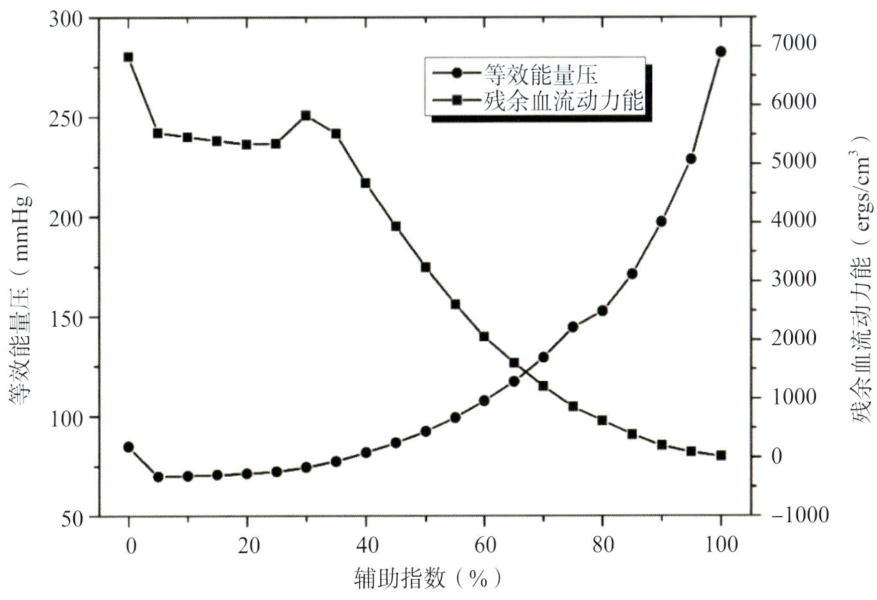

▲ 图 11-30　串联术式不同辅助指数下的等效能量压和残余血流动力能

30% 以上时，SHE 呈指数趋势下降至 0。残余血流动力能的提出，用以表示产生脉动血流所需要的能量。当血泵辅助指数增加时，心脏与血泵做功的比例降低，则用以产生脉动流的能量（SHE）随之降低。

四、相关分析与总结

本章通过弹性腔理论建立了正常人体、心衰患者及心室辅助两种术式的耦合集中参数模型，从而研究不同术式血泵工作状态对心血管系统的作用。研究发现串、并联两种术式在相同转速下产生的系统输入功相近，但并联术式导致的左心室卸载更为显著。由于自然心脏提供了血流的脉动成分，血泵提供直流成分，可推断应用转速来对比两术式对血流脉动性的影响并不合理。因此，本章提出应用血流辅助指数来研究脉动性的变化。

特别地，本章应用多个脉动性评价指标：脉动指数、脉动能量指数、等效能量压和残余血流动力能来评价两术式中不同辅助指数对血流脉动性的影响及其生理意义。研究发现，心室辅助两种术式动脉压和动脉流量与辅助指数负相关。对串联术式，可根据最小二乘法拟合成四次多项式；并联术式动脉压力和流量与辅助指数可分别拟合成三次和四次多项式。该定量关系将为心室辅助控制系统中脉动性的实时监测提供解析依据。

第12章　脉动流作用下主动脉流－固耦合数值计算

前文通过数学模型的方法获得了心室辅助两种术式中血流脉动性的变化规律，并得到脉动性与辅助指数之间的解析式。实际上，脉动性的改变必然会影响主动脉内的血流动力学特性，进而对血管的生长和力学特性产生影响。然而，血流与血管之间的相互作用十分复杂，很难通过数学模型及体内、体外实验进行深入研究。本章应用计算流体力学分析方法中常用的流－固耦合数值模拟来研究心室辅助中，单纯脉动流作用下的主动脉内流场特性，分析脉动性降低可能对血管造成的深远影响。

一、心血管系统的血流动力学研究

心血管系统是自然界、人和动物生命活动中最复杂的系统之一。在人类基本战胜和控制了多种传染病的同时，一些非传染性疾病，如心血管疾病，依然严重威胁着人类的健康和生命。心血管疾病的诊断和治疗，往往要求人们对相关的病理和生理过程有准确的认识。如动脉粥样硬化常常发生在动脉血管的弯曲、分支部位，而这里的血管组织与其他地方并无差异。显然，粥样硬化斑块的形成和发展与此处的血流动力学因素有着密切的关系。事实上，人体处于力学环境之中，力学因素影响着机体各层次的生命活动状态。心血管系统也可以视为是一个以心脏为中心的力学系统。心脏的血液循环过程包含着血液流动、血管运动、血流与血管的相互作用等，其作用方式遵循力学的规律。这种关系和规律的研究就成了血流动力学的一个重要课题。

（一）动脉系统血流动力学

心血管系统由心脏、动脉、静脉和毛细血管组成，血液在其中循环流动。心脏与血管系统耦合在一起，血管的特性将影响心脏的功能，同时，心脏功能也会反过来影响血管的特性。特别是连接左心室与动脉的主动脉根部，不但能提供左心室功能的信息，同时又能用来表达人体的动脉特征。

动脉是运输血液离开心脏的管道。动脉壁分为内膜、中膜和外膜三层：内膜较薄，腔面衬有一层内皮细胞，能减少血液流阻；中膜较厚，力学上是承受应力最大的一层结构；外膜由疏松结缔组织构成，含胶原纤维和弹性纤维，可防止血管过度扩张。血管的构造与其功能密切相关，不同部位的构造有明显差异。中、小动脉以平滑肌为主，可在神经体液调节下收缩或舒张以改变管腔大小，从而影响局部血流量和血流阻力。大动脉以弹性纤维为主，弹性较大，心室射血时，血管被动扩张，心室舒张时，管壁弹性回缩，推动血液继续向前流动。

主动脉是身体最大的动脉，是体循环起始的主干，它发自左心室，直径为2.5～3.5cm。根据其行程可分为升主动脉、主动脉弓和降主动脉三部分。主动脉瓣后4～5cm的一段称为升主动脉，弯曲的部分称为主动脉弓，主动脉弓上的分支有左锁骨下动脉、颈总动脉等。主动脉下行称为降主动脉。膈以上称为胸主动脉，以下称为腹主动脉。升主动脉的构造非常巧妙，可使左心室射出的血液在该处做高速旋转运动。主动脉弓处的血流旋动也巧夺天工，使主动脉管壁冲刷光滑，减小血液中有害物质（如脂质等）在血管壁的沉积，以防动脉粥样硬化的形成。

动脉树离心越远，其管径和厚度越小，其截面积大致按指数 R_0 率变化，即

$$A = A_0 e^{(-Bx/R_0)} \quad \text{（公式 12-1）}$$

其中，A_0 为主动脉上游某处的截面面积；R_0 为主动脉上游某处的截面半径；x 为距离；B 为锥度系数（B∈0.02～0.05）。

动脉的密度和血液近似，约为 1.06g/ml[90]。

在研究动脉系统的血流动力学问题时，我们往往最关心的是血管壁与血流的耦合作用。血管是结构复杂的复合材料，属于黏弹性体，其流体力学特性极其复杂。目前尚无完善的本构方程描述它。因此在解决实际问题时，需要弄清楚血管的哪些性质与研究的问题相关，从而简化模型。由于血液流动与血管壁运动的偶联十分复杂，目前绝大多数血流动力学研究都假设血管为刚性管。血液也属于黏弹性体，在某些特定的情况下，可视为牛顿流体（黏性系数为常数与剪切率、时间无关）、均匀连续介质，而在另外一些场合又必须视为非牛顿流体、多相流体介质，甚至视为非连续介质流体（在毛细血管）。国内外众多研究表明，在剪切率较大和血管直径较大时，血管内的血液可以看成是均匀连续介质，血液的非牛顿特性可忽略，可将其看作是牛顿流体[91, 92]。

（二）计算流体力学理论基础

计算流体力学是通过计算机数值计算和图像显示的方法，对包含有流体和热传导等相关物理现象的系统作的分析[93]。它是建立在经典流体动力学与数值计算方法基础之上的一门新型的独立学科，是用电子计算机和离散化的数值方法对流体力学问题进行数值模拟和分析的一个分支，是分析心血管血流动力学问题的一个重要手段。

CFD 可以看作是在流动基本方程——连续性方程（公式 12-2）、运动方程（公式 12-3）和能量方程（公式 12-4）基础上对流体的数值模拟。这些方程是任何流体流动都必须遵守的基本物理原则。所描述的是三大守恒定律：质量守恒定律、动量守恒定律和能量守恒定律。

连续性方程（公式 12-2）。

$$\frac{\partial \rho}{\partial t} + \nabla \cdot (\rho \vec{u}) = 0 \quad \text{（公式 12-2）}$$

运动方程（公式 12-3）。

$$\rho \frac{\partial \vec{u}}{\partial t} + \rho(\vec{u} \cdot \nabla)\vec{u} = \nabla \cdot (T_{ij} \vec{e_i} \vec{e_j}) + \rho \vec{F} \quad \text{（公式 12-3）}$$

能量方程（公式 12-4）。

$$\frac{\partial}{\partial t}(e + \frac{U^2}{2}) + \vec{u} \cdot \nabla(e + \frac{U^2}{2}) = \vec{F} \cdot \vec{u} + \frac{1}{\rho} \cdot (\vec{u} \cdot T_{ij} \vec{e_i} \vec{e_j}) + \frac{\lambda}{\rho} \triangle T + Q \quad \text{（公式 12-4）}$$

上述流体运动方程中仅有 5 个独立方程（运动方程是向量方程，包含 3 个数量方程），而未知数则有 12 个，需要补充一个状态方程，以及应力张量和流体运动间关系的本构方程之后，才能封闭进行求解[94]。

CFD 的基本思想为：把原来在时间域及空间域上连续的物理量的场（如速度场和压力场），用

一系列有限个离散点上的变量值的集合来代替，通过一定的原则和方式建立起来的关于离散点上场变量之间关系的代数方程组，然后求解代数方程组获得场变量的近似值。其撇开了求流动模型偏微分方程的解析解，而去寻求流场中有限个离散节点上的物理量的具体数值解，进行偏微分方程的近似数值计算的一种应用于处理实际问题的研究方法。

CFD 的研究通常遵循以下步骤。

第一，对求解问题的分析。应明确待求解问题中流场的几何形状、流动条件和对于数值模拟的要求。几何形状来源于对一直流动区域的测定，根据测定的参数或借助其他信息如影响数据等建立的空间几何模型。

第二，数学模型的建立。一般认为，在牛顿流体的范围，几乎所有的流动现象都可以用 Navier-Stokes 方程来描述。但是，为了增加计算效率，有时可以选择简化了的数学模型。根据问题的特点，可以选择定常或非定常、可压缩或不可压缩的流动模型。边界条件可包括固体壁面条件，入流、出流条件，周期条件等。对于一些问题还需要采用一些附加的物理模型，如常用的层流、湍流模型等。

第三，网格划分及迭代求解。CFD 的网格划分有各种不同的策略，如结构网格、非结构网格、组合网格、重叠网格等。CFD 的数值计算方法包括有限差分、有限体积、有限元等，根据网格划分策略和数值计算方法，最终形成求解基本方程和边界条件的计算机程序或软件。

第四，对计算结果进行后处理分析。后处理环节是 CFD 的重要环节，包括计算感兴趣的流动现象、受力状况；包括应用可视化软件对流场进行显示和分析；包括对数值方法和物理模型的误差进行评估等。图 12-1 为 CFD 求解流程。

随着计算机技术的飞速发展，计算速度与记忆功能不断增进。其能解决问题的尺度和复杂程度也在日益增大。目前，计算流体力学已经成为目前世界上一个强有力的研究学科，它与理论流体力学和实验流体力学成为现代流体力学研究的三大主流。在人体的血液循环系统中，血液的流动也遵守一般流体的力学规律，因此，运用计算流体力学的研究方法，从一般流体流动的原理着手，结合血液流动及血管的生理环境特征，探讨血管内血液流动的运动规律和相关因素的影响，势必成为血流动力学研究的有效手段。

（三）有限元计算原理

有限元法是一种求解理想方程的计算方法。它的基本思想是将连续的结构离散成有限个子区域（例如，对于二维问题，将其划分为三角形或四边形；而对于三维问题，则划分为四面体或六面体等），这些子区域被称为单元，每一个单元之间以节点相连，从而将连续体看作是只在节点处相连的一组单元的集合体。函数被定义在节点上，在单元中选择基函数，以节点函数与基函数乘积的线性组合来求解单元的近似解以逼近真解。它是以变分原理和加权余量法为基础吸取差分法的离散化思想发展而来的。

有限元法是当今工程分析中广泛应用的计算方法。其对求解区域的单元剖分没有特别的限制，因此特别适合处理具有复杂边界流场的区域。其解题的主要步骤如下[95]。

第一，建立有限元积分表达式。根据求解问题的基本控制方程，应用变分法或加权余量法将求解的微分方程定解问题化为等价的积分表达式，作为有限元法求解问题的出发方程式。

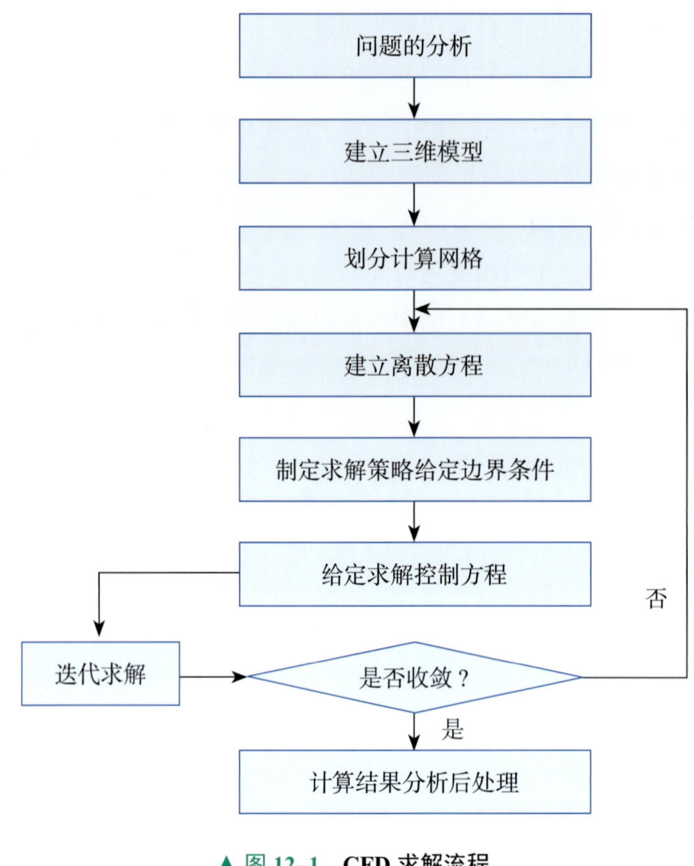

▲ 图 12-1　**CFD 求解流程**

第二，区域剖分。根据所求物理问题的具体特点和求解区域的形状，将计算区域剖分为许多几何形状规则但可以有不同大小的单元，确定单元节点的数目和位置，并对单元和节点按一定要求进行编号。

第三，单元分析。单元分析的目的是建立单元有限元方程。在单元内，用插值函数来逼近求解函数，称为求解函数的近似函数。将近似函数代入积分表达式，并对子域进行积分，可获得包含待定系数的代数方程，称为单元有限元方程。

第四，总体合成。总体合成即整体分析，就是将求解区域所有的单元有限元方程，按一定的规则迭加形成总体有限元方程。

第五，边界条件处理。对边界节点要根据边界约束条件进行处理。正是由于这些边界条件才保证了系数矩阵的正定性和解的唯一性。

第六，求解有限元方程组并计算有关物理量。对形成的有限元方程组，选择合适的数值计算方法进行求解，求出所有的待求量，并得到近似函数的表达式。最后根据题意计算有关的物理量，对计算成果进行综合分析研究，以期得到正确的物理解答。

综上所述，应用有限元法求解问题基本步骤可分为化整为零和集零为整两步。流体运动的基本方程只有一组，但是流体运动却是千姿百态，这完全取决于边界条件和初始条件的差异。对于具体物理问题的分析，需要给定合适的边界条件和初始条件才能得到确定的解。因此，求解问题中得到正确的边界条件和初始条件是非常重要的[94]。

二、流－固耦合数值计算

流－固耦合力学是流体力学与固体力学交叉生成的新的力学分支。它是研究可变形固体在流场作用下的各种行为及固体形变后对流场影响这两者相互作用的一门学科。流－固耦合（fluid-structure interaction，FSI）力学的重要特征是两相介质之间的交互作用：变形固体在流体载荷作用下产生变形或运动，反过来影响流场并改变流体载荷的分布和大小。在人体的主要动脉中，可观察到的血管直径的形变量为 5%～10%。病变的动脉通常会加厚、硬化，进而导致血管运动量减小。在部分简化的计算中，将血管简化为刚性管是合理的，但需视不同的问题而定。事实上，动脉血管为黏弹性体，在流场作用下会产生较大形变。本文研究不同脉动量血流对主动脉血管的影响，需考虑血流与血管的相互作用，因此采取流－固耦合的计算方法。

（一）血管和血液的力学模型

这里设定血液为黏性不可压缩牛顿流体，其流动为层流（公式 12–5 至公式 12–7）。

$$\nabla \cdot U = 0 \qquad \text{（公式 12–5）}$$

$$\rho(\frac{\partial U}{\partial t}) + (U - U_m) \cdot \nabla U) = -\nabla p + \nabla \cdot \tau \qquad \text{（公式 12–6）}$$

$$(\tau) = \begin{pmatrix} \tau_{xx} & \tau_{xy} & \tau_{xz} \\ \tau_{yx} & \tau_{yy} & \tau_{yz} \\ \tau_{zx} & \tau_{zy} & \tau_{zz} \end{pmatrix} \qquad \text{（公式 12–7）}$$

公式 12–5、公式 12–6 和公式 12–7 中，U 为速度矢量；U_m 为移动网格速度；t 为时间；ρ 为密度；p 为压力；τ 为应力张量，这里没有考虑体力的影响。

动脉血管内的血液和血管壁之间通过两者的耦合面来传递速度、位移等。一般来说，耦合面上应满足以下条件（公式 12–8 至公式 12–10）。

$$d_s = d_f \qquad \text{（公式 12–8）}$$

$$\delta_s \cdot n_s = \delta_f \cdot n_f \qquad \text{（公式 12–9）}$$

$$u_s = u_f \qquad \text{（公式 12–10）}$$

公式 12–8、公式 12–9 和公式 12–10 中，d 为位移；δ 为应力张量；n 为边界法向；u 为速度；s 为固体；f 为流体。

（二）流－固耦合计算软件

目前的工程学科，特别是流体力学领域中，越来越多的问题涉及耦合场的数值分析。耦合场分析是考虑两个或者两个以上物理场间相互作用的计算方法。流－固耦合数值计算中，流体部分的计算可用如下矩阵形式的公式（公式 12–11）。

$$[K_1]X_1 = F_1 \qquad \text{（公式 12–11）}$$

流体部分的结果被耦合到血管壁（固体）上，然后进行固体部分求解，其计算公式（矩阵形式）见公式 12–12。

$$[K_2X_1]X_2 = F_2(X_1) \qquad \text{（公式 12–12）}$$

流体部分和固体部分相互耦合，当满足收敛条件时，将进行下一个时刻的计算，直至计算完成。受到软件开发水平和侧重点的限制，很多软件只能完成单一物理场的模拟计算，而不能实现多个物理场的耦合分析。为了解决此问题，很多研究人员将相关软件进行二次开发，如 Ansys 和 Fluent[96] 进行程序接口的二次开发，来实现不同软件间的数据交换。但开发程序需要耗费大量的时间，并需要较高的编程能力，而且开发的程序往往只适用于部分领域，所以在推广上具有很大的限制性。

虽然实现流固耦合的分析软件不少，方法也很多，但它们都受到方方面面原因的制约，国内在这方面的资源较为稀缺。本文通过 Ansys Workbench（ANSYS-CFX）来实现主动脉血管的流－固耦合数值计算。模拟的工作流程见图 12–2。

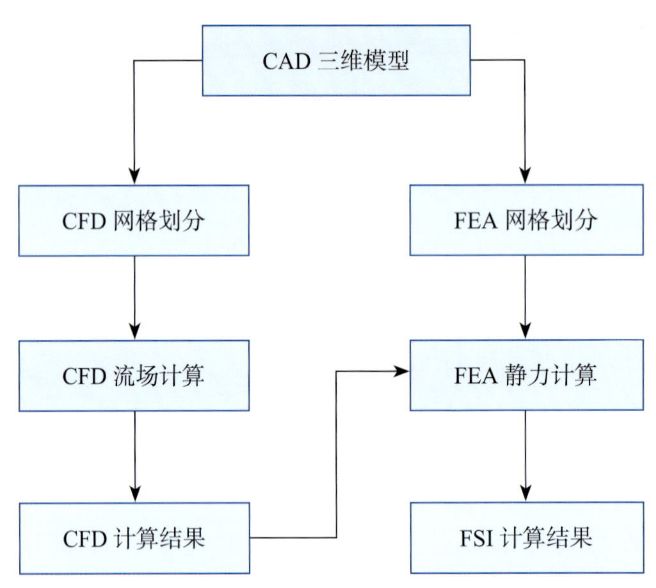

▲ 图 12–2　Ansys Workbench 流－固耦合求解流程

此分析方法为单向流－固耦合。应用该软件进行流－固耦合计算在应用上具有普遍性，操作上具有简易性。在 CFX 中进行流场的计算的原理与 Fluent 原理相同，但还具有一些优势，例如，物理模型丰富、功能强大、精度较高、收敛速度较快、较适合求解高速流体及多物理场问题。Ansys 对固体的静力分析步骤依次为：定义单元格属性、定义材料性质（如材料的弹性模量 E、密度 ρ、泊松比 γ）、划分网格、设置边界条件（如重力、旋转速度、位移和瞬态压力等）、结果分析。

三、脉动流作用下主动脉流－固耦合数值计算

（一）有限元模型构建

人体血管模型的建立根据构建方法的不同主要分为两种类型：一是基于医学断层扫描图像重建的个性化模型；二是基于生理参数重建的理想化模型。人体血管几何形状十分复杂，不但有沿着血管轴向的锥削，还有不规则的弯曲和分叉，甚至存在严重的个体差异。个性化模型追求个别人体的生理细节和局部特征，其数值计算结果能够更加真实地反映该特征血管内的流场特性，但也不可能